Endspurt Klinik

Rechtsmedizin, Arbeitsmedizin, Umweltmedizin, Toxikologie

Skript 19

3., vollständig überarbeitete Auflage

37 Abbildungen

Georg Thieme Verlag
Stuttgart • New York

Autoren/Fachbeiräte

Klinische Umweltmedizin und Toxikologie, Arbeitsmedizin:
Dr. med. Markus **Sixl**
Facharzt für Arbeitsmedizin
67061 Ludwigshafen
Deutschland

Rechtsmedizin:
Dr. med. Gisela **Zimmer**
Eschelbacher Str. 54
69242 Mühlhausen
Deutschland

Autoren/Fachbeiräte der Vorauflagen

Dr. med. Winfried **Ebner**
Freiburg, Deutschland

Dr. med. Gunild **Frey**
Dossenheim, Deutschland

Dr. med. Annette **Gäßler**
Hamburg, Deutschland

Dr. rer. nat. Richard **Gminski**
Freiburg, Deutschland

Bibliografische Information der Deutschen Nationalbibliothek
Die Deutsche Nationalbibliothek verzeichnet diese Publikation in der Deutschen Nationalbibliografie; detaillierte bibliografische Daten sind im Internet über http://dnb.d-nb.de abrufbar.

1. Auflage 2014
2. Auflage 2018

© 2014, 2021 Georg Thieme Verlag KG
Rüdigerstr. 14
70469 Stuttgart
Deutschland
www.thieme.de

Printed in Germany

Umschlaggestaltung: Thieme Group
Satz: L42 AG, Berlin; gesetzt aus: PTC APP
Druck: AZ Druck und Datentechnik GmbH, Kempten

ISBN 978-3-13-243093-8   1 2 3 4 5 6

Auch erhältlich als E-Book:
eISBN (PDF) 978-3-13-243094-5
eISBN (epub) 978-3-13-243095-2

Auf zum Endspurt!

Es ist so weit: Nach den ganzen Strapazen der letzten Jahre liegt die Ziellinie jetzt vor Ihnen. Nur die letzte Hürde im Studium, die 2. ÄP, steht noch an. Doch nach den unzähligen durchlernten Nächten, der wenigen Freizeit und all dem Stress haben Sie mittlerweile wirklich keine Lust mehr, dicke Bücher zu wälzen, um sich prüfungsfit zu machen?! Dann sind unsere Klinik-Skripte genau das Richtige für Ihren Endspurt! Denn hier finden Sie **alle Fakten für alle Fächer**, die Ihnen im Examen abverlangt werden! Kurz gefasst und leicht verständlich zeigen Ihnen unsere Skripte, worauf es dem IMPP wirklich ankommt!

Lernpakete. Wir haben den gesamten Stoff für Sie in Einheiten unterteilt, die Sie jeweils an einem Tag durcharbeiten können. Mit diesem Plan sind Sie in **90 Tagen** mit unseren Skripten durch und dann bestens vorbereitet auf die 2. ÄP. Die Lernpakete sind natürlich nur ein Vorschlag unsererseits, wie Sie Ihr Lernpensum gestalten. Denn wie schnell Sie beim Lernen vorankommen, hängt natürlich maßgeblich von Ihrem Vorwissen und Ihrer persönlichen Lerngeschwindigkeit ab.

Prüfungsrelevante Inhalte. Damit Sie genau wissen, was Sie können müssen, und das auch auf den ersten Blick erkennen, haben wir alle Antworten auf die Prüfungsfragen des IMPP gelb hervorgehoben. Die Markierung umfasst alle zwischen dem Frühjahrsexamen 2008 und dem Herbstexamen 2019 gestellten Fragen. So sind Sie für die Prüfung bestens gewappnet, und Altfragen werden kein Problem mehr darstellen.

Kreuzen. Kreuzen. Kreuzen. Kreuzen ist das A und O, denn so bekommen Sie ein Gefühl für die IMPP-Fragen! Auf **viamedici.thieme.de** haben wir daher für Sie **individuelle Prüfungssitzungen** zusammengestellt, die exakt auf unsere Lernpakete zugeschnitten sind. Sie können also – nachdem Sie ein Lernpaket gelernt haben – auf examen online die passenden Fragen dazu kreuzen und so Ihren eigenen Lernfortschritt überprüfen. In den Prüfungssitzungen werden regelmäßig alle neuen Examina ergänzt, sodass Ihnen keine einzige Frage entgeht!

Mit „Endspurt" können Sie also **sicher sein**, dass Sie wirklich den **gesamten prüfungsrelevanten Stoff gelernt** haben!

PRÜFUNGSHIGHLIGHTS ✖

Die wichtigsten Infos zu den geprüften Inhalten sind noch einmal als **Prüfungshighlights** zusammengefasst. Die **Anzahl der !** zeigt Ihnen, wie oft das IMPP bestimmte Inhalte abgefragt hat:

– **!** Hierzu gab es 1 Frage.
– **!!** 2 bis 3 Fragen wurden dazu gestellt.
– **!!!** Dieses Thema kam 4-mal oder noch öfter vor.

LERNTIPP !

In unseren **Lerntipps** machen wir Sie auf **IMPP-Vorlieben** und typische **„Schlagworte"** in den Prüfungsfragen aufmerksam und nennen Ihnen Tipps und Tricks, um die Labor- oder Bildbefunde schnell und richtig zu interpretieren. Daneben gibt es Infos, worauf es v. a. in der **mündlichen Prüfung** ankommt, und **Eselsbrücken**, mit denen Sie sich bestimmte Fakten noch einfacher merken können. Auch verschiedene Zusammenhänge werden noch einmal veranschaulicht, damit Sie sich die Antworten leichter herleiten können.

BEISPIEL

Mit unseren **Beispielen** zeigen wir Ihnen ganz konkret, womit Sie in der Prüfung konfrontiert werden. Hier können Sie z. B. epidemiologische Rechenaufgaben lösen und das Interpretieren von Laborwerten üben.

PRAXIS In den **Praxistipp-Kästen** finden Sie Fakten, die Sie später in der Klinik brauchen werden und die Sie sich unabhängig von den IMPP-Vorlieben merken sollten.

Damit Sie zusätzlich Zeit beim Lernen sparen und die zusammengehörigen Inhalte „an einer Stelle" haben, wurden die Fächer **Innere Medizin** und **Chirurgie** zusammengelegt. Die chirurgischen Inhalte können Sie an dem roten Strich am Rand (**OP-Technik**) sofort erkennen und so das Fach Chirurgie auch separat lernen, wenn Sie das lieber möchten.

Auch die übergreifenden Fächer Klinische Pathologie, Pharmakologie und Radiologie sind direkt bei den jeweiligen Krankheitsbildern integriert, aber nicht extra gekennzeichnet.

Im Kleindruck finden alle, die's ganz genau wissen wollen, vertiefende Infos und Fakten.

Fehlerteufel. Alle Texte wurden von ausgewiesenen Fachleuten gegengelesen. Aber: Viele Augen sehen mehr! Sollten Sie in unseren Skripten über etwas stolpern, das so nicht richtig ist, freuen wir uns über jeden Hinweis! Schicken Sie die Fehlermeldung bitte an studenten@thieme.de oder folgen Sie dem Link www.thieme.de/endspurt-klinik. Wir werden dann die Errata sammeln, prüfen und Ihnen die Korrekturen unter **www.thieme.de/endspurt-klinik** zur Verfügung stellen. Und für den Fall, dass Ihnen unser Produkt gefällt, dürfen Sie uns das selbstverständlich auch gerne wissen lassen!

Alles Gute und viel Erfolg für Ihr Examen
Ihr Endspurt-Team

Inhaltsverzeichnis

Rechtsmedizin

Klinische Umweltmedizin und Toxikologie

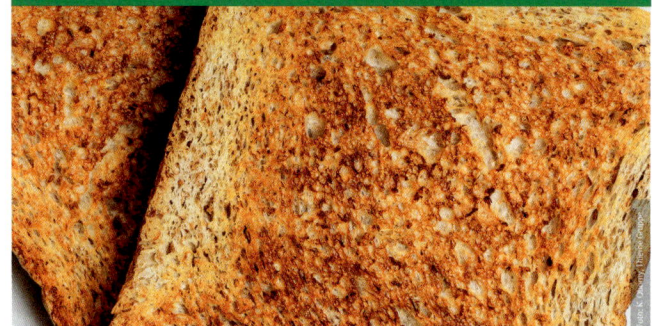

LERNPAKET 3

Arbeitsmedizin

Foto: K. Oborny, Thieme Gruppe/Verlbildzekl.

Rechtsmedizin

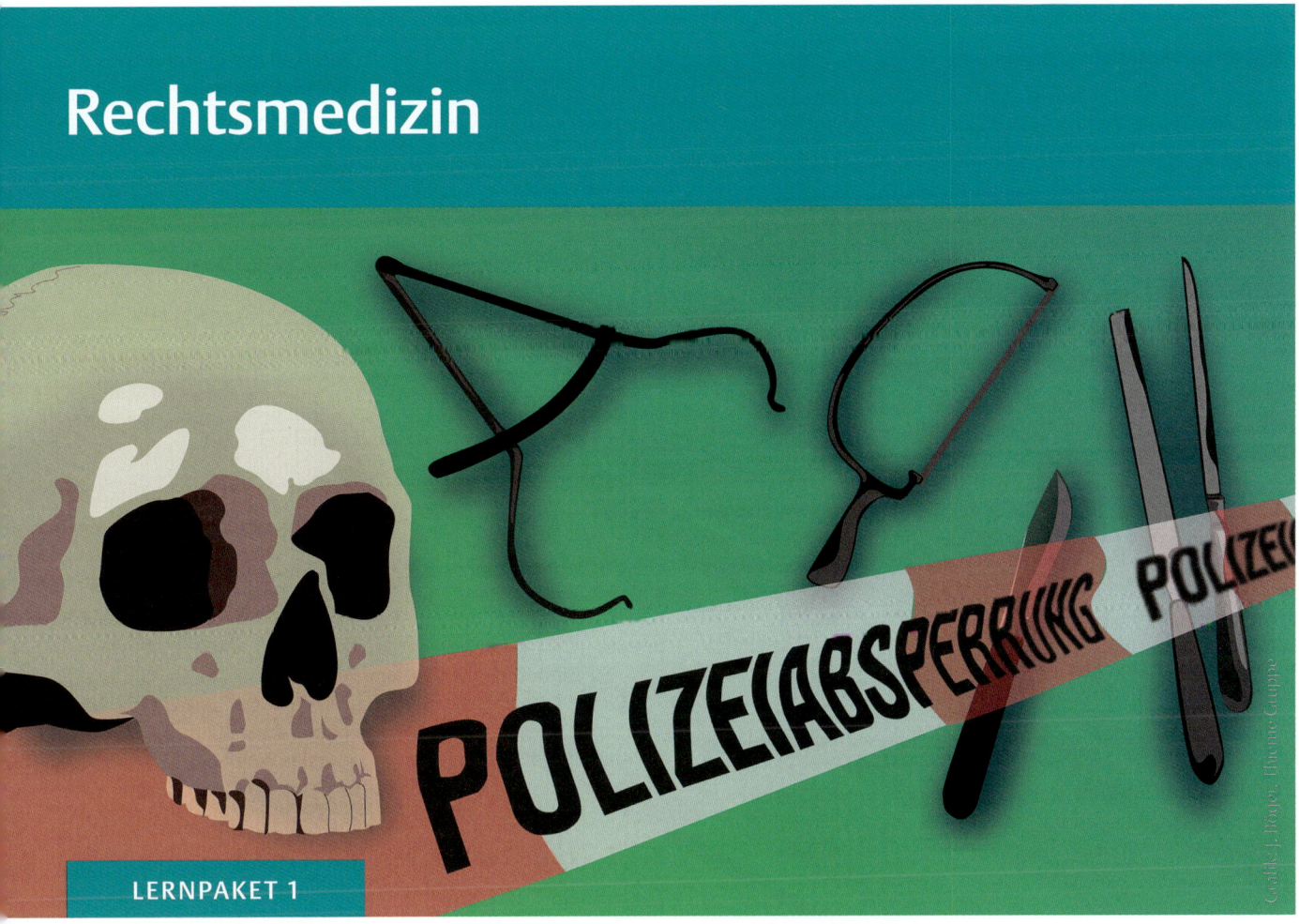

LERNPAKET 1

1 Thanatologie

1.1 Tod: Begriffsdefinitionen

Thanatologie: Hierbei handelt es sich um die Wissenschaft, die sich mit den **Ursachen und Umständen des Todes** beschäftigt.

Agonie: Absterbephase, in der sich der Tod ankündigt. Sie umfasst eine Reihe von Erscheinungen, welche das allmähliche Erlöschen der Herz-Kreislauf- und Nerventätigkeit kennzeichnen. Die Dauer ist sehr **variabel**, sie reicht von Sekunden (z. B. Reflextod, Zertrümmerung des Körpers bei Explosion) über Minuten (z. B. beim Ertrinken, bei fulminanter Lungenembolie) bis Tagen (z. B. Schädel-Hirn-Trauma, Vergiftung).

Intermediäres Leben und biologischer Tod: Absterbephase der einzelnen Zellen, die nach Einsetzen des Herz-Kreislauf-Stillstandes auf die Agonie folgt. Die Dauer beträgt mehrere Stunden bis Tage; je nach Umgebungsbedingungen sind z. B. Muskelzellen bis zu 8 h, Spermien bis zu 3 Tage überlebensfähig. Das Absterben der letzten Zelle bezeichnet man als **biologischen Tod.**

Supravitale Reaktionen: Der **Individualtod** tritt ein bei irreversiblem Stillstand von Kreislauf und Atmung oder bei irreversiblem Aussetzen aller Hirnfunktionen. Reaktionen, die sich nach Eintritt des Kreislaufstillstandes bis zum Absterben der letzten Zellen an den noch nicht abgestorbenen Zellen auslösen lassen, heißen **supravitale Reaktionen**. Grundlagen dieser Reaktionen sind postmortal ablaufende Stoffwechselprozesse.

Supravitale Reaktionen sind bei kurzer Leichenliegezeit (bis ca. 48 h) geeignet, den **Todeszeitpunkt einzugrenzen** (Tab. 1.1).

Klinischer Tod: Er umfasst den **Stillstand von Atmung und Kreislauf. Unsichere Todeszeichen** sind vorhanden, eine **Reanimation** ist erforderlich und **evtl. noch erfolgreich.** Im Normalfall beträgt die Zeitspanne der Wiederbelebung für das Gehirn ca. 5–10 min, für das Herz ca. 20 min. Bei Unterkühlten und Kleinkindern kann die Wiederbelebungszeit aber wesentlich länger sein.

Unsichere Todeszeichen sind (Merkwort **ABRAHAM**):
- **A**bkühlung
- **B**lässe und Abkühlung der Haut
- **R**eflexlosigkeit
- **A**temstillstand
- **H**erz-Kreislauf-Stillstand, Pulslosigkeit
- **A**tonie der Pupillen
- **M**uskelatonie.

Hirntod: Zustand der **irreversibel erloschenen Gesamtfunktionen des Großhirns, des Kleinhirns und des Hirnstamms.** Voraus-

Tab. 1.1 Eigenschaften der supravitalen Reaktionen, geordnet nach der chronologischen Nachweisbarkeit

supravitale Reaktion	Prüfung	Intervall der postmortalen Nachweisbarkeit
Zsakó-Muskelphänomen	Beklopfen von Muskelgruppen → Eigenzuckung des gesamten Muskels	bis zu 1–2 h
idiomuskulärer Wulst	kräftiger Schlag auf einen großen Muskel, wie M. biceps brachii oder M. quadriceps femoris → Bildung eines reversiblen Wulstes	bis zu 13 h
Schweißdrüsenreaktion	Adrenalininjektion → Schweißsekretion	ca. 30 h
Pupillenreaktion	Injektion von Adrenalin (→ Mydriasis) oder Azetylcholin (→ Miosis) in die vordere Augenkammer	Mydriasis: bis zu 30 h Miosis: bis zu 48 h
Spermienanfärbbarkeit	histologischer Nachweis der Vitalität	10–64 h (je nach Umgebung)

setzung für die Feststellung des Hirntodes ist der zweifelsfreie Nachweis einer schweren primären (z. B. Trauma, Blutung) oder sekundären (z. B. infolge einer Hypoxie) Hirnschädigung.

Eine Hirntoddiagnostik (S. 12) ist nur bei einer kleinen Zahl von Patienten (vor Organexplantationen, im Zusammenhang mit dem Abbruch intensivmedizinischer Therapie) von Bedeutung.

Endgültiger Tod: Die Diagnose wird gestellt, wenn **wenigstens eines** der 3 **sicheren Todeszeichen** vorhanden und eine **Reanimation nicht mehr möglich** ist. Dabei muss noch nicht jede Körperzelle abgestorben sein.

> **LERNTIPP**   !
>
> **Abfolge des Sterbevorgangs:** Biologisch gesehen geht der Körper während des Sterbevorgangs durch verschiedene Phasen: Hirnaktivität ↓, Atmung ↓, Sehen ↓, Hören ↓, Herzstillstand und Hirntod. Durch die fehlende Herzaktion wird der Körper nicht mehr mit Sauerstoff versorgt, es kommt zum Zelluntergang. Entsprechend dem unterschiedlichen Sauerstoffbedarf der verschiedenen Gewebe sterben die Zellen von Gehirn und Herz zuerst ab.

> **PRAXIS Sichere Todeszeichen** sind
> – **Totenflecke** (Livores),
> – **Totenstarre** (Rigor mortis),
> – Autolyse und **Fäulnis**.

Scheintod:
Synonym: Vita reducta, Vita minima

Stadium, in dem die erkennbaren Lebensäußerungen wie Atmung, Puls, Reflexe, Körperwärme derart reduziert sind, dass sie nicht mehr wahrnehmbar sind. **Sichere Todeszeichen fehlen!**
    Ursachen des Scheintodes sind (**A-E-I-O-U**-Regel):
- **A**nämie, **A**noxie, **A**lkohol
- **E**pilepsie, **E**lektrizität
- **I**njury (z. B. Schädel-Hirn-Trauma)
- **O**pium (Betäubungsmittel, Barbiturate)
- **U**rämie, **U**nterkühlung.
Unsichere Todeszeichen (s. o.) dürfen nie Grundlage der Feststellung des Todes sein.

1.2 Leichenveränderungen

Synonym: Leichenerscheinungen

Der Zeitablauf der einzelnen Leichenveränderungen ist stark von den Umgebungsverhältnissen und der Umgebungstemperatur abhängig. Die Beurteilung der **Leichenliegezeit** anhand der Körpertemperatur und der supravitalen Reaktionen ist daher nur innerhalb einer großen Spannbreite möglich und setzt fachärztlich-rechtsmedizinisches Wissen voraus.

Für alle postmortalen Leichenveränderungen gilt:
- niedrige Umgebungstemperatur: langsamer Ablauf
- hohe Umgebungstemperatur: schnellerer Ablauf.
Man unterscheidet frühe von späten Leichenveränderungen.

1.2.1 Frühe Leichenveränderungen

Totenflecke

Synonyme: Leichenflecke, Livores

> **DEFINITION** Totenflecke bilden sich nach dem Kreislaufstillstand in den abhängigen (unten liegenden) Körperpartien aus. Die typische Färbung ist **blauviolett**.

Entstehung: Totenflecke entstehen durch den **hydrostatischen Druck** des Blutes. Zunächst sammelt sich das Blut der Schwerkraft entsprechend in unten liegenden Blutgefäßen und Kapillaren (die Totenflecke werden an der Körperoberfläche als kleine rote Flecken sichtbar, die dann konfluieren). Später kann Plasma aus den autolysebedingt brüchig gewordenen Gefäßen austreten (intravasale Hämokonzentration, dadurch geringere Wegdrückbarkeit und Umlagerbarkeit der Totenflecke). Noch später kann dann auch Hämoglobin folgen (Totenflecke lassen sich nicht mehr wegdrücken).

Ausprägung: An den Aufliegestellen des Körpers und an Körperstellen, die durch Kleidungsstücke oder Fesselungen zusammengepresst sind, finden sich **keine** Totenflecke (sog. **Aussparung** der Totenflecke), da der Aufliegedruck hier höher ist als der hydrostatische Druck (**Abb. 1.1**).

Die Totenfleckbildung **beginnt** i. d. R. bereits in der 1. Stunde nach dem Tod; vollständige Ausprägung nach 6–12 h. Bis zu ca. 20 h nach dem Tod noch durch leichten Druck, danach bis zu 36 h nur noch durch kräftigen Druck **wegdrückbar**. Totenflecke können sich **umlagern**, solange sich bei Veränderung der Position des Leichnams (z. B. von hängender in liegende Position) das Blut

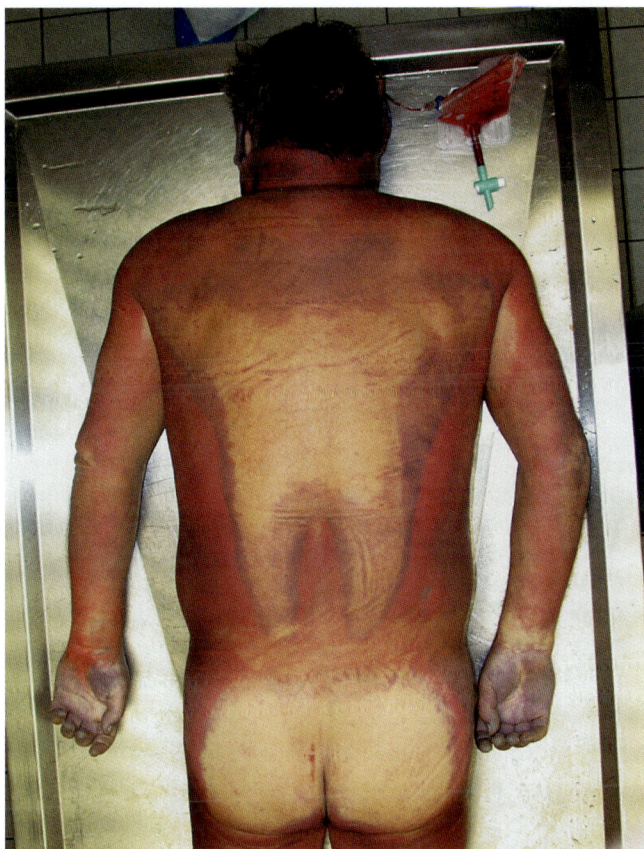

Abb. 1.1 Totenflecke. Kräftig ausgebildete, zonierte Totenflecke mit typischen Aussparungen bei Rückenlage. [aus Zimmer, Prüfungsvorbereitung Rechtsmedizin, Thieme, 2009]

Tab. 1.2 Eigenschaften der Totenflecke und ihre zeitliche Beziehung zur Todeszeit

Stadium	Zeit nach Sistieren des Kreislaufs
Beginn	in der 1. Stunde
vollständige Ausprägung	nach 6–12 h
Wegdrückbarkeit leicht (vollständig)	bis zu 20 h
Wegdrückbarkeit schwer (unvollständig)	bis zu 36 h
Umlagerung vollständig	bis zu 6 h
Umlagerung unvollständig	bis zu 24 h

noch in die nun abhängige Körperpartie verschieben lässt (Tab. 1.2).

> **PRAXIS** Ungewöhnlich angeordnete Totenflecke, die der Auffindeposition nicht entsprechen, sind kriminalistisch sehr wichtig, da sie auf ein **Umlagern** des Leichnams oder gar einen **Leichentransport** hinweisen!

Wird beispielsweise ein hängend Verstorbener 6–12 h nach seinem Tod abgehängt und auf den Rücken gelegt, können sich Totenflecke sowohl rundherum an den Beinen als auch in der Rückenpartie finden, da sich die ursprünglich an unteren Körperpartien lokalisierten Totenflecke nur unvollständig umlagern konnten.

Farbgebung: Die Farbe der Totenflecke ist **abhängig von der Sauerstoffsättigung** des Blutes. Je höher die Sauerstoffsättigung des Blutes, desto heller ist das Rot der Totenflecke. Die Farbe kann somit Hinweise auf die Todesursache liefern. Die typische Färbung der Totenflecke ist **livide** (= blauviolett). Außerdem können auftreten:

- **hellrote bis kirschrote Totenflecke** bei
  - Kohlenmonoxidvergiftung (ca. 300-mal höhere Affinität von CO zum Hämoglobin als Sauerstoff)
  - Blausäure- bzw. Zyanidvergiftung (Blockierung der Atmungskette durch Bindung des Zyanidions an Cytochrom)
  - Unterkühlung: bei Temperaturen unter 10–15 °C sind Totenflecke hellrot (Aufoxidation bei stärkerer Affinität des Sauerstoffs zum Hämoglobin in der Kälte). Es können sog. **zonierte Totenflecke** entstehen, wenn Partien, die z. B. durch Kleidungsstücke weniger der Kälte ausgesetzt sind, ihre dunkelrote Färbung behalten.
- **braunrote Totenflecke** bei starker Methämoglobinämie (durch Vergiftung mit Nitriten, Phenacetin, Sulfonamiden, Phenylhydralazin, Anilin u. a.)
- **blasse, verspätet auftretende oder fehlende Totenflecke** bei größeren Blutverlusten (z. B. gastrointestinale Blutung, Polytrauma) oder Blutarmut (Anämie).

Ähnliche Erscheinungen:

Vibices: Hierbei handelt es sich um im Bereich der Totenflecke gelegene kleinfleckige Hauteinblutungen, die durch Rupturen von stark gefüllten Gefäßen entstehen (i. d. R. größer als Petechien) (**Abb. 1.2**).

Kirchhofrosen: Sie treten schon vor dem Tod als Zeichen der nachlassenden Herzkraft auf. Es sind totenfleckartige Hautveränderungen an den Beinen und im Gesicht (hier meist im Wangenbereich) – eine **Verwechslung mit Totenflecken** ist möglich!

Totenstarre

Synonym: Rigor mortis

> **DEFINITION** Postmortale Erstarrung der glatten und quergestreiften Muskulatur (nach zunächst primärer Erschlaffung der gesamten Muskulatur).

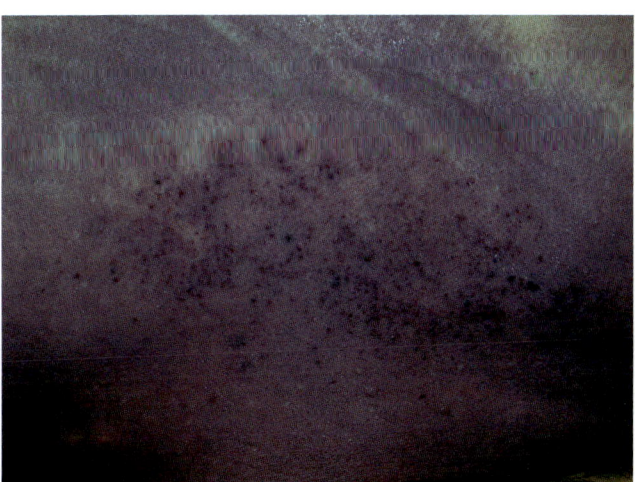

Abb. 1.2 Vibices. Im Rückenbereich liegende dunkelviolette Hautblutungen. [aus Zimmer, Prüfungsvorbereitung Rechtsmedizin, Thieme, 2009]

Entstehung und Verlauf: Hauptursache ist wahrscheinlich ein Absinken des ATP-Spiegels (= Weichmacher des Muskels), woraufhin sich die Muskelfilamente nicht mehr gegeneinander verschieben lassen.

Da nicht alle Muskelfasern den gleichen ATP-Gehalt haben und so nicht alle Muskelfasern einer Muskelgruppe gleichzeitig erstarren, kann die Starre – wird sie gewaltsam gebrochen – wieder eintreten. Dieses Phänomen nutzt man zur Bestimmung der Todeszeit (**Tab. 1.3**): Brechen der Totenstarre in einem großen Gelenk (meist Ellenbogen- oder Kniegelenk) und Prüfung, ob sie sich wieder ausbildet. Die Totenstarre beginnt sich ca. 36–48 h nach dem Tod wieder zu lösen (v. a. durch Fäulnisveränderungen bedingt).

Gänsehaut bei Leichen soll durch die noch postmortal erhaltene Erregbarkeit der Mm. erectores pilorum entstehen.

Tache noire: Wenn die Augenlider zum Todeszeitpunkt nicht ganz geschlossen sind, können – da die Oberflächenfeuchtigkeit der Haut verdunstet, wenn die Haut/Schleimhaut unbedeckt ist – streifige Vertrocknungen an den Augäpfeln entstehen. Diese sind zunächst gelblich, können aber auch fast schwarz werden.

Nysten-Regel: Diese versucht anzugeben, in welcher Reihenfolge die Muskelgruppen von der Totenstarre befallen werden. Die Starre beginnt im Kopfbereich und schreitet nach unten fort: Kiefergelenk → Nacken → obere Extremität → Rumpf → untere Extremität. Allerdings hat die Nysten-Regel zahlreiche Ausnahmen, es wird ihr nur noch wenig Bedeutung beigemessen.

Postmortale Abnahme der Körpertemperatur

Die Körpertemperatur ist im frühen postmortalen Intervall (bis zur Angleichung der Körpertemperatur an die Umgebungstemperatur) der zweckmäßigste Faktor zur Abschätzung der Leichenliegezeit.

> PRAXIS **Faustregel:** Nach einer möglichen Plateauphase (2–3 h unmittelbar nach dem Tod), in der die Leichentemperatur kaum abnimmt, fällt sie bei normaler Bekleidung und Zimmertemperatur um **ca. 1 °C pro Stunde**.

Die Messung der Körperkerntemperatur erfolgt mittels eines geeigneten, mind. 8 cm tief in den Anus eingeführten Thermometers. Bei der Berechnung der Leichenliegezeit müssen Umgebungstemperatur, Umgebungsbedingungen (Wind, Regen, direkte Sonnenbestrahlung), Bekleidung und Körperstatur berücksichtigt werden. Die **Methode von Henßge und Madea (Bezugsnomogramm)** kalkuliert diese Faktoren mit ein.

> **PRÜFUNGSHIGHLIGHTS**   ✘
> – ‼ Wegdrückbarkeit und Umlagerbarkeit der Totenflecke.

Tab. 1.3 Eigenschaften der Totenstarre und ihre zeitliche Beziehung zur Todeszeit

Stadium	Zeit nach Sistieren des Kreislaufs
Beginn	in den ersten 2 h
vollständige Ausprägung	nach ca. 6–12 h
Wiederbildung nach Brechen	nach ca. 6–10 h
Beginn der Lösung	nach ca. 36–48 h
vollständige Lösung	nach ca. 7–8 Tagen

1.2.2 Späte Leichenveränderungen
Autolyse

> DEFINITION Zersetzung der Leiche durch körpereigene Enzyme (z. B. Pankreasenzyme).

Leichenfäulnis

Synonym: Verwesung

> DEFINITION Zersetzung der Leiche durch Mikroorganismen, v. a. durch Bakterien, aber auch durch Pilze.

Typisch sind:
- **Grünverfärbung** der Haut durch Abbau von Hämoglobin zu Sulfhämoglobin (**Abb. 1.3**)
- Sichtbarwerden des **Venengeflechtes** als bräunlich-grünliche Gefäßzeichnung (**Abb. 1.4**)
- **Gasblähung** der Körperhöhlen und unter der Haut mit Ausbildung von flüssigkeitsgefüllten Hautblasen und Ablösung der Oberhaut (Bildung von übel riechenden Ptomainen, Skatolen, CH_4, CO_2, H_2S).

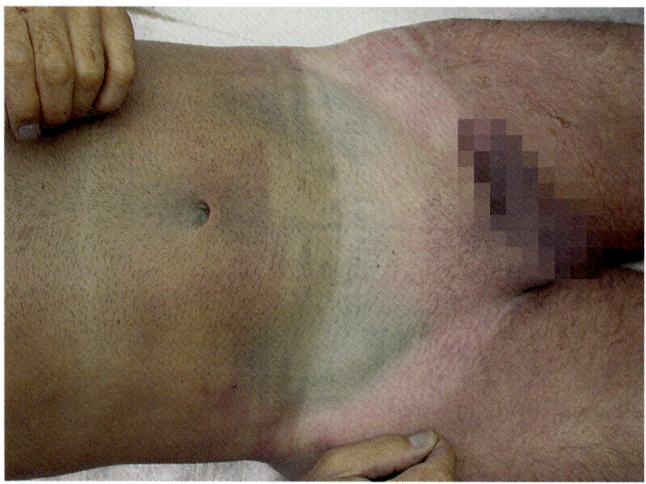

Abb. 1.3 Fäulnis. Grünverfärbung des rechten Unterbauches als Zeichen der Fäulnis. [aus Zimmer, Prüfungsvorbereitung Rechtsmedizin, Thieme, 2009]

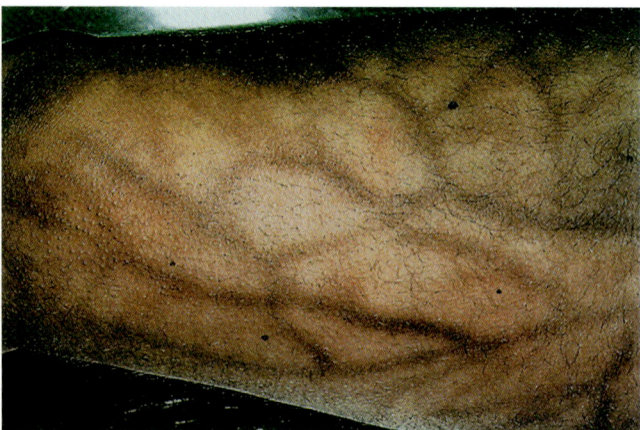

Abb. 1.4 Venengeflecht. Bein mit bräunlich-grünlich durchgeschlagenen Venen. [aus Zimmer, Prüfungsvorbereitung Rechtsmedizin, Thieme, 2009]

Die Grünverfärbung im rechten Unterbauch ist eines der **frühesten** Fäulniszeichen. Hier liegt der Darm mit seinen zahlreichen, am Fäulnisprozess rege teilnehmenden Bakterien am nächsten der Haut an.

Nach Eintritt der Fäulnis ist die Leichenliegezeitschätzung nur mit viel Erfahrung unter Berücksichtigung der Umgebungsbedingungen möglich. Als sehr grober Anhaltspunkt dient die Casper-Regel.

Casper-Regel: Der Zersetzungszustand einer Leiche entspricht bei 1 Woche an der Luft 2 Wochen im Wasser oder mind. 8 Wochen im Erdgrab.

Als „**Leichengifte**" (sog. Ptomaine) werden landläufig die durch Fäulnis entstandenen, übel riechenden, aber nicht giftigen organischen Verbindungen wie Cadaverin oder Putrescin bezeichnet.

Aber: Gefährlich sind bakterielle, virale oder durch Prionen bedingte Infektionen, z. B. Tuberkulose, Typhus, HIV oder Creutzfeldt-Jakob-Erkrankung! Bis auf Letztere verringert sich die Gefahr einer Ansteckung mit der Dauer der Liegezeit der Leiche. Je länger die Leiche liegt, desto „ungiftiger" (weniger infektiös) ist sie.

Beginnende Fäulnisveränderungen sind leicht mit anderen Befunden zu verwechseln (**Tab. 1.4**)!

Außergewöhnliche späte Leichenveränderungen

Mumifizierung: lederartige Austrocknung der Haut bei trockener Umgebung mit Luftzug.

Fettwachs (Adipocire, Leichenlipid): Entstehung im feuchten Milieu unter O_2-Mangel-Bedingungen. Hydrolysierung des Körperfetts in gesättigte Fettsäuren. Die Haut und die übrigen Weichteile verhärten und werden in wachsartiges Stearin umgewandelt.

Skelettierung: Nach Beendigung der Fäulnisprozesse ist der Knochen völlig freigelegt, dies kann durch Madenbefall beschleunigt werden. Bis zur vollständigen Skelettierung können Jahre vergehen.

Tierfraß: Je nach Vorkommen können Tiere dem Leichnam zahlreiche postmortale Verletzungen zufügen, die manchmal **schwer von vitalen Verletzungen zu unterscheiden** sind. Sie reichen vom Maden-, Ameisen- oder Fischfraß über Verletzungen durch Vogelschnäbel und Bissverletzungen durch Haustiere bis hin zu einer Abtrennung von Gliedmaßen mit deren Verschleppung (z. B. durch Haustiere, Füchse oder Wildschweine).

Madenbefall: Die Liegezeit und auch der Lagerungsort können anhand der Besiedelung durch Insekten und andere Gliedertiere durch einen forensischen **Entomologen** (Insektenkundler) eingegrenzt werden.

Tab. 1.4 Leichenschaubefunde und deren Differenzialdiagnosen

Befund	Ursache	Differenzial-diagnose
Verfärbung im Unterbauch	Fäulnis	Hämatom
rötliche Flüssigkeit aus Mund und Nase	Fäulnisflüssigkeit	Blutung
Auftreibung der Körperhöhlen	Fäulnisgaseinlagerung in Gewebe und Körperhöhlen	Gasemphysem, Luftemphysem, Gasbrand
Hautblasen	Fäulnis	Brand- oder Barbituratblasen

1.3 Leichenschau

Jede **menschliche Leiche** und jede **Totgeburt** (d. h. **Fetus > 500 g** schwer) muss von einem **Arzt** untersucht werden zum Zwecke der Feststellung
- des Todes
- des Todeszeitpunkts
- der Todesart
- der Todesursache
- der Identität

und zum Ausfüllen des **Leichenschauscheins**.

Neben der sicheren **Todesfeststellung** (wichtig für Personenstandsregister, Erbrecht etc.) hat die Leichenschau ihren Stellenwert in der **Todesursachenstatistik** (nach welcher auch Ressourcen im Gesundheitswesen verteilt werden), in der **Seuchenbekämpfung**, in der Aufdeckung **strafbarer Handlungen** oder zur **Prävention** (Schutz weiterer Personen, z. B. vor CO-Vergiftung).

Die Leichenschau wird durch die **Bestattungsgesetze der einzelnen Bundesländer** geregelt, sodass sie sich jeweils in Details unterscheidet. Neben dieser sog. gerichtlichen Leichenschau gibt es noch:
- eine „zweite" Leichenschau vor einer Feuerbestattung
- eine gerichtliche Leichenschau nach § 87 StPO (Strafprozessordnung; Leichenschau auf Antrag der Staatsanwaltschaft zur weiteren Sachverhaltsaufklärung)
- eine Leichenschau nach dem IfSG (Infektionsschutzgesetz).

Für die Leichenschau gilt die **ärztliche Sorgfaltspflicht**. Generell sind alle niedergelassenen oder an Krankenhäusern oder vergleichbaren Einrichtungen beschäftigten Ärzte zur Leichenschau verpflichtet.

Notärzte sind verpflichtet, den Tod festzustellen (mit Ausstellung der Todesbescheinigung ohne Todesursachenfeststellung), nicht aber, die Leichenschau durchzuführen.

> **LERNTIPP** !
>
> Prägen Sie sich gut ein, dass ein vom Ärztlichen Direktor Beauftragter (z. B. Krankenpfleger) nicht berechtigt ist, eine äußere Leichenschau vorzunehmen und eine Todesbescheinigung auszustellen, auch wenn ein Arzt oder eine Ärztin diese unterzeichnet.

Vorgehensweise bei der Leichenschau:
- Untersuchung der **unbekleideten Leiche** bei ausreichender **Beleuchtung**! (Ausnahme: Finden sich Anhaltspunkte für einen nicht natürlichen Tod, ist jede weitere Veränderung an der Leiche zu unterlassen und die Polizei zu verständigen).
- **Einholen von Auskünften** über die Krankheitsvorgeschichte und die Todesumstände.

> **PRÜFUNGSHIGHLIGHTS**
>
> – ! Fäulnisveränderung: **Grünverfärbung** der Haut.
> – ! Leichenschau von Totgeburten und menschlichen Leichen.
> – ! Bei Verdacht auf plötzlichen Kindstod sollte eine gerichtliche Leichenöffnung angeordnet werden.
> – ! Bei der Durchführung der Leichenschau muss auf eine ausreichende Beleuchtung geachtet werden.

PRAXIS Der vorbehandelnde (Haus-)Arzt hat eine **Auskunftspflicht** gegenüber dem leichenschauenden Arzt, aber er muss sich nicht selbst eines eigenen Fehlverhaltens bezichtigen (vgl. Kap. Schweigepflicht (S. 44)).

1.3.1 Feststellung des Todes

Die Feststellung des Todes darf erst erfolgen, wenn **mind. 1 der sicheren Todeszeichen** vorhanden ist (Totenflecke, Totenstarre, Fäulnis). Sind keine sicheren Todeszeichen vorhanden, ist nach den Richtlinien der Bundesärztekammer zu **reanimieren**.

Hirntoddiagnostik

Die Feststellung des Hirntodes, also des irreversiblen und vollständigen Ausfalls aller Gehirnfunktionen (Großhirn, Kleinhirn, Hirnstamm), erfolgt durch **2 unabhängige** und **dafür qualifizierte Ärzte**. Die Ärzte müssen Fachärzte sein und dazu über mehrjährige Erfahrung in der Intensivbehandlung von Patienten mit schweren Hirnschädigungen verfügen. Zudem dürfen sie keinem Transplantationsteam angehören. Der Ablauf ist durch den Gesetzgeber vorgeschrieben und in den Richtlinien des wissenschaftlichen Beirates der Bundesärztekammer festgehalten (siehe auch http://www.bundesaerztekammer.de/fileadmin/user_upload/downloads/irrev.Hirnfunktionsausfall.pdf).

Die Diagnose des Hirntodes umfasst 3 Kriterien (**Abb. 1.5**):

- **Vorliegen einer akuten schweren primären** (z. B. Hirnblutung durch Aneurysma oder Trauma) **oder sekundären** (Hypoxie z. B. infolge eines Herz-Kreislauf-Stillstandes) **Hirnschädigung**. Reversible Ursachen wie z. B. Intoxikation, Scheintod, Unterkühlung (Durchführung der Untersuchung bei normaler Körpertemperatur), neuromuskuläre Blockade oder endokrine und metabolische Ursachen müssen ausgeschlossen sein.
- Nachweis des **Ausfalls der Hirnfunktionen**: Ausfall der Spontanatmung, Bewusstlosigkeit (Koma), Fehlen der Hirnstammreflexe wie des pharyngealen (Würgen und Gaumensegelhebung bei Berührung bleiben aus), kornealen (Lidschluss bei Reizung der Hornhaut mit einem Wattestäbchen) oder okulozephalen Reflexes („Stehenbleiben" der Augen bei passiver Bewegung des Kopfes), fehlender Schmerzreiz im Trigeminusbereich, weite lichtstarre Pupillen (nicht durch Medikamente beeinflusst oder verursacht!).
- **Nachweis der Irreversibilität** der klinischen Ausfallssymptome bei Erwachsenen und Kindern ab Beginn des dritten Lebensjahres über einen gewissen Zeitraum: entweder ein weiterer, ergänzender Befund wie Null-Linien-EEG, zerebraler Zirkulationsstillstand (transkranielle Doppler-Sonografie, Duplexsonografie, CT-Angiografie) und das Erlöschen evozierter Potenzia-

le oder alternativ das Einhalten einer bestimmten Beobachtungszeit: bei primärer Hirnschädigung beim Erwachsenen 12 h, bei reifen Neugeborenen mindestens 72 h, bei Kindern ab dem 29. Lebenstag mindestens 24 h; bei sekundärer Hirnschädigung (Erwachsene und Kinder) 72 h.

1.3.2 Todeszeitbestimmung

Die Bestimmung des Todeszeitpunktes ist nicht nur zur **Rekonstruktion des Tatzeitpunktes bei Tötungsdelikten**, sondern auch **straf-, zivil- und versicherungsrechtlich** von erheblicher Bedeutung (s. u.). **Nur selten** (z. B. Abschluss der Hirntoddiagnostik, Beendigung der Reanimation, beobachteter Todeseintritt) ist der Todeszeitpunkt **exakt bestimmbar**. Wenn der Todeszeitpunkt nicht sicher exakt zu bestimmen ist, sollte der Auffindezeitpunkt oder der Zeitraum zwischen „zuletzt gesehen" und „tot aufgefunden" angeben werden.

Die Eingrenzung des möglichen Todeszeitraumes darf keinesfalls willkürlich erfolgen; sie kann straf-, zivil- und versicherungsrechtlich **von erheblicher Bedeutung** sein:

- Alibi-Überprüfung
- Beginn und Ablauf von Lebens- und Unfallversicherungen
- Erfüllung von Versicherungsanwartschaften, z. B. Berechnung des Rentenalters
- Bestimmung der gesetzlichen Erbfolge bei quasi gleichzeitigem Versterben von Angehörigen.

Der Todeszeitpunkt kann durch verschiedene Methoden eingegrenzt werden: Für den leichenschauenden Arzt sind die **Körpertemperatur**, die Ausprägung der **Totenflecke** (**Tab. 1.2**) und Ausprägung der **Totenstarre** (**Tab. 1.3**) wichtige Anhaltspunkte. Einem Facharzt für Rechtsmedizin können darüber hinaus die **Rektaltemperaturmessung**, die Auslösbarkeit von **supravitalen**

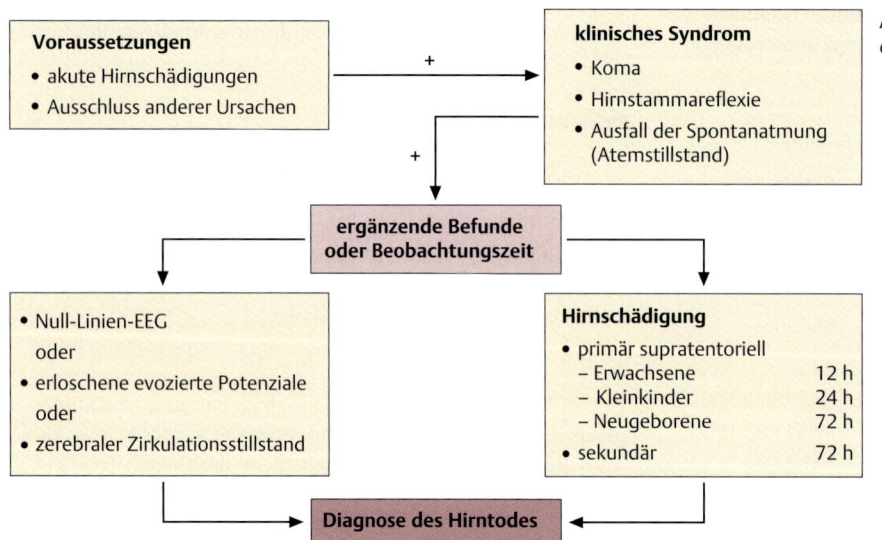

Abb. 1.5 **Hirntoddiagnostik.** [aus Henne-Bruns et al., Duale Reihe Chirurgie, Thieme, 2008]

Reaktionen (Tab. 1.1), Fäulniserscheinungen oder Madenbefall Auskunft über den Todeszeitpunkt geben. Weitere Anhaltspunkte aus der Vorgeschichte und dem Umfeld können bei entsprechendem Vermerk auf dem Totenschein („laut Angehörigen") ebenfalls zur Hilfe herangezogen werden.

1.3.3 Todesursache und Todesart

Todesursache: Sie beschreibt den aus medizinischer und naturwissenschaftlicher Sicht zum Tod führenden Pathomechanismus (z. B. Herzinfarkt, Pneumonie, Polytrauma). Bereits der Leichenschauer soll zur Todesursache Stellung nehmen, obwohl das durch eine alleinige äußere Inspektion kaum möglich ist. Sicherheit erlangt man nur durch eine Obduktion. Studien zeigen, dass auch bei im Krankenhaus nach langer Behandlung verstorbenen Patienten die vom leichenschauenden Arzt vermutete Todesursache nur in etwa 60 % mit dem Ergebnis der Obduktion übereinstimmt.

Todesart: Sie beschreibt die Umstände, die zum Tod geführt haben. Es gibt 3 Todesarten:

- **natürlicher Tod:** Tod durch krankhafte innere Ursache (auch Altersschwäche)
- **nicht natürlicher Tod:** Tod infolge eines von außen eingetretenen Ereignisses, z. B. infolge eines Unfalles, einer strafbaren Handlung (auch Behandlungsfehler), eines Suizids, einer Vergiftung oder tödlich verlaufender Folgezustände dieser Ereignisse. Ein Fremdverschulden muss nicht vorliegen.
- **ungeklärte Todesart:** Wenn keine Anhaltspunkte für einen nicht natürlichen Tod erkennbar sind, die Todesursache nicht bekannt ist und trotz sorgfältiger Untersuchung und Einbeziehung der Vorgeschichte keine konkreten Befunde einer lebensbedrohlichen Krankheit vorliegen, die einen Tod aus krankhafter natürlicher Ursache und völlig unabhängig von rechtlich bedeutsamen Faktoren (z. B. Unfall) plausibel erklären, so ist – wenn vorhanden – die Rubrik „Todesart ungeklärt" anzukreuzen.

Spättodesfälle nach Traumata und Todesfälle im Zusammenhang mit ärztlichen Eingriffen gehören zur Gruppe „**nicht natürlicher Tod**"!

Wichtig zur Unterscheidung von natürlichen und nicht natürlichen Todesarten sind die **Kausalketten**, wobei ursächliches Ereignis und Todeseintritt mitunter auch Monate oder Jahre auseinanderliegen können. Beispiele:

- vom PKW angefahren → Beckenfraktur → Immobilität → Pneumonie = **nicht** natürlicher Tod
- Sturz auf Glatteis → Schenkelhalsfraktur → Operation → Beinvenenthrombose → Lungenembolie = **nicht** natürlicher Tod
- Hirninfarkt → Bettlägerigkeit → Lungenembolie = natürlicher Tod

Stellt der Arzt Anhaltspunkte für einen **nicht natürlichen Tod** fest oder handelt es sich bei der Leiche um eine **unbekannte Person**, hat er jede weitere Veränderung an der Leiche zu unterlassen und **die Polizei zu rufen**! Meldepflichtig sind in **Tab. 1.5** genannte Konstellationen.

Tab. 1.5 Meldepflichten

Todesart	Meldestelle
nicht natürlicher Tod	Polizei
ungeklärte Todesart	Polizei
nicht identifizierter Toter	Polizei
Tod durch eine Seuche	Gesundheitsamt

LERNTIPP !

Im Examen wird gerne nach der Todesart gefragt. Prägen Sie sich daher die Kausalketten gut ein und bedenken Sie, dass ein Tod, der infolge eines Unfalls eintritt, nicht immer unmittelbar auf den Unfall folgen muss. In Sonderfällen kann noch nach vielen Jahren ein kausaler Zusammenhang zwischen Tod und Unfall bestehen.

1.3.4 Identifizierung

Eine Identifizierung bei frischen Leichen ist möglich durch:
- Lichtbildvergleich
- Schmuckstücke, Narben, Tätowierungen
- Fingerabdrücke.

Die sichere **Identifizierung eines unbekannten Leichnams** ist ein juristischer Akt und stellt bei fortgeschrittenen Fäulnisveränderungen oder starker Zerstückelung erhebliche Anforderungen an den Untersucher. Sie muss deshalb einem Spezialisten überlassen werden. Sinnvolle Methoden sind:
- DNA-Vergleich
- Zahnstatus
- alte Frakturen/Operationen/Prothesen
- Röntgenbefundvergleich.

Kann eine Identifizierung, bedingt durch den Zustand der Leiche oder bei Fehlen von Vergleichsdaten, durch diese Methoden nicht sicher erfolgen, ist es möglich, anhand verschiedener Methoden das Geschlecht zu bestimmen und das Alter sowie die Körpergröße einzugrenzen.

Das **Geschlecht** kann bei unbekannten Leichen z. B. abgeleitet werden durch Unterscheidung der Beckenform, der Schädelform (Augenwülste, Stirn, Jochbeine, Mastoidfortsätze) und mithilfe der langen Extremitätenknochen. Auch eine DNA-Untersuchung ist möglich.

Eine **Altersbestimmung** ist anhand der Abnutzung des Gebisses, von Hautfalten, Verknöcherungen an den Rippen und Degenerationserscheinungen, z. B. an den Gelenken, möglich.

Die postmortale **Körpergrößenbestimmung** erfolgt durch Vermessung der langen Extremitätenknochen (Tibia, Humerus, Femur).

PRÜFUNGSHIGHLIGHTS

- **‼** nicht natürlicher Tod.
- **!** **ungeklärte Todesart:** keine Anhaltspunkte für nicht natürlichen Tod erkennbar, Todesursache nicht bekannt, keine konkreten Befunde einer lebensbedrohlichen Krankheit.

1.4   Obduktion

Synonym: Sektion, Leichenöffnung

> **PRAXIS** Erzwungen werden kann eine Obduktion
> – bei **Seuchenverdacht**,
> – bei Vorliegen eines **Gerichtsbeschlusses** und
> – vor einer **Feuerbestattung** (nach 2. Leichenschau).

Es wird zwischen gerichtlicher (z. B. bei unklaren Todesfällen) und klinischer (z. B. zur Diagnosesicherung) Obduktion unterschieden.

1.4.1   Verfügungsrechte

Sektionsrecht: Obduktionen dienen der Beantwortung von wissenschaftlichen Fragestellungen, der Qualitätskontrolle der medizinischen Diagnostik und Therapie, der Aus- und Weiterbildung und der Abklärung der Todesursache.

Leichenrecht: Es besteht ein **postmortal fortbestehender Persönlichkeitsschutz**, der die Respektierung der Menschenwürde auch nach dem Tod verlangt. Der Leichnam gilt als nicht veräußerbare Sache (im Handel), kann jedoch als „Sache" im Sinne der Strafprozessordnung beschlagnahmt werden.

Totensorgerecht: Den Hinterbliebenen steht das **Verfügungsrecht über den Leichnam** zu (Organisation der Bestattung, Organspende etc.), sofern der Verstorbene nicht selbst Regelungen (z. B. Organspendeausweis) getroffen hat.

1.4.2   Gerichtliche Obduktion

Durchführung und Anordnung einer gerichtlichen Obduktion sind gesetzlich geregelt.

§ 87 StPO (Strafprozessordnung): Die Obduktion kann bei unklaren und nicht natürlichen Todesfällen durch die Staatsanwaltschaft beim zuständigen Amtsrichter beantragt werden. „[…] Sie muss von 2 Ärzten durchgeführt werden. […] Dem Arzt, welcher den Verstorbenen in der dem Tode unmittelbar vorausgegangenen Krankheit behandelt hat, ist die Leichenöffnung nicht zu übertragen. Er kann jedoch aufgefordert werden, der Leichenöffnung beizuwohnen, um aus der Krankengeschichte Aufschlüsse zu geben. […] Ihre Ausgrabung (**Exhumierung**) ist statthaft. […]"

§ 89 StPO: Regelung des formalen **Ablaufs** einer gerichtlichen Obduktion: „[…] Es sind alle 3 Körperhöhlen (Kopfhöhle, Brusthöhle, Bauchhöhle) zu eröffnen. […]" Wird dabei bereits bei der Eröffnung der ersten eine plausible Todesursache erkannt, müssen dennoch die beiden übrigen geöffnet werden, sofern dies der Zustand der Leiche zulässt.

Weiter kann eine Obduktion **vor einer Feuerbestattung** angeordnet werden, wenn über die Todesursache Unklarheit besteht.

1.4.3   Klinische Obduktion

Sie dient der **Klärung der Todesursache** und der **Überprüfung der Diagnose** und wird nur mit **Zustimmung der Angehörigen** durchgeführt. Es ist in Absprache mit den Angehörigen erlaubt, die Obduktion auf nur eine Körperhöhle oder sogar nur ein Organ zu beschränken.

Versicherungen und **Berufsgenossenschaften** können gemäß SGB VII (Sozialgesetzbuch) z. B. bei Verdacht auf Berufserkrankung oder nach Berufsunfall eine Obduktion verlangen.

1.5   Untersuchung toter Neugeborener

§ 90 StPO Neugeborenes Kind: Die Untersuchung ist besonders darauf zu richten, ob es nach oder während der Geburt **gelebt** hat, ob es **reif** war oder wenigstens **fähig, das Leben außerhalb des Mutterleibes fortzusetzen**.

> **PRAXIS** Somatische Reifezeichen sind u. a. vollständig geformte Ohrmuscheln, erkennbare Brustwarzen und erhabener Warzenhof, fehlende Lanugohaare, die Fingerkuppe erreichende oder überragende Fingernägel, Falten an den Fersen, gefaltetes Skrotum, physiologischer Muskeltonus.

Zeichen des Gelebthabens:

Atmung: Die Atmung des Kindes hatte bereits eingesetzt. Nachweis mittels **Lungenschwimmprobe**: Der Hauptbronchus wird vor Abtrennung der Lungen abgebunden, damit verhindert wird, dass sekundär Luft eindringt. Danach wird zunächst die ganze Lunge, später kleinere Lungenstücke in Wasser verbracht. Schwimmt die Lunge oder kleine Lungenstücke, so war die Lunge ganz oder teilweise belüftet (**Abb. 1.6**).

> **PRAXIS** Ein **falsch positives** Ergebnis der Lungenschwimmprobe kann vorkommen bei Fäulnis der Lunge oder künstlicher Beatmung (Reanimation).

Verschluckte Luft: Luft befindet sich im Magen-Darm-Trakt, weil es unter der Geburt auch zum Verschlucken von Luft kommt. Nachweis mittels **Magen-Darm-Schwimmprobe**: Ähnlich wie bei der Lungenschwimmprobe werden Speiseröhre und unterschiedliche Darmsegmente abgebunden. Das Magen-Darm-Paket wird dann in Wasser gebracht. So kann beurteilt werden, in welchen Abschnitten sich Luft befindet. Je länger das Kind gelebt hat, desto weiter ist die Luft in Magen und Darm vorgedrungen.

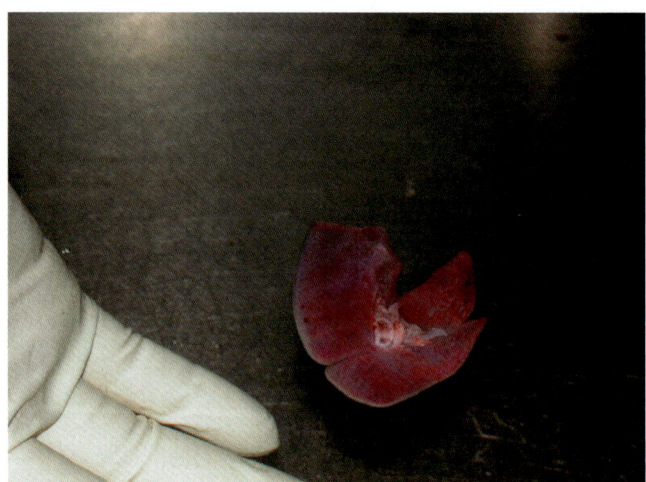

Abb. 1.6 Lungenschwimmprobe. Schwimmt die Lunge, war sie ganz oder teilweise beatmet. [aus Zimmer, Prüfungsvorbereitung Rechtsmedizin, Thieme, 2009]

Kindstötung: Fälle von Kindstötung durch die Mutter können als minderschwerer Fall des Totschlages, als Totschlag (§ 212 StGB) oder als Mord (§ 211 StGB) geahndet werden.

Als **Schutzbehauptungen zur Erklärung des Todes des Säuglings** werden von der Mutter häufig vorgebracht: Sturzgeburt, Verbluten aus der Nabelschnur, tödlicher Sturz bei Geburt, Nabelschnurumschlingung des Halses, Ohnmacht und Handlungsunfähigkeit, Verletzungen beim Herausziehen des Kindes.

1.5.1 Plötzlicher Säuglingstod

Synonym: SID, SIDS, Sudden Infant Death Syndrome

> **DEFINITION** **Plötzlicher Tod** jedes Säuglings nach dem 7. Lebenstag bis zum 1. Lebensjahr, ohne dass eine sorgfältige postmortale Obduktion unter Einbeziehung gängiger Untersuchungsmethoden mit Überprüfung der Vorgeschichte und der Todesumstände zum Nachweis einer adäquaten Todesursache führt.
>
> Unter **Near-Miss-Fall** oder **ALTE** (Apparently Life-threatening Event) versteht man einen plötzlich eintretenden lebensbedrohlichen Zustand mit Atemstillstand und Blauwerden.

Ätiologie und Epidemiologie: Die **Prävalenz** von SIDS beträgt heutzutage durch Präventionsmaßnahmen < 0,1 %. Männliche Säuglinge sind 2,5-mal häufiger betroffen als weibliche. SIDS ist die häufigste Todesursache während der Säuglingszeit mit einem Gipfel im **3. Lebensmonat** und tritt häufiger in den **Wintermonaten** und in Familien mit niedrigem sozioökonomischem Status auf. **Frühgeburtlichkeit ist ebenfalls ein Risikofaktor.**

Die **Ätiologie** von SIDS ist nicht vollständig geklärt. **90 %** d. F. von SIDS ereignen sich **im Schlaf**. Eine Theorie besagt, dass aufgrund einer Unreife im Nervensystem bei Überwärmung und Rückatmung des Säuglings eine kardiorespiratorische Regulationsstörung besteht und daher keine ausreichende Arousalreaktion ausgelöst werden kann.

Befunde: Die Obduktionsbefunde beim plötzlichen Kindstod sind eher unspezifisch, häufig beobachtbar sind:

- subseröse petechiale Blutungen unter Pleura, Thymuskapsel (Abb. 1.7) und Epikard
- schaumiges Sekret in der Trachea, partiell hämorrhagisches Lungenödem
- leichte Infektionen des Respirationstraktes oder des Mittelohrs

> **PRAXIS** Die Diagnose „plötzlicher Säuglingstod" ist eine Ausschlussdiagnose. Spezifische Obduktionsbefunde sind nicht zu erheben.

Differenzialdiagnosen: Bei plötzlich und unerwartet verstorbenen Säuglingen sollte bei der Leichenschau von einer ungeklärten Todesart ausgegangen werden. Differenzialdiagnostisch muss immer auch an eine spurenarme Gewalteinwirkung gedacht werden, wie z. B. eine tödlich endende **Kindesmisshandlung** (z. B. Schütteltrauma, stumpfes Bauchtrauma) oder weiches Bedecken von Mund und Nase (auch akzidentell ohne äußere Einwirkung möglich!), an **Vergiftungen** sowie an eine nicht erkannte **Fehl- oder Missbildung** oder **Erkrankung** (angeborener Herzfehler, unerkannte Pneumonie, Herzrhythmusstörungen).

Auch im Interesse der Eltern, die wissen wollen, woran ihr Kind gestorben ist und ob sich dies wiederholen kann, sollte der

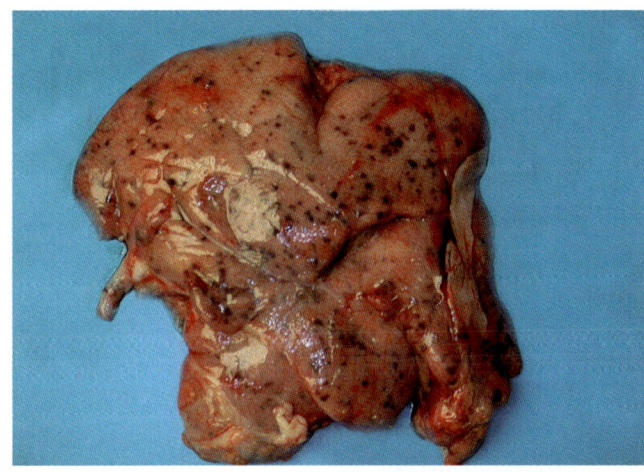

Abb. 1.7 Petechiale Blutungen. Stecknadelkopfgroße Einblutungen unter der Thymuskapsel eines dreimonatigen Säuglings. [aus Zimmer, Prüfungsvorbereitung Rechtsmedizin, Thieme, 2009]

Leichenschauer den Eltern die Möglichkeit der Ursachenerforschung durch eine Obduktion nahebringen.

> **PRÜFUNGSHIGHLIGHTS**
>
> - ! Bei einer gerichtlichen Obduktion ist gesetzlich vorgegeben (§ 89 StPO), dass alle 3 Körperhöhlen (Kopfhöhle, Brusthöhle, Bauchhöhle) zu eröffnen sind, auch wenn bereits bei der Eröffnung der ersten eine plausible Todesursache erkannt wurde.
> - ! Frühgeburtlichkeit ist ein Risikofaktor für das SIDS.
> - ! Beim SIDS können bei der Obduktion keine den Eintritt des Todes erklärenden Befunde erhoben werden.
> - ! spurenarme Gewalteinwirkung.

1.6 Plötzliche und unerwartete Todesfälle

> **DEFINITION** Von einem unerwarteten Tod spricht man, wenn dieser **innerhalb von 24 h nach Beginn einer Symptomatik** eintritt.

Etwa 10–15 % aller Todesfälle treten plötzlich und unerwartet auf. Das akute Geschehen ohne entsprechende Anamnese erfordert immer die Abgrenzung von gewaltsamen Todesfällen (Unfälle, Suizide, Tötungen).

Bei der Leichenschau können sich Hinweise auf die Todesursache auch aus der Auffindesituation (z. B. Tod im Badezimmer, durch CO oder Strom) ergeben. Eine sichere Klärung ist nur durch eine Obduktion und ggf. weitere Untersuchungen möglich.

Bei Todesfällen infolge innerer Erkrankungen liegen häufig zugrunde:

- **kardiale Erkrankungen:** Hypertrophie, KHK, Myokardinfarkte, Koronaranomalien, Klappenerkrankungen, Myokarditis, Kardiomyopathien, Aortenruptur
- **Erkrankungen der Atmungsorgane,** v. a. Lungenembolie und Pneumonien
- gastrointestinale Blutungen, v. a. Ösophagusvarizen, blutende Ulzera
- **ZNS-Erkrankungen** wie intrakranielle Blutung, Aneurysmarupturen, Epilepsie
- Infektionskrankheiten, die zur foudroyant verlaufenden Sepsis führen

2 Forensische Traumatologie

2.1 Rechtliche Grundlagen

> **DEFINITION** Die **Forensik** befasst sich mit Identifizierung bzw. Ausschluss, Analyse und Rekonstruktion krimineller Handlungen. Die **forensische Traumatologie** ist das Teilgebiet der Forensik, das sich mit Verletzungen befasst.

2.1.1 Rechtsbegriffe

Im Strafrecht wird formal zunächst zwischen **Körperverletzung** und **Tötung** unterschieden. **Fahrlässig** handelt hierbei eine Person, wenn sie die Sorgfalt, zu der sie nach den Umständen und nach den persönlichen Fähigkeiten imstande ist, außer Acht lässt und hierdurch Schaden verursacht. In allen anderen Fällen wird ein **vorsätzliches** Handeln angenommen.

Vorsätzliche Tötungsdelikte werden in **Totschlag** (§ 212 StGB) und **Mord** (§ 211 StGB) unterschieden, wobei zur Abgrenzung die **Motivation des Täters** maßgeblich ist: Bei Vorliegen von Heimtücke, Grausamkeit, Habgier oder anderen niederen Beweggründen spricht man von Mord, ohne diese Beweggründe von Totschlag.

Strafbar sind auch **Tötung auf Verlangen**, § 216 StGB, s. a. Sterbehilfe (S. 47), und **Tötung durch Unterlassen**, z. B. von Reanimationsmaßnahmen, § 323c StGB, s. a. Ärztliche Hilfeleistungspflicht (S. 46).

Vergehen werden mit Strafen < 1 Jahr oder mit Geldstrafen geahndet; **Verbrechen** haben eine Mindeststrafe von ≥ 1 Jahr.

Paragrafen zur ärztlichen Behandlung

§§ 223 und 224 StGB: Jeder ärztliche Eingriff ist grundsätzlich eine **vorsätzliche Körperverletzung**. Sie verliert ihre Rechtswidrigkeit nur durch den Rechtfertigungsgrund der **Einwilligung nach erfolgter Aufklärung**.

§ 323c StGB: Strafbar ist auch eine Körperverletzung durch vorsätzliches Unterlassen einer im Notfall notwendigen ärztlichen Maßnahme (Körperverletzung durch **unterlassene Hilfeleistung**). Näheres hierzu im Abschnitt Ärztliche Hilfeleistungspflicht (S. 46).

2.1.2 Kausalitätsprinzipien

Ein ursächlicher **Zusammenhang (Kausalität)** zwischen einer Handlung und deren Folgen muss immer dann rechtlich geprüft werden, wenn der **Urheber der Handlung für die Folgen** einzustehen hat.

Von den 3 großen Rechtsbereichen Strafrecht, Zivilrecht und Öffentliches Recht (Sozialrecht) sind für medizinische Gutachten meist nur Strafrecht und Zivilrecht bedeutsam.

Strafrecht: Es gilt die **Äquivalenztheorie** (Conditio sine qua non = Bedingung, ohne die nicht ...; unter der voraussetzenden Bedingung, dass ...). Die Kausalität muss mit an Sicherheit grenzender Wahrscheinlichkeit feststehen. Es gilt das Prinzip „Im Zweifel für den Angeklagten".

Zivilrecht oder private Unfallversicherung: Hier gilt die **Adäquanztheorie**, das heißt, es muss ein adäquater Zusammenhang zwischen Verursachung und Schaden erkennbar sein (nach der allgemeinen Lebenserfahrung).

Sozialrecht: Hier kommt die **Relevanztheorie** zum Tragen. Als ursächlich gilt hier eine Bedingung nur, wenn sie wesentlich für das Ergebnis war (Theorie der wesentlichen Bedingung).

2.1.3 Unglücksfall, Unfall

> **DEFINITION** Ein **Unglücksfall** (so im Strafrecht) oder **Unfall** (so im Zivilrecht) ist ein plötzliches, von außen kommendes Ereignis, das für den Betroffenen unvorhersehbar und unfreiwillig eintritt und eine Gesundheitsschädigung bewirkt.

Im medizinischen Bereich kann damit auch eine Verschlimmerung eines bestehenden Leidens, z. B. während eines Krankenhausaufenthaltes, gemeint sein.

2.1.4 Suizid, Suizidversuch

Suizid und Suizidversuch sind **straffrei**. Auch Mithilfe oder Anstiftung sind (nach jüngster Rechtsprechung durch das Verfassungsgericht wieder) straffrei, solange der Betroffene bis zuletzt die Herrschaft über die Entscheidung und die suizidale Handlung selbst behält.

Wenn bei einem **missglückten Selbstmordversuch** Lebensgefahr (vitale Indikation) für den Patienten besteht, muss der Arzt notwendige ärztliche Eingriffe vornehmen, da er sich sonst der unterlassenen Hilfeleistung strafbar macht. Dies gilt nicht, wenn der erwachsene Suizident erkennbar entscheidungsfähig ist und medizinische Maßnahmen ablehnt.

2.2 Vitale Reaktionen

> **DEFINITION** Reaktionen auf unterschiedliche Einflüsse, die **zu Lebzeiten entstanden** sein müssen, da sie durch eine nur zu Lebzeiten vorhandene Gewebereaktion (Kreislauf, humorale Veränderungen) bedingt sind.

Vitale Reaktionen (**Tab. 2.1**) erlauben die Unterscheidung zwischen postmortalen Veränderungen und zu Lebzeiten gesetzten Schädigungen. Wichtig sind sie besonders bei Tötungsdelikten, beim vorgetäuschten Selbstmord, zur Abgrenzung von Reanimations- oder Transportverletzungen.

Tab. 2.1 Beispiele für vitale Reaktionen

vitale Reaktion	beispielhafte Befunde bei Obduktion
Ausblutung	blasse Organe, schwache bis fehlende Leichenflecke; streifige subendokardiale Blutungen (Ätiologie unklar)
Schockzeichen	Schocklunge, Schockniere, Verbrauchskoagulopathie
CO-Hb-Werte > 10 % (bis zu 15 % bei starken Rauchern)	hellrote Totenflecke, hellrotes Blut, lachsrote Muskulatur
Embolien	Fett, Luft, Gewebe in Lunge, Herz oder Gehirn
Aspiration	Ruß, Blut, Speisebrei bis in die peripheren Lungenabschnitte
Verschlucken	Rußschlieren, Blut usw. im Magen
Krähenfüße (Abb. 2.1a)	Rußaussparungen neben den Augenwinkeln (durch aktives Zusammenkneifen der Augen)
Petechien und Ekchymosen	in Augenbindehäuten, Schleimhäuten, Kopfhaut (Cave: nicht mit Vibices verwechseln) als Zeichen einer Stauung
lokale Gewebereaktion	Entzündung, Wundheilung (Fibronektin, Granulozyten), (meist nur histologisch erkennbar)
Schaumpilz (Abb. 2.1b)	weißlicher Schaum in Atemwegen und vor Mund/Nase beim Ertrinken oder beim Lungenödem

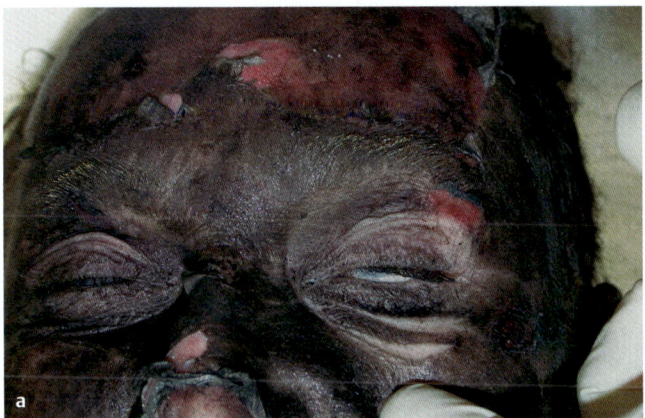 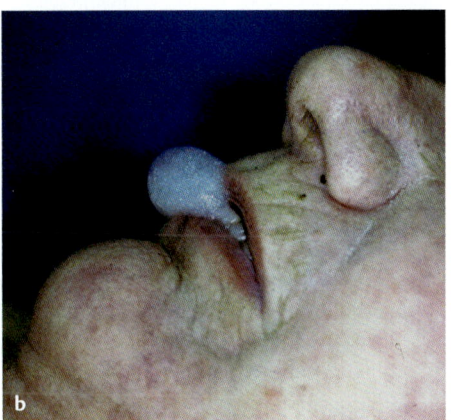

Abb. 2.1 Vitale Reaktionen
a **Krähenfüße**. Rußaussparungen bei einer Brandleiche. [aus Zimmer, Prüfungsvorbereitung Rechtsmedizin, Thieme, 2009]
b **Schaumpilz**. Weißer Schaum bei einem Ertrunkenen. [aus Zimmer, Prüfungsvorbereitung Rechtsmedizin, Thieme, 2009]

> **LERNTIPP** !
>
> Der histomorphologische Nachweis von sehr vielen „hirschge-weihförmig" verzweigten Fettgebilden („Fett-Tropfen") im Lungenkapillarsystem gilt als sicherer Nachweis einer massiven Lungenfettembolie, die eine vitale Reaktion ist.

2.3 Wundalterbestimmung

Eine Wundalterbestimmung dient der Einschätzung des Zeitraums zwischen Trauma und Tod. Sie kann durch **histologische** Untersuchungen mit Nachweis z. B. von Makrophagen oder Granulozyten erfolgen. **Immunhistochemisch** können Zytokine nachgewiesen werden.

2.4 Stumpfe Gewalteinwirkung

> **DEFINITION** Verletzungen, die bei einem **flächigen oder kantigen Kontakt** mit verschiedenen Gegenständen und Oberflächen verursacht werden.
>
> **Direkte Verletzungen** liegen am Ort der Gewalteinwirkung und entstehen durch Druck-, Zug-, Scher- oder Torsionsbeanspruchung. **Indirekte Verletzungen** treten nicht direkt am Ort der Gewalteinwirkung auf (z. B. Contrecoup, Schleudertrauma).

> **LERNTIPP** !
>
> Beispiele für stumpfe Gewalt sind Verkehrsunfälle, Stürze aus großer Höhe, gezielte lokale Einwirkung wie Treten, Schlagen (auch mit Gegenständen) oder Anschlagen.

2.4.1 Verletzungsformen an der Haut

Hautverletzungen durch geformte stumpfe Gewalt

Rundlich geformte Hautrötungen und Abdruckmarken, die ähnliche Größe und Form haben, sind meist auf die Verwendung eines entsprechend geformten Gegenstandes, z. B. eines Rings, zurückzuführen.

Abschürfung (Exkoriation)

Entsteht durch tangentiale Gewalteinwirkung. Postmortal vertrocknet sie und ändert damit ihre Farbe, Konsistenz und Form. Die Schürfrichtung ist aus der Abtragerichtung und der Lokalisation der zusammengeschobenen Hautschüppchen („Epithelmoränen") erkennbar (Abb. 2.2).

Unterblutung (Hämatom, Suffusion, Sugillation)

Hämatom: Flächenhafte Blutung durch Zerreißung von Gefäßen im Hautniveau, im Unterhautfettgewebe (sog. Suffusion) und/oder in den tiefen Weichteilschichten. Ein münzgroßes intrakutanes Hämatom nennt man Sugillation.

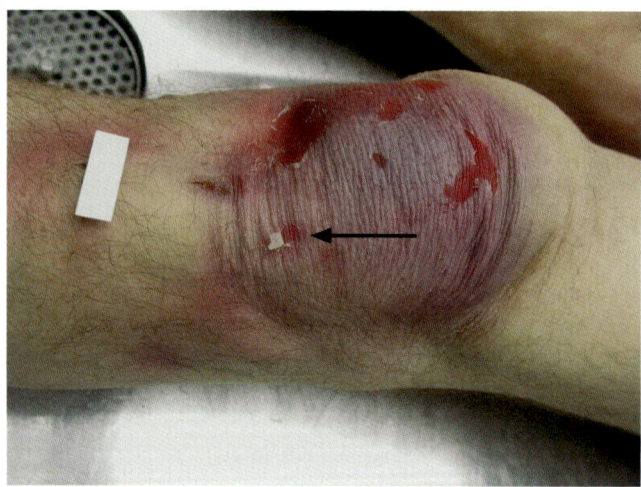

Abb. 2.2 Abschürfung. Die Schürfung über dem Kniegelenk zeigt deutlich die Abtragerichtung (in Pfeilrichtung) an. [aus Zimmer, Prüfungsvorbereitung Rechtsmedizin, Thieme, 2009]

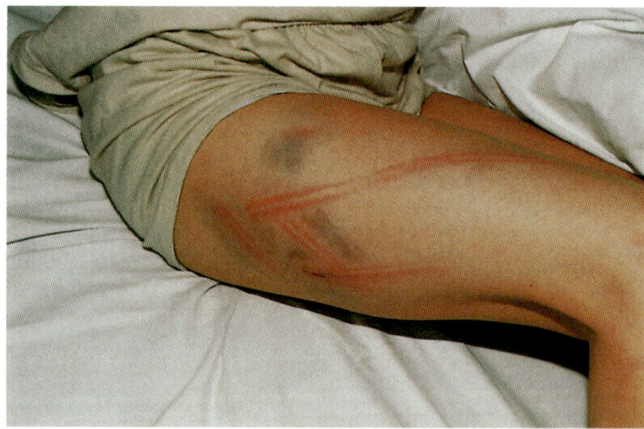

Abb. 2.3 Doppelstriemen. Die Außenseiten der Oberschenkel weisen die typischen Striemen nach Stockschlägen auf. [aus Zimmer, Prüfungsvorbereitung Rechtsmedizin, Thieme, 2009]

> **PRAXIS** Ein Hämatom muss nicht sofort erkennbar sein. Oft ist es erst nach Stunden sichtbar. Anhand der **Farbschattierung** lässt sich grob auf das Hämatomalter schließen.
> – blauviolett: wenige Tage
> – grünlich: 6–8 Tage
> – gelblich: > 8 Tage.

Blutungen im Unterhautfettgewebe können bei Manipulation an der Leiche auch postmortal entstehen (z. B. bei Transport).

Spezielle Verletzungsformen

Verschiedene Werkzeuge und Verletzungsmechanismen verursachen sehr spezielle Verletzungsformen, die für diese Art der Einwirkung typisch sind.

- **Riss-Quetsch-Wunden** (Platzwunden) entstehen durch stumpfe Gewalteinwirkung auf eine Körperstelle mit direkt unter der Haut liegendem Knochen (typischerweise am Kopf) und weisen **Schürfsäume** am Wundrand und **Gewebebrücken** (Bindegewebe-, Nerven- und Gefäßstränge) in der Tiefe der Wunde auf. Fehlen die Schürfsäume am Wundrand, sind Riss-Quetsch-Wunden häufig nur durch Gewebebrücken von Schnitten zu unterscheiden.
- **Décollement** ist eine großflächige Abledelung von Fett- und/oder Muskelschichten bei tangentialer Gewalteinwirkung ohne Zerreißung der Haut, aber mit Hauttaschenbildung, z. B. beim Überrollen des Oberschenkels. In einer solchen Wundhöhle tritt häufig ein großer Blutverlust auf, der leicht unterschätzt werden kann.
- **Dehnungsrisse** entstehen durch Überdehnung der Haut abseits der eigentlichen Traumastelle, z. B. beim Überfahren.
- **Bissverletzung** können sowohl von Menschen als auch Tieren hervorgerufen werden. Sie können einen typischen Gebissabdruck hinterlassen, anhand dessen der Täter identifiziert werden kann. Die Identifizierung erfolgt anhand eines Gebissabdrucks und angetragenen Speichels (DNA).
- **Doppelstriemen** können Hinweise auf Stockschläge sein, die parallele bandförmige Hämatome mit blassem Mittelstreifen bewirken (Abb. 2.3).
- **Textilpressspuren**/Reifenabdruckspuren entstehen durch punktuelle Gewalteinwirkung mit hoher Energie, z. B. als Gurtmarke oder als Negativabdruck des Reifenprofils beim Überrollen.

> **PRÜFUNGSHIGHLIGHTS**
> – ! Eine Obduktion wird immer von 2 Ärzten durchgeführt.
> – ! **massive Lungenfettembolie** (= vitale Reaktion): histomorphologischer Nachweis von sehr vielen „**hirschgeweihförmig**" **verzweigten Fettgebilden** („Fett-Tropfen") im Lungenkapillarsystem
> – ! Rundlich geformte Hautrötungen und Abdruckmarken deuten auf die Verwendung eines entsprechend geformten Gegenstandes hin.
> – ! Sog. **Gewebebrücken** in der Tiefe einer Wunde treten typischerweise bei stumpfer Gewalteinwirkung auf.
> – !! Doppelstriemen.

2.4.2 Verletzungsformen an inneren Organen

Typische Verletzungsformen sind Risse, Zertrümmerung, Kontusion (Prellung und Quetschung) und Commotio (Erschütterung von Organen, evtl. nur vorübergehend).

- Durch **stumpfe Gewalteinwirkung** können schwerste Organverletzungen entstehen, ohne dass äußerlich Zeichen einer Gewalteinwirkung sichtbar sein müssen. Wichtig sind daher die genaue Unfallanamnese und sonstige Hinweise wie Textilanpressspuren. **Stumpfe Thoraxtraumata** können eingeteilt werden in Thoraxprellung, Thoraxquetschung und Perthes-Syndrom (infolge plötzlicher Thoraxkompression kommt es zu einem reflektorischen Glottisverschluss, durch Blutrückstauungen entstehen Petechien). Ursächlich sind u. a. Verkehrsunfälle (Anpralltrauma), Tritte gegen den Brustkorb und Stürze aus großen Höhen.
- **Stumpfe Bauchtraumata** treten ebenfalls durch Verkehrsunfälle, Stürze, Stöße und Tritte auf. Häufig betroffene Organe sind Milz, Leber, Nieren, Magen, Kolon und Dünndarm, Zwerchfell, Mesenterium und Retroperitoneum.

> **PRAXIS** Bei Dezelerationstraumata muss immer auch an eine **Aortenruptur** gedacht werden!

2.4.3 Verletzungsformen am Bewegungsapparat

Typische Verletzungsformen: Fraktur, Zerrung, Luxation, Quetschung.

Verletzungen der Wirbelsäule: Sie entstehen häufig durch eine **Stauchung** (z. B. bei Sturz aus der Höhe) oder durch **Überdehnung** (z. B. Aufladen eines Fußgängers auf einen PKW).

Distorsionen betreffen vorwiegend die Halswirbelsäule nach Heckkollision (sog. **Schleudertrauma**), es können häufig keine röntgenologischen Befunde objektiviert werden. Bei der Sektion können in schweren Fällen Zerrungsblutungen des vorderen Längsbandes, ventrale Bandscheibenrisse und -einblutungen festgestellt werden.

> **PRAXIS** Bei einem HWS-Trauma immer auch an eine Verletzung der **Aa. vertebrales** denken!

Bruchform: Die Analyse der Bruchform trägt wesentlich zur Rekonstruktion des Bruchmechanismus und der ursächlichen Gewalteinwirkung bei.

Beispiel: Fährt ein Fahrzeug einen Fußgänger an, kommt es auf Höhe des Stoßfängers durch die direkte Gewalteinwirkung zu einer Biegung des Unterschenkelknochens. Am Ort der größten Biegung kann das Knochengewebe reißen. Es entsteht ein dreieckiges Bruchstück, der sog. **Messerer-Keil** (**Abb. 2.4**). Die Basis des Keils zeigt die **Anstoßstelle** an, die Keilspitze weist in dieselbe Richtung wie die einwirkende Gewalt.

2.4.4 Schädel-Hirn-Trauma

Die zusammenfassende Betrachtung von äußeren Verletzungen, Bruchform und Lokalisation der Schädel- und Hirnschädigung erlaubt eine Rekonstruktion des Tatgeschehens (**Tab. 2.2**). Ist auch das Gehirn von der Gewalteinwirkung betroffen, spricht man vom **Schädel-Hirn-Trauma**, welches geschlossen (Dura intakt) oder offen (Verbindung zwischen Außenwelt und Subduralraum) sein kann und mit oder ohne Hirngewebsschädigung (SHT) einhergeht.

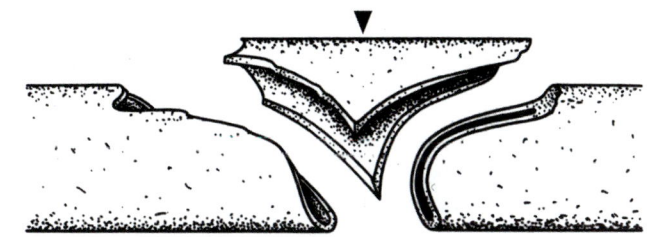

Abb. 2.4 Messerer-Keil. Darstellung eines Messerer-Keils, der Pfeil deutet auf die Stelle des Anstoßes. [aus Zimmer, Prüfungsvorbereitung Rechtsmedizin, Thieme, 2009]

> **LERNTIPP** !
> Das IMPP fragt sehr einfallsreich nach den typischen Verletzungsregeln. Die Entstehung und Wertigkeit der Hutkrempen- und Puppenregel sollten Sie sich daher sorgfältig einprägen.

Hirnhautblutungen: Sie werden eingeteilt in:

- **epidurales Hämatom:** Blutung zwischen Knochen und harter Hirnhaut. Entsteht meist durch Zerreißung von Meningealgefäßen, häufig in Kombination mit einem Schädelbruch. Klinik: Auf das Schädel-Hirn-Trauma mit meist kurzzeitiger Bewusstlosigkeit folgt häufig ein freies Intervall von mehreren Stunden, dann wieder Bewusstlosigkeit und Hirndrucksymptomatik.
- **subdurales Hämatom:** Blutung unter die harte Hirnhaut. Entsteht meist infolge von Brückenvenen-Zerreißungen. Ursachen häufig Rotations- und Schütteltraumata.
- **subarachnoidales Hämatom:** Blutung unter die weiche Hirnhaut. Entsteht meist als Folge einer Ruptur eines Hirnbasisarterienaneurysmas oder einer Verletzung einer Hirnbasisarterie.

> **PRÜFUNGSHIGHLIGHTS** ✖
> – ! Messerer-Keil
> – !!! Hutkrempen- und Puppenregel.

Tab. 2.2 Typische Verletzungsregeln und -formen am Schädel

Verletzung/Regel	diagnostische Wertigkeit	Entstehung
Querfraktur des Schädels	Richtung der Gewalteinwirkung	Querdruck
Längsfraktur des Schädels	Richtung der Gewalteinwirkung	Längsdruck
Schädelbasisringfraktur	Rekonstruktion des Verletzungsvorgangs	Stauchung (z. B. Sturz auf die Füße) oder Zug (z. B. Kinnanprall)
Puppe Regel	Abschätzung der Reihenfolge der Verletzungen am Schädel	Bei mehreren Gewalteinwirkungen enden die zuletzt entstandenen **Frakturlinien** an den schon vorhandenen Bruchlinien (Kreuzungsphänomen).
Hutkrempenregel (**Abb. 2.5**)	Unterscheidung Sturz/Schlag	Liegen Verletzungen am Kopf **oberhalb** der sog. Hutkrempenlinie, sind sie eher auf einen **Schlag** als auf einen Sturz (zumindest auf ebener Erde) zurückzuführen.
Contrecoup-Verletzung	Rekonstruktion des Verletzungshergangs (evtl. auch Unterscheidung Sturz/Schlag)	diametral dem Ort der primären Gewalteinwirkung gegenüberliegende **Hirnverletzung** beim Sturz (z. B. Sturz auf Hinterkopf: Contrecoup-Herd frontal)
Lochfraktur	Art des Werkzeuges	**senkrechtes Auftreffen** eines **kantigen** Gegenstandes (max. 4 × 4 cm, z. B. Hammer); Heraussprengung eines umschriebenen Knochenstückes
Terrassenfraktur	Art des Werkzeuges	**schräges Auftreffen** (Verkanten) eines **kantigen** Gegenstandes; Impression von Knochenschichten stufenartig nach innen
Globusfraktur	Art des Werkzeuges	spinnennetzartiger Schädelbruch mit konzentrisch verlaufenden Bruchlinien; Einwirkung eines **stumpf-konvexen** Gegenstandes (z. B. Stein)

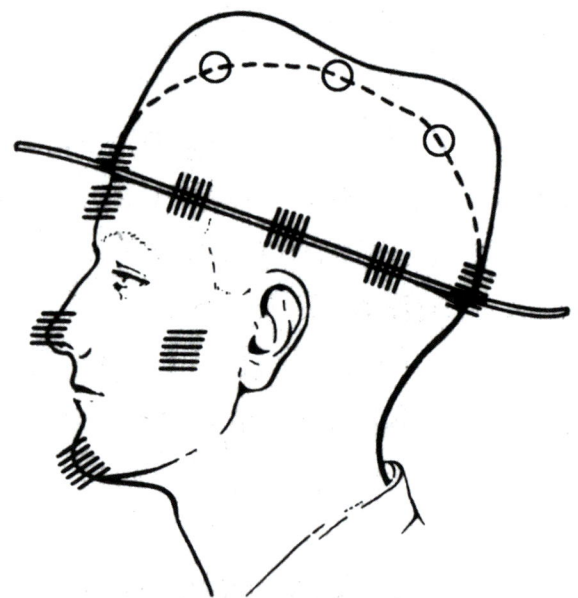

Abb. 2.5 Hutkrempenregel. Verletzungen oberhalb der Hutkrempe (Kreise) entstehen durch Schlag- und Hiebverletzungen, Läsionen unterhalb (schraffiert) eher durch Sturz auf den Kopf (gilt nicht bei Treppensturz). [aus Zimmer, Prüfungsvorbereitung Rechtsmedizin, Thieme, 2009]

2.5 Scharfe und halbscharfe Gewalteinwirkung

> **DEFINITION** Unter **scharfer** Gewalt versteht man die Einwirkung von scharfen oder spitzen Werkzeugen wie Messern, Scheren, Nadeln, Glassplittern, Wurfsternen; unter **halbscharfer Gewalt** die Einwirkung von Gegenständen mit scharfen, aber auch stumpfen Partien wie Äxten, Beilen, Hacken.

Es entstehen glattrandige Gewebedurchtrennungen ohne Gewebebrücken:

- **Schnittwunde:** glatte Wundränder, Wunde ist länger als tief, in Richtung der Spaltbarkeitslinien der Haut häufig klaffend
- **Stichwunde:** glatte Wundränder, Wunde ist tiefer als lang.

Aus der **Form der äußerlich sichtbaren Wunde** ergeben sich Hinweise auf das Tatwerkzeug:

- Die **Schwalbenschwanzform** entsteht durch Drehung des Messers in der Wunde und erneute Durchtrennung der Haut beim Herausziehen aus der Haut oder als Folge einer Drehung des Opfers. Der Messerrücken liegt dabei an der Stelle, an der die „Schwalbenschwänze" zusammenkommen.
- Eine **Prellmarke** entsteht neben der Stichverletzung, wenn das Messer bis zum Schaft in die Haut hineingestoßen wird. Bei Faltenbildung der Kleidung können **durch einen Stich mehrere Beschädigungen** der Kleidung resultieren.

> **PRAXIS** Länge und Breite des **Stichkanals** stimmen nur selten mit der Klingenbreite überein:
> - Durch eine schneidende Komponente, z. B. beim Herausziehen des Werkzeugs, kann die Hautdurchtrennung länger sein, als die Klinge breit ist.
> - Der Stichkanal kann länger als die verwendete Klinge sein (z. B. wuchtiger Bauchstich mit Kompression der Bauchhaut).

Typische Todesursachen nach scharfer und halbscharfer Gewalteinwirkung:

- Verbluten, hämorrhagischer Schock
- Herzbeuteltamponade
- Luftembolie, Fettembolie
- Blutaspiration
- Pneumothorax, Hämatothorax
- sekundäre Komplikationen (Entzündungen).

2.6 Täterschaft, Selbstbeschädigung

2.6.1 Selbstbeschädigung

> **DEFINITION** Verletzungen, die sich eine Person selbst zufügt.

Häufige Motive: Vortäuschen einer Straftat bei eigenem Fehlverhalten; Gewinn von Aufmerksamkeit und Zuwendung; Versicherungsbetrug; psychiatrische Krankheitsbilder.

Typisches Verletzungsbild: Verletzungen (häufig **Ritzverletzungen**), die an leicht zugänglichen Körperregionen liegen, selten tief greifend und meist **gleichförmig oberflächlich** sind. Sie liegen häufig gruppiert und verlaufen meist **parallel**streifig (**Abb. 2.6**). Auffällig ist außerdem oft die Diskrepanz zwischen Tatschilderung und Befundbild. Verstümmelungen sind selten. Schmerzempfindliche Regionen, wie den Brustwarzen oder das Gesicht, werden häufig ausgespart. Häufiger bei Frauen.

2.6.2 Fremdbeibringung

Die Verletzungen liegen auch an schwer zugänglichen Körperregionen und sind meist schwerwiegend (z. B. tiefe Schnitte) und unregelmäßig verteilt. Auch eine ungleichmäßige Länge und Tiefe der Wunden weisen auf eine Fremdbeibringung hin. Wichtiges Indiz sind **Abwehrverletzungen**, sie können auch bei tödlichen Verletzungen zur Differenzierung zwischen **Selbsttötung und Fremdbeibringung** dienen.

Passive Abwehrverletzungen liegen an den Streckseiten der Arme (Hämatome oder Schnitte, das Opfer schützt sich durch Vorhalten der Arme); aktive Abwehrverletzungen liegen an den Beugeseiten der Arme und Hände (das Opfer „greift" ins Messer, dadurch „fischmaulartige" Verletzungen).

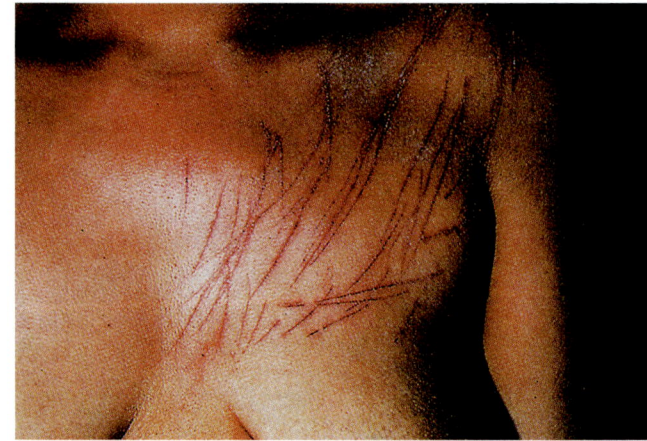

Abb. 2.6 Selbstbeschädigung. Typisches Verletzungsbild bei Selbstbeschädigung: oberflächliche, überwiegend parallele Ritzverletzungen. [aus Zimmer, Prüfungsvorbereitung Rechtsmedizin, Thieme, 2009]

Das IMPP fragt regelmäßig danach, ob es sich bei den aufgeführten Verletzungen um Fremdbeibringung oder Selbstbeschädigung handelt. Die Lokalisierung der Verletzungen spielt hierbei eine übergeordnete Rolle. Fremdverletzungen sind oftmals an schwer zugänglichen Körperstellen lokalisiert und schwerwiegender. Eine ungleichmäßige Anordnung, Tiefe und Länge der Verletzungen sprechen ebenfalls für eine Fremdverletzung.

– ! Eine **unregelmäßige Verteilung** sowie eine **ungleichmäßige Länge und Tiefe der Wunden** weisen auf eine **Fremdbeibringung** hin.
– ‼ „fischmaulartige" Verletzungen: aktive Abwehrverletzungen an den Beugeseiten der Arme und Hände
– ! Ritzverletzungen.

2.7 Verkehrsunfall

DEFINITION Kollisionsbedingte stumpfe Gewalteinwirkung auf eine Person. Der Kraftstoß bewirkt eine Geschwindigkeitsänderung (Beschleunigung bzw. Verzögerung) und eine Deformation. Je größer die Geschwindigkeitsänderung ist, desto schwerer sind die zu erwartenden inneren Verletzungen.

Die exakte Erhebung, Beschreibung und Fotodokumentation des Verletzungsmusters sind wichtig für die **Rekonstruktion** des Unfalls unter straf- und zivilrechtlichen Aspekten. Folgende Verletzungsmuster entstehen beim
- **PKW-Fußgänger-Unfall:** Messerer-Keil beim Anstoß (**Abb. 2.4**), Schädel- und Beckenfrakturen beim „Aufladen". Décollement, Reifenprofilspuren beim Überrollen.
- **PKW-Insasse:** Gurtmarke (bandförmige Einblutung im Bereich des Schulter- und Bauchgurts beim Frontalaufprall). Aufprallfrakturen der Beine (Kniescheiben) am Armaturenbrett. HWS-Distorsion bei Heckkollision. Airbagverletzungen.
- **Zweirad-Unfall:** Kinnriemenmarke vom Helm, Verletzungen durch Sattel oder Lenker am Gesäß.

Auch bei langer Überlebenszeit muss geprüft werden, ob der Tod Folge eines Verkehrsunfalls ist (z. B. Pneumonie bei einem unfallbedingt Querschnittgelähmten), denn dann muss der Tod als „**nicht natürlich**" klassifiziert werden!

2.8 Schussverletzung

DEFINITION Verletzung durch stumpfe Gewalt (Projektil), mit hoher Geschwindigkeit (> 100 m/s) aus einer Waffe abgefeuert. Wichtig für die Rekonstruktion sind die Schussentfernung, Schussanzahl, Schussrichtung, Waffenart und Schusslückenmorphologie.

Spurensicherung: Zur Identifizierung der Waffe sollten alle Spuren asserviert werden:
- Hände (evtl. Schmauchspuren) nicht waschen, evtl. in Plastiktüte einpacken! Kleidung sichern!
- An Schusswunde zur Schmauchsicherung Hautareal mit Folien abkleben oder ausschneiden.
- Projektil und Kleidung trocknen und sichern!

Um die charakteristischen Abdruckspuren (sog. Züge-Felder-Profile) zu erhalten, dürfen Projektile nie mit metallenen Gegenständen in Berührung kommen; zur Asservierung z. B. **Plastikpinzetten** verwenden!

2.8.1 Schussentfernungsbestimmung

Absoluter Nahschuss: Schuss mit aufgesetzter Waffe:
- **sternförmig aufgeplatzte** Einschussöffnung mit großer **Schmauchhöhle** (Auftreibung der Haut durch Pulvergase) (**Abb. 2.7**)
- Schwärzung des Schusskanals im Anfangsteil
- Stanzfigur, „Waffengesicht" (Umriss der Waffenmündung)
- CO-Hb-Bildung in der umgebenden Muskulatur → **lachsrot verfärbt!**

Auch aufgesetzte Schüsse aus Schreckschusswaffen können töten!

Relativer Nahschuss: Schuss aus 30–150 cm Entfernung je nach Waffenart:
- Pulverschmauch an der Kleidung oder auf der Haut
- kleine punktförmige Pulvereinsprengungen (**Abb. 2.7**) (bis ca. 70 cm Mündungsabstand)
- Nachweis von Zündsubstanz.

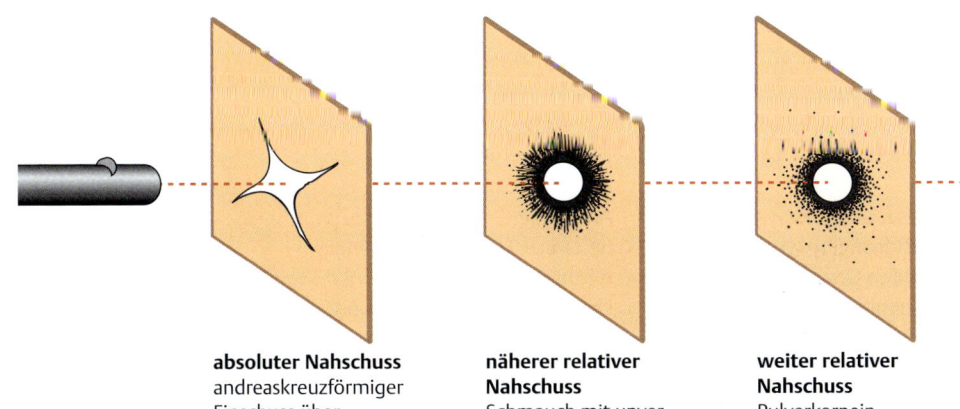

absoluter Nahschuss
andreaskreuzförmiger Einschuss über Schmauchhöhe

näherer relativer Nahschuss
Schmauch mit unverbrannten Pulverkorneinschlägen

weiter relativer Nahschuss
Pulverkorneinsprengelung

Fernschuss ohne Nahschusszeichen – aber wie alle primären Einschüsse mit Abstreifering, Schürfsaum und Kontusionsherd

Abb. 2.7 **Schussentfernungen**. Schematische Darstellungen verschiedener Schussentfernungen und deren typisches Erscheinungsbild. [aus Zimmer, Prüfungsvorbereitung Rechtsmedizin, Thieme, 2009]

Tab. 2.3 Unterscheidung Einschuss von Ausschuss

Einschuss	Ausschuss
kleinerer Defekt	größere Wunde
Schürfsaum bzw. Dehnungsrisse	rundliche, schlitzförmige oder mehrstrahlige Wunde
Wundränder nicht adaptierbar (Hautdefekt)	häufig adaptierbare Wundränder
Abstreifring (Schmutzsaum): Rückstände aus dem Lauf und Schmauchbestandteile, ggf. Textilfasern im Wundkanal. Bei scheinbarem Fehlen des Abstreifrings an der Körpereinschussöffnung → genaue Untersuchung der Kleidung	kein Abstreifring

Fernschuss: Schuss ohne Nahschusszeichen.

Alle Schüsse zeigen außerdem die typischen **Einschusszeichen** (Tab. 2.3).

Hinweise auf Selbst- bzw. Fremdbeibringung:

- Beim **Suizid** (Selbstbeibringung) finden sich: meist aufgesetzter Nahschuss; Schmauchnachweis und „**backspatter**" (zahlreiche kleine Blutspritzer) an der Schusshand; einzelner Schuss, häufig in Mund/Schläfe (**Abb. 2.7**).
- Bei **Fremdbeibringung**: Fernschüsse / relative Nahschüsse; negative Befunde an Händen des Opfers; evtl. mehrere Einschüsse.

2.8.2 Schusslückenmorphologie

Einschuss und Ausschuss

Zur Unterscheidung von Einschuss und Ausschuss siehe **Tab. 2.3**.

Durchdringt ein Projektil vor dem Eintritt in die Haut **Kleidungsschichten** o. Ä., findet sich der Abstreifring **dort** und nicht direkt an der Haut!

Schussformen

- **Durchschuss:** Projektil durchdringt Körper; Ein- und Ausschusslücke vorhanden. Bei einem Schädeldurchschuss lässt sich die Schussrichtung durch eine trichterförmige Erweiterung des Knochendefekts bestimmen. Der Schusskanal erweitert sich jeweils in Schussrichtung, d. h. am Einschuss von außen nach innen und am Ausschuss von innen nach außen.
- **Streifschuss:** häufig großflächige Weichteilwunde, manchmal nur Schürfung.
- **Steckschuss:** nur Einschuss vorhanden, Projektil im Körper nachweisbar, evtl. unter der Haut tastbar.
- **Prellschuss:** Aufprall eines matten (langsamen) Geschosses auf den Körper, ohne dass die Haut durchdrungen wird; Quetschung der Haut und des darunterliegenden Gewebes.
- **Querschläger:** während des Fluges abgelenkter Schuss (Gellerschuss). Ein uncharakteristischer Einschuss ist die Folge.
- **Krönlein-Schuss:** Schuss, bei dem der Schädel gesprengt und das Gehirn vollständig herausgeschleudert wird.
- **hydrodynamische Sprengwirkung:** Effekt eines Geschosses beim Auftreffen auf Organe mit großem Wassergehalt wie Gehirn, wassergefüllter Mundhöhle, Herz und Leber. Da Wasser und wasserhaltige Organe nicht komprimierbar sind, baut sich

unter hohem Gewebedruck eine große temporäre Wundhöhle auf: Die Organe platzen. Die hydrodynamische Sprengwirkung ist umso größer, je höher die Auftreffgeschwindigkeit des Geschosses und der Wassergehalt des Gewebes sind. Je fester die Struktur eines Organs – z. B. bei fibrotischem Umbau –, desto mehr sinkt die Sprengwirkung.

> **LERNTIPP** !
>
> Das Ausmaß der Schädigung ist abhängig von:
> - Art des Projektils und der Schusswaffe: Masse, Form, Material, Kaliber, erreichte Geschwindigkeit
> - Art des getroffenen Gewebes: Weichteilgewebe, Knochen, festes Organ, Hohlorgan
> - Art des Auftreffens (Schussform): Streifschuss, Durchschuss, Querschläger.

2.8.3 Geschosstypen

- **Vollmantelgeschosse:** vollständig ummantelte Geschosse, deformieren sich beim Aufprall nur gering → Durchschuss mit Gefährdung umstehender Personen.
- **Teilmantelgeschosse:** Das Geschossmaterial ist nicht komplett umhüllt, die Geschossspitze liegt frei. Je nach Geschwindigkeit und Bauart des Geschosses wird es beim Auftreffen deshalb pilzförmig deformiert („Aufpilzen") oder zersplittert im Körper und kann schwere Verletzungen erzeugen (besonders ausgeprägt bei sog. **Dumdumgeschossen**). Das Projektil verbleibt meist im Körper → reduzierte Gefährdung Unbeteiligter.
- **Vollgeschoss:** Polizeigeschosse aus solidem Material. Sie erreichen keine hohen Geschwindigkeiten, Durchschüsse sind daher seltener.
- **Schrotpatronen:** enthalten eine Vielzahl von Metallkügelchen.

Aufgrund der schweren Verletzungen, die durch **Teilmantelgeschosse** hervorgerufen werden können, wurden diese für die Verwendung im Kriegsfall bereits 1907 durch die Haager Landkriegsordnung verboten. Verstöße gegen dieses Abkommen werden seitdem völkerrechtlich geächtet.

Im zivilen Rahmen kommen jedoch nach wie vor, z. B. in der polizeilichen Gefahrenabwehr oder bei der Jagd auf Wildtiere, jeweils speziell entwickelte Teilmantelgeschosse zum Einsatz. Anlass dafür sind die höhere „Mannstoppwirkung" (Polizei) bzw. der sicherere und schnellere Tod des Wildes (Jagd) sowie das geringere Risiko von Durchschüssen.

> **PRÜFUNGSHIGHLIGHTS**
>
> - !!! absoluter und relativer Nahschuss
> - ! Unterscheidung zwischen Selbst- und Fremdbeibringung
> - ! Einschussmerkmale
> - ! Wundränder einer **Ausschusslücke** sind häufig adaptierbar.
> - ! Das **Ausmaß der Schädigung** ist neben der Art des Projektils, der Schusswaffe und des Auftreffens (Schussform) auch von der Art des getroffenen Gewebes (Weichteilgewebe, Knochen, festes Organ, Hohlorgan) abhängig.
> - !! Schädeldurchschuss: trichterförmige Erweiterung des Knochendefekts in Schussrichtung.

2.9 Ersticken

> **DEFINITION** Todeseintritt infolge der Unterbrechung der Zufuhr, des Transports oder der Verwertung von Sauerstoff.

2.9.1 Pathophysiologie des Erstickens

Es wird zwischen äußerem und innerem Ersticken sowie zwischen Asphyxie und Hypoxie unterschieden.

Asphyxie: Erstickungsabläufe **mit CO_2-Retention** (Hyperkapnie, z. B. bei Aspiration, Verschüttung). Dabei tritt bei dem Betroffenen eine erhebliche **Erstickungsangst** auf.

Hypoxie: Erstickungsabläufe **ohne CO_2-Retention** (z. B. bei Sauerstoffmangel in großer Höhe). Da bei dieser Form keine Erstickungsangst, sondern manchmal sogar eine Euphorie auftritt, nimmt der Betroffene die Gefahr gar nicht wahr. Eine Hypoxie ist damit unberechenbarer und gefährlicher.

Ursachen.
- **für äußeres Ersticken:**
  - Sauerstoffmangel in der Atemluft (z. B. Höhentod, Plastiktüte über dem Kopf, Tauchunfall)
  - Verlegung der Atemwege (z. B. Bolus, Knebelung, Aspiration, Ertrinken, Asthmaanfall)
  - Behinderung der Atemexkursion (z. B. Verschüttung, Thoraxkompression)
  - Gasaustauschstörung (z. B. Lungenerkrankungen).
- **für inneres Ersticken:**
  - Behinderung des Sauerstofftransports im Blut (z. B. CO-Vergiftung, Anämie)
  - toxische Beeinträchtigung der Zellatmung (z. B. Zyanidvergiftung).

Phasen des asphyktischen Erstickens:
- Atemnot: Kohlendioxidanstieg → Luftnot, forcierte Atmung, Pulsanstieg
- Zyanose
- Erstickungskrämpfe: Sauerstoffmangel → Bewusstseinsverlust, Krämpfe, Pulsverlangsamung, Kot- und Urinabgang, Ejakulation
- präterminale Atempause: Atemstillstand (Vaguslähmung → erneuter Pulsanstieg)
- terminale Atembewegungen (Schnappatmung).

Der Erstickungsvorgang kann ca. 4–10 min dauern. Herzaktionen sind aber noch nach 20 min abzuleiten.

Allgemeine Erstickungsbefunde: Sie gelten nur für **äußeres** Ersticken:
- **äußere Befunde:** zyanotisches und aufgedunsenes Gesicht; petechiale Stauungsblutungen bei venöser Abflussbehinderung in Gesichtshaut, Augenlidern, Konjunktiven, Mundschleimhaut; dunkelviolette Totenflecke (**Abb. 2.8**); evtl. Kot- und Urinabgang, Ejakulation, Zungenbiss
- **innere Befunde:** petechiale Blutaustritte unter den serösen Häuten der Brustorgane (unter der Pleura: **Tardieu-Flecken**); Rötung und Schwellung der Rachenwand und des Zungengrundes; starke Lungenblähung; blutarme, kontrahierte Milz; flüssiges Leichenblut; Vakuolisierung der Herzmuskelzellen und hydropische Degeneration der Leberepithelien.

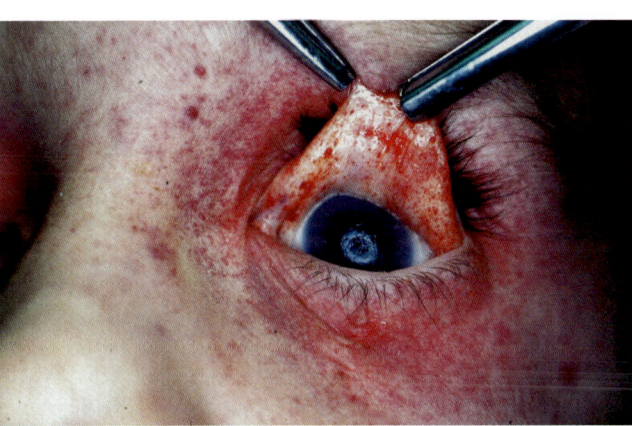

Abb. 2.8 Petechien. Petechiale Stauungsblutungen (stecknadelkopfgroß) in den Konjunktiven, Augenlidern und der Gesichtshaut. [aus Zimmer, Prüfungsvorbereitung Rechtsmedizin, Thieme, 2009]

> **LERNTIPP** !
>
> Der Leichenfundort ist für die Erstickungsdiagnose wesentlich. Bei der Leichenschau von Erwachsenen wie auch beim Kindstod ist auf Petechien in der Gesichtshaut und in den Augenbindehäuten zu achten. Sie sollten als ein Warnsignal für gewaltsames Ersticken gesehen werden, auch wenn sich sonst kaum Zeichen dafür finden.
>
> Petechien lassen sich in den meisten Erstickungsfällen nachweisen! Nicht selten sind außerdem dorsale Widerlagerverletzungen, die entstehen, wenn das Opfer während des Erstickens fest auf den Boden gedrückt wird.

2.9.2 Strangulation: Erhängen, Erdrosseln, Erwürgen

> **DEFINITION** Kompression der Halsweichteile, v. a. der Hals- und Wirbelsäulengefäße. Mit zunehmendem Druck/Zug werden **zunächst die Venen** (ab ca. 1–2 kg), dann die **Arterien** (ab ca. 3–4 kg die Halsarterien, ab ca. 15 kg die Wirbelsäulenarterien) komprimiert.

Werden bei der Strangulation nur die Venen komprimiert, kommt es zu **Zyanose, Dunsung, Stauungsblutungen**. Wird gleichzeitig auch die Blutzufuhr über die Arterien behindert, bilden sich diese Befunde **nicht** aus.

Petechien in Gesichtshaut, Augenbindehäuten und Mundschleimhaut entstehen, wenn der Blutabfluss vom Kopf (Venen) behindert, die Blutzufuhr zum Kopf (Arterien) aber nicht unterbrochen wird („Blut geht rein, aber nicht mehr raus", venöse Abflussbehinderung).

Wird eine **Strangulation** überlebt, muss zum Ausschluss einer **Kehlkopfverletzung** (Fraktur, Hämatom, Ödem) und der damit verbundenen Gefahr einer akuten Atembehinderung unbedingt eine HNO-ärztliche Untersuchung angeschlossen werden! Der Betroffene muss darüber aufgeklärt werden, dass eine solche schwellungsbedingte Atemwegsverlegung auch mit gewisser zeitlicher Verzögerung im Nachgang noch auftreten kann. Die Frage nach der **Lebensgefährlichkeit** eines Strangulationsangriffs sollte nur durch einen Spezialisten (i. d. R. Rechtsmediziner) beurteilt werden. Ein wichtiger Hinweis kann dabei das Vorhandensein von Stauungsblutungen sein.

Differenzialdiagnostisch muss beim Erstickungstod zwischen Tötung, Suizid und Unfall unterschieden werden.

Außerdem kann zur Verschleierung einer Tötung ein Leichnam nach seinem Tode aufgehängt werden. Daher muss auf **Spuren äußerer Gewalt und vitale Zeichen** geachtet werden. Eine Strangmarke ist für sich betrachtet kein vitales Zeichen, da sie auch postmortal erzeugt werden kann.

Erhängen

> **DEFINITION** Das Strangwerkzeug, ganz oder teilweise um den Hals gelegt, führt durch den Zug des Eigengewichts des Körpers zur **Kompression der Halsweichteile** (Gefäße). Beim **typischen Erhängen** liegt die Verknotung des Strangs mittig im Nacken, der Körper hängt frei in der Schlinge. Das Strangwerkzeug ist einfach (eintourig) um den Hals geführt. Alle anderen Erhängungsformen nennt man **atypisches Erhängen**.

Das Gewicht allein des Kopfes (ca. 5 kg) reicht aus, um die Halsweichteile zu komprimieren, ein Erhängen in liegender Position ist also möglich.

> **PRAXIS** Atypisches Erhängen ist wesentlich **häufiger** als typisches Erhängen. Beim **typischen Erhängen** fehlen äußere Erstickungsbefunde (d. h., das **Gesicht ist blass**!). Beim **atypischen Erhängen** können ausgeprägte venöse **Stauungszeichen** (**dunkelblau**) vorhanden sein (**Tab. 2.4**).

Lässt sich an den Händen des Toten Fasermaterial des Strangwerkzeugs nachweisen, so ist dies ein Hinweis dafür, dass der Verstorbene selbst das Strangwerkzeug angefasst hat. Der Nachweis von Fasermaterial des Strangwerkzeugs an den Händen des Opfers gilt somit als Hinweis für ein suizidales Erhängen. Wird ein Leichnam in typischer Weise erhängt aufgefunden, zeigt jedoch Zyanose und Stauung, ist dies verdächtig für postmortales Aufhängen zur Verschleierung eines Verbrechens.

Todesursächlich sind:
- Unterbrechung der zerebralen Blutversorgung (wesentlichster Pathomechanismus)
- Verlegung der Atemwege
- Reizung der Halsnervengeflechte
- Verletzung der Halswirbelsäule (Genickbruch) mit Schädigung des Halsmarks (sehr selten).

Befunde nach Erhängen:
- **äußere Befunde:** zum Knoten hin aufsteigende Strangmarke; Zwischenkammblutungen zwischen 2 Strangfurchen bei doppelläufigem Strangwerkzeug; Totenflecke strumpfhosenförmig und an Händen; evtl. Speichelabrinnspur, Zungenbiss, Kot- und Urinabgang, Ejakulation. Eine Speichelabrinnspur kann (mit Vorsicht) als vitales Zeichen gewertet werden.
- **innere Befunde:** Zungenbein-/Kehlkopffraktur; Einblutung in die Halsweichteile (selten); Erstickungsblutungen unter den serösen Häuten, Lungenüberblähung; Periostblutungen an den Schlüsselbeinen; Unterblutung des vorderen Längsbands der Lendenwirbelsäule (**Simon-Blutungen**).

> **PRAXIS** Simon-Blutungen finden sich nur beim Erhängen, nicht bei anderen Erstickungsarten.

Tab. 2.4 Typisches und atypisches Erhängen

typisches Erhängen	atypisches Erhängen
Die Verknotung des eintourig um den Hals geführten Strangs liegt **mittig im Nacken.**	Verknotung liegt **seitlich oder vorn** am Hals
Der **Körper hängt frei** in der Schlinge (keine Berührung des Untergrundes = freie Suspension).	**keine freie Suspension**
vollständiger Verschluss aller Halsarterien und -venen. Kurz nach dem Zuziehen der Schlinge kommt es charakteristischerweise zur Bewusstlosigkeit.	Häufig werden **nur** die Halsvenen komprimiert, die arterielle Blutzufuhr ist meist noch erhalten.

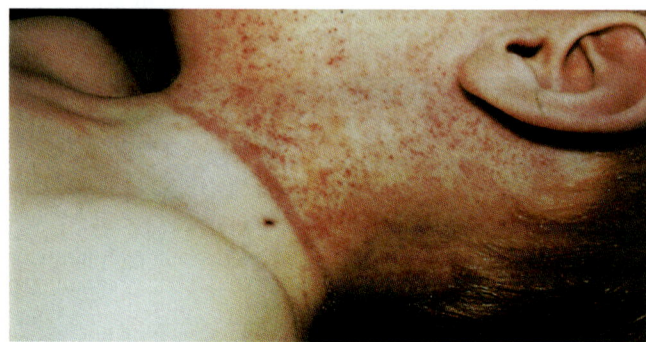

Abb. 2.9 Drosselmarke. Horizontal verlaufend, mit petechialen Blutungen in der Haut oberhalb der Drosselmarke. [aus Zimmer, Prüfungsvorbereitung Rechtsmedizin, Thieme, 2009]

Erdrosseln

> **DEFINITION** Beim **homizidalen Erdrosseln** (der Tötung eines Menschen durch Erdrosseln) wird ein Strangwerkzeug zirkulär um den Hals gelegt, das Zuziehen oder Verdrillen erfolgt manuell.

Typische Todesursachen sind die Kompression der Halsvenen bzw. der Verschluss der oberen Atemwege. Suizide durch (Selbst-)Erdrosseln sind **möglich**, aber sehr selten.

Befunde nach Erdrosseln:
- **äußere Befunde:** Eine **Drosselmarke** ist eine zirkulär und annähernd **horizontal** um den Hals verlaufende Furche, i. d. R. im gesamten Verlauf **gleich tief** in die Haut eingeschnürt. Außerdem Zyanose im Gesicht; ausgeprägte Stauung mit zahlreichen Petechien (**Abb. 2.9**); evtl. Kot- und Urinabgang, Ejakulation, Zungenbiss; Abwehrverletzungen.
- **innere Befunde:** Zungenbein-/Kehlkopffraktur; Einblutungen in die Halsweichteile; blutarme Milz; Erstickungsblutungen unter den serösen Häuten.

> **LERNTIPP**   !
>
> Ein vom IMPP gern beschriebenes Szenario ist folgendes: Eine 20-jährige Prostituierte wird leblos in ihrem Zimmer aufgefunden. Der Rechtsmediziner diagnostiziert Tod durch homizidales Erdrosseln. Halskompression mithilfe eines Strangwerkzeugs und Muskelkraft sind die typischen Pathomechanismen.

PRAXIS Charakteristisch sind starke Stauungserscheinungen im Kopfbereich.

Erwürgen

DEFINITION Kompression des Halses mit den Händen.

Suizidales Selbst-Erwürgen ist **nicht möglich**, denn nach dem Bewusstseinsverlust erschlafft die Handmuskulatur. Typische Todesursachen:

- Verschluss der oberen Atemwege
- Kompression der Halsvenen.

Befunde nach Erwürgen:

- **äußere Befunde:** Würgemale (Fingernagelkratzspuren, Fingerdruckspuren); Einblutung in die Halsweichteile; Zyanose im Gesicht; ausgeprägte Stauung mit zahlreichen Petechien; evtl. Kot- und Urinabgang, Abwehrverletzungen
- **innere Befunde:** Zungenbein-/Kehlkopffraktur; flüssiges Leichenblut; blutarme Milz, Erstickungsblutungen unter den serösen Häuten.

Eine Ausnahme bildet der Reflextod durch Reizung des Karotissinus.

2.9.3 Sonderformen des Erstickens

Reflextod: als Sonderform beim Angriff gegen den Hals, z. B. beim „Schwitzkasten". Durch Reizung des Karotissinus oder des N. vagus wird ein tödlicher reflektorischer Herzstillstand ausgelöst, Erstickungszeichen und Zeichen äußerer Gewalt können fehlen.

Bolustod: betrifft meist hochgradig Alkoholisierte oder hirnorganisch Geschädigte, die beim Essen „plötzlich lautlos" umfallen. Grund: Fremdkörper (z. B. großer Fleischbrocken) steckt im Eingang der Luftröhre, dadurch Reizung des N. laryngeus superior mit reflektorischem Herz-Kreislauf-Stillstand. Der Bolustod ist meist ein Unfalltod. Hinterbliebene haben einen entsprechenden Leistungsanspruch.

Perthes-Druckstauung: Ersticken infolge einer Behinderung der Atemexkursion durch Thoraxkompression, z. B. bei Verschüttung oder in großem Gedränge. Typische Befunde: kräftige Zyanose, Dunsung, zahlreiche Stauungsblutungen an Kopf, Hals und Brustkorb.

„Burking": Tötung durch Thoraxkompression mit Sitzen auf dem Brustkorb des Opfers bei gleichzeitigem Verschließen der Atemöffnungen. Relativ geringe Zeichen eines gewaltsamen Todes.

Autoerotische Handlung: dosierte Strangulation (der resultierende Sauerstoffmangel soll sexuell stimulierend wirken), z. T. mit aufwendigen Vorrichtungen. Nicht selten werden auch bizarre Fesselungen unter Einbeziehung der Geschlechtsorgane konstruiert. Im Umfeld pornografisches Material, Frauenkleidung.

2.9.4 Tod im Wasser

DEFINITION Ertrinkungstod: Ertrinken ist ein Ersticken infolge einer Aspiration von Flüssigkeit.

Atypisches Ertrinken: abgekürzter Ertrinkungsvorgang bei schweren Vorerkrankungen, Intoxikation, Schädel-Hirn-Trauma usw.

Vom Ertrinken abzugrenzen ist der **Badetod** als zufälliger Tod im Wasser aus anderer Ursache (z. B. Herzinfarkt). Beim **Tod in der Badewanne** muss differenzialdiagnostisch an einen Tod aus anderer Ursache, speziell auch an CO-Vergiftung, Stromtod, Alkohol- oder Tablettenintoxikation gedacht werden.

PRAXIS Bei jedem Toten im Wasser muss immer auch an eine „**Leichenbeseitigung**" im Wasser bei Tötung/Tod außerhalb des Wassers gedacht werden!

Stadien des typischen Ertrinkens: Die Gesamtdauer beträgt ca. 3–5 min:

- initiale reflektorische tiefe Inspiration
- willentliches Atemanhalten unter Wasser (Apnoe)
- zwanghafte Atembewegungen (Dyspnoe) bei Reizung des Atemzentrums durch zunehmende CO_2-Retention
- Krampfstadium mit heftigen Atembewegungen und Bewusstseinsverlust
- Apnoe
- terminale Schnappatmung.

Typische Ertrinkungsbefunde:

- **äußere Befunde:** weißlicher Schaumpilz vor Mund, Nase und in den Atemwegen (Gemisch aus Bronchialsekret, Wasser und Atemgasen) (Abb. 2.1b)
- **innere Befunde:** trockene, luftkissenartige Lungenblähung (Emphysema aquosum) → die Lungen sind so gebläht, dass sich die viszeralen Pleuren medial berühren (typischer Befund beim Süßwasserertrinken; beim Salzwasserertrinken entsteht ein Oedema aquosum); verwaschene Pleurablutungen (sog. **Paltauf-Flecken**); Sehrt'sche Magenschleimhautrisse; Blutstauung von Nieren und Leber; evtl. blasse, blutarme Milz, verschlucktes Wasser in Magen und Dünndarm.
- **vitale Zeichen:** Schaumpilz, Ertrinkungsflüssigkeit im Dünndarm; Mageninhalt besteht aus 3 Schichten (oben Schaum, Mitte Wasser, unten feste Nahrung; sog. Wydler-Zeichen)
- **postmortale Leichenveränderungen:** Leichen aus dem Wasser zeigen Waschhaut, Tierverletzungen an Streckseiten von Händen und Füßen, Knien, Stirn (durch Schleifen der herunterhängenden Körperteile am Grund); Schiffsschraubenverletzungen; Tierfraß; ggf. Adipocire.

LERNTIPP !

Weist eine Leiche aus dem Wasser Erstickungsblutungen (auch subpleural) auf, müssen erhebliche Zweifel an einem Tod durch typisches Ertrinken erhoben werden. Paltauf-Flecken wiederum sind ein typisches Zeichen für Ertrinken und machen einen Erhängungstod unwahrscheinlich.

2.10 Hitze

DEFINITION Einwirkung von Feuer, Sonne, heißen Gegenständen nennt man **Verbrennung**, von heißen Flüssigkeiten oder Dämpfen **Verbrühung**. Eine Erhöhung der **Körpertemperatur > 41 °C** ist bereits gefährlich.

Die **Intensität der Schädigung** durch Hitze ist abhängig von der **Art der Hitze** (heißes Wasser, offenes Feuer) und der **Einwirkzeit**. Die Haut kann schon bei Temperaturen über 44 °C geschädigt werden.

Hitzeschäden an der Haut durch Verbrennung werden in 4 Grade eingeteilt (**Tab. 2.5**), solche durch Verbrühung in 3 Grade:

Geschätzt wird der Anteil der verbrannten Haut an der Körperoberfläche mithilfe der sog. **Neuner-Regel** nach Wallace:
- beim Erwachsenen: Kopf und jeder Arm 9 %, Rumpf vorne und hinten je 18 %, Beine je 18 %, Scham 1 %.
- Beim Säugling und Kind ist der prozentuale Anteil zugunsten des Kopfes verschoben.

Der Tod tritt bei > 60–70 % Verbrennung der Körperoberfläche ein.

Hitzschlag: starke Erhöhung der Körpertemperatur auf Werte bis zu 44 °C. Hypoxische und direkte Wärmeschädigung verschiedener Organe und zentrales Regulationsversagen. Dadurch Kreislaufinsuffizienz, delirante Zustände, klonische Krämpfe bis zu völliger Bewusstlosigkeit und Tod.

Verbrennungskrankheit: hypovolämischer Schock, akutes Nierenversagen, reflektorischer Ileus, ARDS bei Rauchgasinhalation, katabole Stoffwechsellage, Wundinfektionsgefahr bei fehlender Hautschutzfunktion.

Eine Verbrennungskrankheit kann bereits bei Verbrennungen von etwa 15 % der Haut auftreten.

Tab. 2.5 Hitzeschäden an der Haut durch Verbrennung

Grad der Verbrennung	Befund an der Haut	betroffene Hautschicht
Grad 1	Rötung, evtl. Schwellung	Epidermis
Grad 2 (a oder b)	Blasenbildung	Dermis
Grad 3	Nekrose	Subkutis
Grad 4	Verkohlung	Muskel/Knochen

Typische Todesursachen:
- Hypoxie
- Ersticken durch Einatmung von Rauchgasen oder HCN beim Verbrennen von Kunststoff
- sog. Verbrennungsschock, ausgelöst durch Permeabilitätsstörungen, periphere Gefäßkonstriktion und Elektrolytstörungen
- Spätschäden wie Urämie (Crush-Niere), Schockulzera des Magen-Darm-Trakts, Sepsis, Leberschädigung.

Vitale Reaktionen: Bei Brandleichen deuten vitale Reaktionen darauf hin, dass der Verstorbene zum Brandausbruch noch gelebt hat (und nicht nur postmortal einem Brand ausgesetzt wurde): Rußeinatmung in die tiefen Atemwege, verschluckte Rußteilchen in Magen und Duodenum, CO-Hb-Erhöhung auf ≥ 10 % (bis 15 % bei starken Rauchern), dadurch lachsrote Verfärbung der Muskulatur, „Krähenfüße" neben den Augenwinkeln durch aktives Zusammenkneifen der Augen (**Abb. 2.1a**), Erythem am Rande der Verbrennungen, Brandblasen, Fettembolie in der Lunge.

LERNTIPP !

Im Rahmen der Obduktion sollte **Leichenblut zur CO-Hb-Bestimmung** möglichst **aus dem Herzen** entnommen werden.

Postmortale Befunde: „Fechterstellung" (infolge einer Hitzekontraktur) der Gliedmaßen, Protrusion der Zunge, epidurales Brandhämatom, Hitzerisse der Haut, Gelenk- und Knochensprengungen (z. B. Schädel), Hitzeschrumpfung.

2.11 Kälte

DEFINITION Lebensgefährlich ist eine Herabsetzung der Körperkerntemperatur auf **< 27 °C**; bei dieser Temperatur treten Herzrhythmusstörungen bis hin zum Kammerflimmern auf. Eintreten des Todes bei Körperkerntemperatur **< 25 °C**.

Gefährlich sind bei entsprechender Kleidung bereits Außentemperaturen unter 10 °C.

Phasen der Unterkühlung:
- **Erregungsphase:** Absinken der Körpertemperatur auf ca. 34 °C → enorm gesteigerter Stoffwechsel → paradoxes Wärmegefühl, das zu Euphorie und zum Ablegen der Kleidung führt (sog. **Kälteidiotie**)
- **abklingende Erregung:** Antriebsarmut und Müdigkeit, Einnehmen einer Schlafhaltung
- **Lähmungsphase:** Bewusstlosigkeit und (Schein-)Tod.

Lokale Kälteschäden der Haut:
- Grad 1: Rötung
- Grad 2: Blasenbildung
- Grad 3: Nekrose.

Bei Frostbeulen (Pernio) handelt es sich um lokale chronische Kälteschäden (Grad 2 oder 3).

Vitale Reaktionen beim Erfrorenen:
- geschwollene, flächenhaft glänzende, rötliche Hautbezirke über beiden Knien (**Kälteerytheme**)
- **Wischnewski-Flecken** (fleckige Magenschleimhauteinblutungen) (**Abb. 2.10**)
- streifige Psoasblutungen.

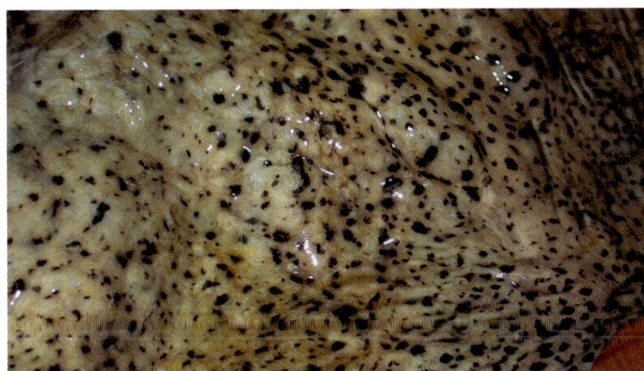

Abb. 2.10 Wischnewski-Flecken. Fleckige Magenschleimhautblutungen bei einem Erfrorenen. [aus Zimmer, Prüfungsvorbereitung Rechtsmedizin, Thieme, 2009]

Postmortale Befunde: hellrote Totenflecke (infolge der Kälte), flüssiges Leichenblut, Kältestarre.

2.12 Strahlung

Schädigungen durch Strahlung spielen in der Rechtsmedizin keine große Rolle. Bei iatrogen zugeführter Überdosierung von Strahlung (Röntgenverbrennung) und daraus abgeleiteten Behandlungsfehlervorwürfen wird ein radiologisches Gutachten erstellt.

2.13 Elektrischer Strom

DEFINITION Direkte oder indirekte Stromeinwirkung auf den Körper. Schädigung in Abhängigkeit von Stromweg, Hautwiderstand, Durchströmungszeit, Stromart und Stromstärke.

Die Stromstärke (I) ist nach dem Ohm-Gesetz (U = R × I) abhängig von der Spannung (U) und dem Widerstand (R). Für die Wirkung auf den Menschen ist neben Stromstärke und Spannung (**Tab. 2.6**) auch die Unterscheidung zwischen Gleich- und Wechselstrom von Bedeutung.

Beim Hochspannungsunfall (> 1000 Volt) kann auch ohne direkten Kontakt zur Stromquelle durch Funkenschlag ein Flammenbogen (**Lichtbogen**) von mehreren 1000 °C entstehen.

Wechselstrom mit Frequenzen zwischen 40 und 150 Hz ist besonders gefährlich für die Herz-Reizleitung (ab 25 mA Herzrhythmusstörungen; ab 50 mA Kammerflimmern).

Strommarke Die typische **Strommarke** zeichnet sich durch eine oder mehrere kleine **Hautveränderungen** mit grauweißlichem „Porzellanwall" und bräunlicher zentraler **Eindellung**, oft in der Handinnenfläche (Griff zum Stromleiter!) aus (**Abb. 2.11**).

Histologisch: Wabenbildung der Hornschicht im Wallbereich, strichförmige Ausziehung der Basalzellkerne und Abhebung der Epidermis von der Kutis.

PRAXIS **Strommarken** und **lokale Verkohlungen** sind **nicht immer vorhanden**: Bei breitflächigem Kontakt oder Nässe der Haut kann der Widerstand so herabgesetzt sein, dass sich aufgrund der **geringen Wärmeentwicklung** keine Strommarke ausbildet.

Zudem können Strommarken so klein und uncharakteristisch erscheinen, dass sie als solche nicht mehr erkannt werden. Der **Wi-**

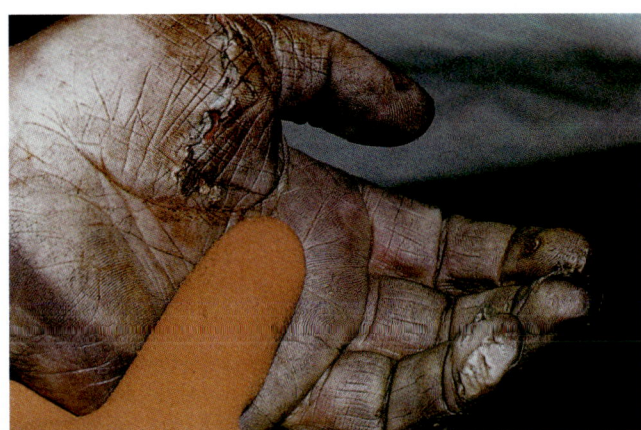

Abb. 2.11 Strommarken. Sichtbar an der Handinnenfläche und an den Fingern. [aus Zimmer, Prüfungsvorbereitung Rechtsmedizin, Thieme, 2009]

Tab. 2.6 Stromwirkung abhängig von Spannung

Art der Spannung	Spannung in Volt (V)	Wirkung auf den Menschen
Kleinspannung	≤ 65 V (Schwachstrom)	meist ungefährlich
Niederspannung	65–1000 V	können lebensgefährlich sein (elektrospezifische Wirkung)
haushaltsübliche Wechselspannungen	220 V, 380 V	
Hoch- und Höchstspannung	≥ 1000 V	häufig schwerste Verbrennungen
Blitzschlag	≥ 100 000 V	**farnkrautartige** Hautveränderungen

derstand wird beim Menschen auch durch die Beschaffenheit der Haut (z. B. Schwielen) beeinflusst!

Todesursachen: Herzkammerflimmern (ab 50 mA Stromstärke während der vulnerablen Phase der Repolarisation [T-Zacke im EKG]), ggf. die Hitzeeinwirkung (vgl. Flammenbogen) oder ein Sturz.

Meist ist ein **Stromtod ein Unfall** (oft Arbeits- oder Haushaltsunfall). Differenzialdiagnostisch müssen Suizid, Tötungsdelikte (Föhn in Badewanne) oder autoerotische Unfälle ausgeschlossen werden.

Blitzschlag. Stromfluss hauptsächlich über die Körperoberfläche mit Entstehung thermischer Energie.

Typische Befunde sind Zerreißung der Kleidung, Schmelzen von Metallteilen (z. B. Reißverschluss), **farnkrautartige bräunlich rote Blitzfigur** an der Haut, Auffindungssituation (Wald).

Bei **entferntem Blitzeinschlag** und Fortleitung über den Boden kann sich in der Erde ein Spannungstrichter bilden. Durch eine Schrittstellung der Beine kann eine Potenzialdifferenz am Boden abgegriffen werden. Zu einem Stromfluss über das Herz kommt es i. d. R. nicht, trotzdem kann der Betroffene zusammenbrechen.

PRÜFUNGSHIGHLIGHTS

– !!! vitale Reaktionen und postmortale Befunde bei Tod durch Hitze, Kälte und Strom
– ! Leichenblutentnahme zur CO-Hb-Bestimmung möglichst aus dem Herzen
– !! Strommarken.

3 Forensische Serologie

3.1 Spurenkunde

> **DEFINITION** Die forensische Serologie befasst sich mit der Auswertung von Blutspuren und anderen Sekreten und Stoffen.
> Unter einer Spur versteht man Anhaftungen von Material an Täter, Opfer, Tatwerkzeug oder am Tatort, die zur Rekonstruktion des Geschehens dienen. Ihre Analyse sichert Spezies- und Geschlechtszugehörigkeit sowie individualisierende genetische Merkmale.

Wichtige **biologische Spuren** sind Blut, Speichel, Sperma, Vaginalsekret, Schweiß, Haare, Haut- und Gewebepartikel, Fingernägel. Weitere wichtige Spuren können Textilfasern, Lack- und Glassplitter, Reifen- oder Schuhabdrücke, Brandbeschleuniger, Schmauch etc. sein.

Asservierung und Lagerung: Die Asservierung biologischer Spuren ist häufig Aufgabe des Arztes: Alle Spuren (z. B. auch Kleidungsstücke) sind einzeln in Papiertüten oder anderen Behältern zu verpacken. Andere Spuren werden meist von speziell ausgebildeten Kriminaltechnikern gesichert.

Spuren werden **inklusive der Spurenträger** (Unterlage der Spur) gesichert. Ist dies nicht möglich, werden sie abgekratzt oder mit einem sterilen feuchten Watteträger abgenommen. Sekretspuren auf der Haut werden ebenfalls mit einem feuchten Tupfer aufgenommen. Fotodokumentation, exakte Beschreibung und Beschriftung sind unverzichtbar.

> **PRAXIS** Alle Spuren werden **luftgetrocknet** und trocken gelagert, da sie **sonst faulen oder schimmeln.**

3.1.1 Blut

Aus Form und Verteilung von Blutspuren können **Rückschlüsse auf das Tatgeschehen** gezogen werden. Aufschlussreiche Blutspurformen sind:
- Tropfspur
- Schleuder-/Spritzspur
- Abrinnspur
- Wischspur.

Die **Asservierung** von Blut (z. B. vom Tatort) erfolgt bei flüssigen Spuren mit der Pipette; trockene Blutflecken ausschneiden, abkratzen oder Spuren mit NaCl-Lösung anlösen, dann Aufnahme z. B. mit einem Watteträger.

Die **Aufbewahrung** nach Trocknung erfolgt dunkel bei Zimmertemperatur oder tiefgekühlt.

Nachweismethoden und Analysesysteme

Zunächst muss festgestellt werden, ob es sich bei der verdächtigen Flüssigkeit überhaupt um Blut handelt. Zu den hierfür verwendeten **Nachweismethoden** (sog. Vorproben):
- unspezifische Vorproben: Chemilumineszenz, Phenolphthaleinprobe, Wasserstoffsuperoxidprobe
- Beweisproben: Porphyrinprobe, Spektroskopie.

Der **Speziesnachweis (Tier/Mensch)** wird i. d. R. über eine DNA-Analyse erbracht. Früher war die Präzipitinreaktion nach Ouchterlony oder Uhlenhuth üblich.

Blutgruppennachweis:
- Die Einteilung des Blutes und damit seines „Spenders" (nach Oberflächenantigenen der Erythrozyten und Antikörpern im Serum) erfolgt anhand verschiedener Systeme:
- Erythrozyten-Systeme: AB0-, Rhesus-/CDE-, MNSs-System
- Serum-Systeme: Haptoglobin-, Gc-System
- Enzymsysteme: Phosphoglukomutase, Glutamat-Pyruvat-Transaminase.

Heute ist die DNA-Analyse (S. 29) Untersuchungsmethode der Wahl, da man mit ihr **individualisierende genetische Merkmale** nachweisen kann (Spezies, Blutgruppe, Geschlecht und ethnische Herkunft).

Herkunftsort: Anhand zusätzlicher Zellen oder Proteine können beispielsweise Fetalblut (α1-Fetoprotein oder Hb-F), Menstrualblut (Dezidualzellen) und Abortblut (Fruchtwasser oder Dezidualpartikel) unterschieden werden.

3.1.2 Sekretspuren

Das Auffinden von Sekretspuren ist nicht immer einfach. Eine sorgfältige Untersuchung des Spurenträgers (z. B. Kleidung, Haut) ist notwendig (**Tab. 3.1**).

Der Sicherung und Asservierung von Spuren sowie die Erhebung exakter Befunde kommen sowohl im primären als auch im späteren Verfahren gegen den Täter besondere Bedeutung zu. Durch Unkenntnis, aber auch durch insuffiziente Ausstattung kann es zu vermeidbarer Fehlbeurteilung kommen.

Nachweismethoden

Speichel: Mit einem Wattestieltupfer kann ein Abstrich gewonnen werden, wobei das Material zunächst luftgetrocknet wird.

Sperma: wichtig bei Opfern von Vergewaltigung. Spurenasservierung (S. 35).

Als **Vortests** dienen der Saure-Phosphatase-Test sowie der PSA-Test, der auch zur Früherkennung von Prostatakarzinomen Verwendung findet. Der **forensisch tragfähige Nachweis** gelingt über einen **mikroskopischen Spermanachweis** an einem gefärbten Ausstrich des Spurensubstrates. Dabei können Spermienköp-

Tab. 3.1 Vorkommen von Sekretspuren

Sekret	Vorkommen
Speichel	Briefmarken, Zigaretten, Trinkgläser, Kissen, Airbag, „Knutschfleck", Bissspur, Penis (Oralverkehr)
Schweiß	Kleidungsstücke, Lenkrad, Helminnenseite
Sperma, Vaginalsekret	Kleidungstücke, Bettzeug, Genitalbereich, Taschentuch, Mundhöhle (Oralverkehr), Kondome **Spermaspuren** sind gut unter der Quarzlampe (450–490 nm) zu erkennen, da sie **bläulich fluoreszieren.**

fe noch mehrere Tage nach dem Geschlechtsverkehr nachgewiesen werden.

Vaginalsekret: Nachweis glykogenhaltiger Zellen mit Lugol-Lösung, Nachweis von DNA von Vaginalepithelien am Penisschaft.

AB0-Merkmale in Sekreten: Etwa 80 % der Bevölkerung besitzen die sog. Sekretor- oder **Ausscheidereigenschaft.** Bei diesen Menschen finden sich die Blutgruppensubstanzen (A-, B- oder H-Substanz) nicht nur auf den Erythrozyten, sondern auch in ihren Sekreten (z. B. Schweiß, Urin, Speichel).

3.1.3 Haare, Haut, Gewebe

Haare: Am Haar sind vielfältige Nachweise möglich:

- **Speziesnachweis** Mensch/Tier: Der mikroskopische Aufbau ist unterschiedlich, beim Menschen ist der Markstrang schmal, die Rinde breit, bei Tieren dagegen der Markstrang breit, die Rinde schmal.
- Bestimmung der **Körperregion**
- Zellen in der Haarwurzel: **Blutgruppen-** und **Geschlechtsbestimmung**
- **DNA-Analyse:** Nachweis genomischer DNA in der Haarwurzel in der Anagenphase; telogene Haare enthalten nur mitochondriale DNA.
- **Substanznachweis,** z. B. chronischer Medikamenten- und Betäubungsmittelkonsum; dazu muss ein Strang Haare direkt an der Kopfhaut abgeschnitten werden.

Haut- und Gewebepartikel: Spuren kommen unter Fingernägeln, an der Tatwaffe, an Würgemalen usw. vor. Abnahme mit einem Watteträger. Fingernagelschmutz lässt sich am besten durch **sehr kurzes Abschneiden der Fingernägel** sichern. Untersuchungen mittels mikroskopischen Nachweises oder DNA-Analyse.

3.2 Forensische Genetik

Die forensische Genetik befasst sich mit der Untersuchung von Erbmerkmalen zur

- **Identifizierung** von lebenden Personen oder Leichen, z. B. nach Massenunglück
- **Individualisierung** biologischer Tatortspuren und Zuordnung zum Spurenleger: **Spurenanalyse** mit Feststellung der Spezies- und Geschlechtszugehörigkeit sowie der individualisierenden genetischen Merkmale.
- Abstammungsbegutachtung: **Vaterschaftsgutachten,** Fälle strittiger Mutterschaft.

3.2.1 DNA-Analyse

Der Mensch besitzt einen **diploiden Chromosomensatz.** Ein Chromosom ist von der Mutter ererbt, das zweite, dazu homologe, vom Vater. Auf 2 homologen Chromosomen sind jeweils am gleichen **Genort** (Genlocus) dieselben Gene lokalisiert. Die beiden im Allgemeinen leicht unterschiedlichen Ausprägungsformen dieser Gene bezeichnet man als **Allele.** In einer Population gibt es viele verschiedene Allele eines Gens, sie sind die Ursache der Vielfältigkeit eines Gens (sog. **genetischer Polymorphismus**). Jedes Einzelindividuum besitzt **maximal 2 dieser vielen Allele** eines jeden Gens, eine Ursache für seine Individualität.

Durch den genetischen Polymorphismus kann man einzelne Individuen sicher von anderen unterscheiden. Außerdem genügen kleinste Mengen biologischen Materials zur Identifizierung

eines Menschen (vorausgesetzt, man hat von diesem Menschen Vergleichsmaterial). Damit eine eindeutige **DNA-Analyse** (DNA-Profiling) gelingt, muss in diesen kleinen Mengen biologischen Materials möglichst viel Information bzw. zahlreiche Allele enthalten sein.

Weil die **Mikro-Satelliten-DNA** keine genetische Bedeutung für den Organismus hat (sie codiert für kein Protein), bleiben Mutationen in ihr erhalten, sodass sie sehr variabel ist. Aufgebaut ist sie aus sogenannten **Short-Tandem-Repeats** (STRs) – das sind kurze Abschnitte sich wiederholender Nukleotidmotive mit einer Länge von 3 bis 7 Basen. Das STR-System eignet sich deshalb besonders gut für eine DNA-Profilerstellung. Eine Aussage über die „genetischen Eigenschaften" des Menschen ist anhand der STR-Sequenzen jedoch nicht möglich.

DNA-Analysedatei (DAD): 1998 wurde beim Bundeskriminalamt in Wiesbaden eine DNA-Analysedatei etabliert, die auf 8 STR-Systemen basiert. Die rechtlichen Grundlagen bilden § 81g StPO und das BKA-Gesetz. Erfasst werden zum Zwecke der Identitätsfeststellung in künftigen Strafverfahren:

- nicht zugeordnete (anonyme) Spuren von Sexual-, Gewalt- und Eigentumsdelikten
- auf richterliche Anordnung zugeordnete Spuren Beschuldigter/ Verurteilter, bei denen zukünftig Strafverfahren (Tötung, gefährliche Körperverletzung, Sexualstraftaten, Einbruch, Erpressung) zu erwarten sind.

Nicht erfasst werden:
- Daten von Kindern
- Daten aus Massengentests zur Aufklärung spektakulärer Tötungs- und Sexualverbrechen.

> **PRAXIS** Üblicherweise wird bei DNA-Untersuchungen unter forensischen Aspekten nur der **nicht codierende DNA-Anteil,** die sog. **Short-Tandem-Repeats** (STRs, auch **Mikrosatelliten** genannt), analysiert.
>
> Die DNA-Analyse der **8 STR-Systeme** ergibt i. d. R. eine Merkmalskombination, deren Häufigkeit in der mitteleuropäischen Bevölkerung bei **1 zu mehreren Milliarden** liegt.

3.2.2 Vaterschaftsabklärung

Rechtliche Grundlagen

Mutterschaft:
- § 1591, BGB: „Mutter eines Kindes ist die Frau, die es geboren hat" (wichtig z. B. bei Leihmutterschaft).

Vaterschaft:
- § 1600c Bürgerliches Gesetzbuch (BGB): Hierin heißt es, dass „[…] als Vater vermutet [wird], wer der Mutter während der Empfängniszeit [vom 300. bis zum 181. Tage vor der Geburt des Kindes] beigewohnt hat". Die Feststellung kann nach **Zivilprozessordnung** (ZPO) gerichtlich angeordnet werden.
- § 1592 BGB deutet Vaterschaft so: „Vater eines Kindes ist der Mann, [...] der die Vaterschaft anerkannt hat."

Soll eine Vaterschaft nach **ZPO** (§ 372a) festgestellt werden, müssen die beteiligten Personen (Mutter, Kind, Putativvater) eine Entnahme von Blutproben (nach StPO, § 81a) dulden. **Heimliche Vaterschaftstests** (ohne Zustimmung der Mutter) sind vor Gericht **nicht verwertbar.**

In seltenen Fällen kann durch Vaterschaftstests eine Personenstandsfälschung (Unterschieben eines „Kuckuckskindes") oder eine vorgetäuschte Vaterschaft zur Verschleierung von Inzest und Kinderhandel aufgedeckt werden. Bei Schwangerschaft nach sexuellem Missbrauch oder Vergewaltigung kann ggf. nachträglich ein Täter ermittelt werden.

Prinzipien der medizinischen Begutachtung

Während bis Mitte der 1990er-Jahre Blutgruppengutachten zur Vaterschaftsfeststellung verwendet wurden, sind diese heutzutage durch **Abstammungsgutachten auf DNA-Basis** ersetzt. **Vorteile**:

- Eine Vaterschaftsuntersuchung kann direkt nach der Geburt erfolgen (Blutgruppe erst nach 8 Wochen).
- Durch Untersuchung mehrerer Allele steigt die biostatistische Aussagekraft (weil nur ein haploider Chromosomensatz vom Vater stammt, werden meistens 15 STR-Systeme untersucht).
- Die Untersuchung ist auch möglich, wenn der Putativvater verstorben oder nicht mehr auffindbar ist (über Verwandte des Putativvaters).

Ein **Abstammungsgutachten** geht davon aus, dass die Mutter als sicher gilt und somit auch Erbmerkmale der Mutter beim Kind auftreten müssen. Die übrigen Merkmale müssen vom Erzeuger stammen. Hat der von der Mutter angegebene Mann diese Merkmale nicht, wird er zwangsläufig als Erzeuger des Kindes ausgeschlossen.

Kann ein Mann als Erzeuger des Kindes **nicht ausgeschlossen** werden, so wird eine biostatistische Wahrscheinlichkeit seiner Vaterschaft angegeben: Grundlage dieser **biostatistischen Berechnung** ist die Plausibilität (likelihood ratio). Sie basiert auf der Vorkommenshäufigkeit der Merkmale (Allele) in der Bevölkerung (Populationsfrequenz). Ab 99,9 % gilt eine Vaterschaft „praktisch als erwiesen" (Ausnahme: eineiige Zwillinge als Putativväter).

> **PRAXIS** Im Falle einer **Einschluss**konstellation kann **nie mit 100 % iger Sicherheit** festgestellt werden, dass es sich um den Vater handelt. Es kann nur von einer Wahrscheinlichkeit (z. B. 99,96 %) gesprochen werden.

Der Arzt muss bei der Probenentnahme darauf achten, dass zu Identifizierungszwecken eine zuverlässige **Identitätssicherung** und eine eindeutige Probenbeschriftung stattfinden. Zur Identifikation der untersuchten Personen eignen sich Ausweis, Foto, Fingerabdruck. Dies soll verhindern, dass andere Personen anstelle des Putativvaters die Blutprobe abgeben.

> **PRÜFUNGSHIGHLIGHTS**   ✘
>
> – **!** Nachweismethoden.

4   Forensische Toxikologie

4.1   Rechtsgrundlagen

Relevante Paragrafen sind in Deutschland:
- § 223 StGB: Körperverletzung und Schädigung der Gesundheit
- § 224 StGB: gefährliche Körperverletzung (z. B. durch Messer, Giftbeibringung)
- § 330a StGB: schwere Gefährdung durch Freisetzen von Giften (z. B. Chemikalien ins Trinkwasser)
- § 91 StPO: Untersuchung von Leichen, Leichenteilen und Spuren bei Vergiftungsverdacht.

4.2   Giftaufnahme, Giftbeibringung und Giftnachweis

Giftaufnahme: Gifte können auf verschiedenen Wegen aufgenommen werden: oral, injiziert (i. v., s. c., intraarteriell), intranasal, inhalativ, transdermal, rektal, durch Bisse und Stiche, lokale Schädigung der Haut durch Giftstoffe. Man unterscheidet 3 Kategorien der Giftaufnahme (**Tab. 4.1**).

Eine **gewerbliche Vergiftung** ist eine Schädigung durch Stoffe, die man **bei der Ausübung seines Berufes** verarbeitet oder denen man dabei ausgesetzt ist.

> **PRAXIS** Es besteht eine **Meldepflicht** bei gewerblichen Vergiftungen und bei Vergiftungen mit Haushaltsprodukten.

Tab. 4.1 Arten der Giftaufnahme/Giftbeibringung mit Beispielen

Art der Beibringung	Beispiele
absichtliche **Selbst**beibringung	- Missbrauch, Konsum, Sucht - Selbstbeschädigung - Suizid
absichtliche **Fremd**beibringung	- vorsätzliche Schädigung - Giftmord, Hinrichtung - Münchhausen-Stellvertreter-Syndrom
Unfall	- kindliche Neugier - Verwechslung, falsche Verschreibung - Unfall im Haushalt - Unfall an der Arbeitsstelle

Toxizität: Die Toxizität eines Stoffes und damit die Wirksamkeit eines Giftes sind abhängig von Dosis, Löslichkeit, Art und Dauer der Zufuhr (akut/chronisch, Stoffkumulation, Wirkungskumulation), der Konzentration am Wirkort, dem Aufnahmeweg (enteral/parenteral/lokal) und der individuellen Vulnerabilität (Alter, Geschlecht, ethnische Herkunft, Gewicht, Enzympolymorphismen und -defekte, Gewöhnung, Krankheit).

Auch an sich „ungiftige" Substanzen können als Gifte wirken, z. B. Zucker bei Menschen mit Diabetes, zu viel Salz etc.

Zur Toxizität einer Noxe s. auch Umweltmedizin und Toxikologie (S. 62). Für einige Stoffe gilt allerdings, dass unterhalb einer bestimmten **Schwellenkonzentration** auch nach beliebig langer Einwirkzeit keine Wirkung auszulösen ist.

Wichtige Nachweisverfahren sind Chromatografie (insbesondere Gas-Chromatografie), Immunochemie (auch als Schnelltests z. B. für Cannabis) und Fotometrie.

Nachgewiesen werden können die **konsumierte (Mutter-) Substanz** und/oder deren **Abbauprodukte** in Urin, Blut oder anderen Geweben. Je nach Substanz ist ein Nachweis nur wenige Stunden (Alkohol, Narkosemittel) bis Jahre (Arsen) zu erbringen.

Die **Wahl des Untersuchungsmaterials** richtet sich nach der Fragestellung. Wichtig ist die Absprache mit dem untersuchenden Toxikologen:

- bei Lebenden: Blut, Urin, Mageninhalt, Haare
- bei Obduktionen: sämtliche Körperflüssigkeiten, Gewebeproben, Haare, Spuren (nach Exhumierung zusätzlich Erdproben)
- bei Metallvergiftungen: Haare, Haut, Nägel, Stuhl.

> **PRAXIS** Der Geruchssinn darf bei einer Obduktion nicht beeinträchtig sein, denn der **Geruch** gibt ebenfalls Hinweise auf eine eventuelle Vergiftung. Wichtige Beispiele:
> – knoblauchartig: Parathion (E 605)
> – bittermandelartig: Blausäure, Zyanide (z. B. Zyankali), Nitrobenzol
> – aromatisch: Alkohol, Lösungsmittel

4.3 Akute Vergiftungen

> **DEFINITION** Vergiftung, die in **unmittelbarem zeitlichem Zusammenhang** nach Verabreichung einer toxischen Dosis steht.

Zu Wirkweise der einzelnen Substanzen, Vergiftungssymptomen und Therapie siehe Umweltmedizin und Toxikologie. Die notfallmedizinischen Maßnahmen beschränken sich in erster Linie auf symptomatische Maßnahmen und Maßnahmen zur Begrenzung der Giftaufnahme in den Organismus, z. B. durch Ausziehen der Kleidung, Abspülen der Haut oder Augen. Als symptomatische Therapien sind ggf. kardiopulmonale Reanimation, Sauerstoffgabe, bei Krampfanfällen antikonvulsive Therapie, bei Stress Sedierung und bei Agitiertheit Antipsychotika-Gabe indiziert. Zur Giftelimination wird Aktivkohle verabreicht, evtl. eine Magenspülung (1 h nach Giftaufnahme und mit gesichertem Atemweg) durchgeführt und alkalisiert.

Kohlenmonoxid (CO): Siehe auch Umweltmedizin und Toxikologie (S. 73).

> **PRAXIS** Wird ein Raum mit einer **offenen Flamme** beheizt (Badezimmer, Wohnwagen), ist immer eine CO Vergiftung in Erwägung zu ziehen!

Obduktionsbefunde: Das an Hämoglobin gebundene CO (CO-Hb) bewirkt **hellrote** Totenflecke und Fingernagelbetten, das Leichenblut ist häufig flüssig und ebenfalls hellrot. Die charakteristische Farbe der Muskulatur bezeichnet man als **lachsrot**.

Nachweis: spektrometrisch oder mit Gaschromatografie.

Kohlendioxid (CO_2): Siehe auch Umweltmedizin und Toxikologie (S. 73).

> **PRAXIS** Bei der Leichenschau an Eigensicherung denken und für Sauerstoffzufuhr sorgen!

Obduktionsbefunde: allgemeine Erstickungsbefunde.

Nachweis (unüblich): per Gaschromatografie.

Ausgewählte Pflanzenschutzmittel und Herbizide: Siehe auch Umweltmedizin und Toxikologie **Tab. 11.16.**

Parathion (E 605): gehört zu den Organophosphaten, Vorkommen in Pflanzenschutzmitteln. **Stechender knoblauchartiger Geruch.** Zu den **Obduktionsbefunden** zählen:

- bläulicher Schaumpilz am Mund und blaue Farbe im Mageninhalt
- knoblauchartiger Geruch beim Eröffnen des Leichnams
- Lungenödem.

In der EU ist seit 2002 nur noch die Herstellung und Lagerung von Parathion zur Ausfuhr in Nicht-EU-Länder erlaubt, in der EU selbst hat es keine Zulassung mehr.

Paraquat und Diquat: gehören zu den Bipyridinium-Verbindungen, Vorkommen in Herbiziden (Unkrautvernichtungsmittel). Zu den **Obduktionsbefunden** zählen:

- Verätzungen in Mund, Rachen, Speiseröhre
- pulmonale Stauung.

Oxydemeton-methyl (Metasystox): Vorkommen in Insektiziden, gelborange Warnfarbe. **Obduktionsbefund**: gelborange Farbe am Mund und im Mageninhalt.

Zyanide: Siehe auch Umweltmedizin und Toxikologie (S. 89). Bei Wohnungsbrandleichen muss bei niedrigen CO-Hb-Konzentrationen auch an eine Zyanidvergiftung gedacht werden.

Obduktionsbefunde:

- hell- bis kirschrote Totenflecke
- Bittermandelgeruch
- Kolliquationsnekrosen in Mund und Ösophagus, alkalisch reagierender Mageninhalt.

Alkaloide: Siehe Umweltmedizin und Toxikologie (S. 98). Die Obduktionsbefunde sind uncharakteristisch, bei Atropin und Scopolamin können evtl. Anzeichen eines inneren Erstickens gefunden werden.

Ethanol: Vorkommen in alkoholischen Getränken und Desinfektionsmitteln (s. Umweltmedizin und Toxikologie (S. 80)). **Obduktionsbefunde:** Alkoholgeruch (ein fehlender Foetor ex ore schließt eine Alkoholintoxikation allerdings nicht aus!), Hirnödem und Hyperämie der Organe.

Schadstoffe im Haushalt (Lösungsmittel): Die meisten Vergiftungen mit Lösungsmitteln sind Unfälle. Meist Aufnahme des (oft bunten und daher attraktiven) Schadstoffs durch Kinder. Beispiele für Lösungsmittel siehe **Tab. 4.2.**

> **PRAXIS** Bei unklaren Krankheitszuständen bei Kindern immer auch an eine Lösungsmittelvergiftung denken!

Nachweis: Der Nachweis leicht flüchtiger Substanzen gelingt durch sofortiges Tiefgefrieren oder luftdichte Aufbewahrung von Körperflüssigkeiten oder Gewebe. Rückschlüsse sind z. T. auch über Metaboliten möglich. Allerdings ist auch bei frühzeitiger Obduktion nicht immer ein Nachweis möglich.

Tab. 4.2 Vergiftungen mit Lösungsmitteln (s. auch Umweltmedizin und Toxikologie **Tab. 11.10**)

Schadstoffgruppe	Beispiele	Vorkommen	Hinweis
Tenside	Fettsäuren-Natriumsalze	in allen Waschmitteln	Die Systemtoxizität ist gering; nach oraler Aufnahme Übelkeit und Erbrechen, bei Inhalation aber durch Schaumbildung schwere Atemstörungen mit Erstickungsgefahr.
wasserlösliche organische Lösungsmittel	Aceton, Ethanol, Isopropanol	in Reinigungs- und Pflegemitteln	Missbräuchliche Einnahme durch Alkoholiker denkbar!
wasserunlösliche organische Lösungsmittel	Benzin, Toluol	in Spezialreinigern und Klebstoffen	Intoxikation durch „Kleber-Schnüffeln" denkbar!
alkalische Lösungsmittel	Natriumkarbonat, Natronlauge	in Allzweckreinigern, Geschirrspülmitteln	–
saure Lösungsmittel	Zitronen-, Ameisen-, Salzsäure	in WC-Reinigern und Entkalkungsmitteln	–
Treibgase	Propan, Butan, Isobutan	in Grill- und Backofensprays	–
Paraffine, Petroleum	langkettige Alkane	in Lampenölen	–

Barbiturate und Diphenhydramin: Barbiturate, früher als Schlafmittel verwendet, zzt. nur noch als Narkosemittel (Thiopental) und Antiepileptikum (Phenobarbital).

Obduktionsbefunde:

- Barbiturate: Blasenbildung (**Holzer-Blasen**) an Aufliegestellen (**Abb. 4.1**). Tablettenreste im Magen.
- Diphenhydramin: uncharakteristisch, evtl. Tablettenreste im Magen.

Insulin: Als Medikation bei Menschen mit Diabetes, Intoxikation in suizidaler Absicht oder als Mordgift im medizinischen Bereich.

Obduktionsbefunde: uncharakteristisch, nur durch spezielle Suche zu erkennen; Einstichstellen.

Die bei der Obduktion bestimmte **Blutzuckerkonzentration** ist aufgrund postmortaler enzymatischer und autolytischer Vorgänge nur sehr vorsichtig zu interpretieren!

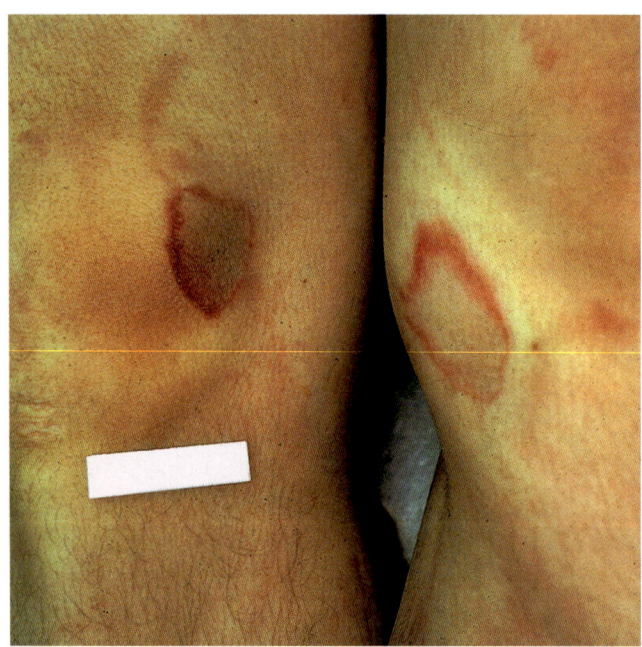

Abb. 4.1 Holzer-Blasen. Beginnende Blasenbildung an den Knieinnenseiten bei Barbituratintoxikation. [aus Zimmer, Prüfungsvorbereitung Rechtsmedizin, Thieme, 2009]

K.-o.-Tropfen: s. Umweltmedizin und Toxikologie (S. 96); sie werden z. B. zur Durchführung von Sexual- oder Vermögensdelikten genutzt.

> **PRAXIS** Bei Verdacht auf Einsatz von K.o.-Tropfen immer Blut- und Urinprobe sichern, ggf. auch Getränkereste.

4.4 Chronische Vergiftungen und Latenzgifte

> **DEFINITION**
> - **chronische Vergiftung:** Verabreichung von multiplen, nicht letalen Dosen eines Giftes
> - **Latenzgift:** Viele Gifte führen erst nach einer Latenzzeit zum Tode. Dabei kann die Latenzzeit wenige Stunden, aber auch Tage bis Monate betragen.

Knollenblätterpilz: Siehe Umweltmedizin und Toxikologie (S. 98).

Obduktionsbefunde: gelbe Leberdystrophie.

Nachweis: über Pilzsporen im Mageninhalt (ca. 1–2 Tage lang) oder durch direkten Giftnachweis.

Methanol: Giftig sind die im Blut entstehenden **Methanolderivate** Formaldehyd und Ameisensäure, s. auch Umweltmedizin (S. 79).

Obduktionsbefunde: uncharakteristisch.

Nachweis: mittels Gaschromatografie aus Blut oder Urin.

Thallium: Siehe Umweltmedizin und Toxikologie (S. 95).

Obduktionsbefunde: uncharakteristisch, evtl. Mees-Nagelbänder, Haarausfall.

Nachweis: nach Veraschung mittels Atomabsorptions-Spektrometrie aus Blut, Haaren, Knochen.

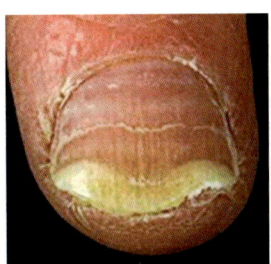

Abb. 4.2 Mees-Nagelbänder. Weiße Querstreifen an Finger- und Fußnägeln bei Thallium- oder Arsenintoxikation. [aus Sterry et al., Kurzlehrbuch Dermatologie, Thieme, 2018]

Arsen: Bei Arsen handelt es sich um das **klassische Mordgift**, s. Umweltmedizin und Toxikologie (S. 95).

Obduktionsbefunde: Bei akuter Vergiftung uncharakteristisch; bei chronischer Vergiftung Melanose, Hyperkeratose, Mees-Nagelbänder (**Abb. 4.2**).

Nachweis: nach Veraschung mittels Atomabsorptions-Spektrometrie aus Blut, Haaren, Knochen.

Blei: Siehe Umweltmedizin und Toxikologie (S. 89).

Obduktionsbefunde:
- bei akuter Vergiftung: evtl. Entzündung der Magen- und Darmschleimhaut
- bei chronischer Vergiftung: Bleisaum am Zahnfleischrand, evtl. Schrumpfniere und Ikterus.

Nachweis: nach Veraschung mittels Atomabsorptions-Spektrometrie aus Erythrozyten, Haaren, Knochen, Nägeln.

Quecksilber: Bei **chronischer Vergiftung** („**Merkurialismus**"): ulzeröse Stomatitis, Quecksilbersaum am Zahnfleischrand, Nervenschädigungen, Haarausfall, Nephritis, Porphyrinurie, Kachexie; s. auch Umweltmedizin und Toxikologie (S. 92).

Obduktionsbefunde:
- bei akuter Vergiftung (orale Aufnahme): lokale Verätzungen
- bei chronischer Vergiftung: Haar- und Zahnausfall, Quecksilbersaum am Zahnfleischrand, Kachexie.

Nachweis: nach Veraschung mittels Atomabsorptions-Spektrometrie aus Nieren, Gehirn, Blut.

4.5 Rauschgifte

Rechtsgrundlagen: Relevante Gesetze sind das Betäubungsmittelgesetz (**BtmG**) und die Betäubungsmittelverschreibungsverordnung (**BtmVV**).

Von besonderem rechtsmedizinischem Interesse sind der Nachweis von **Drogenmissbrauch**, die Beurteilung der **Schuldfähigkeit Drogenabhängiger** sowie die Aufdeckung von **Drogentodesfällen**.

DEFINITION Ein **Drogentodesfall** ist jeder Todesfall mit kausalem Zusammenhang mit dem Rauschgiftmissbrauch, z. B. durch Überdosis von Drogen, durch Unfälle unter Drogeneinfluss oder durch Suizid aus Verzweiflung (bis zu 10 % der Fälle).

Drogenabhängige Jugendliche rekrutieren sich heutzutage aus sozialen Randgruppen oder aus Schichten mit sog. Wohlstandsverwahrlosung. Treibende Kraft ist die Flucht vor frustrierenden Alltagssorgen. Mit der Drogenabhängigkeit assoziierte Probleme sind Beschaffungskriminalität (v. a. Raubdelikte), Prostitution und sowohl durch „Needle Sharing" als auch sexuell übertragene Infektionskrankheiten wie Hepatitis B und C und HIV.

2018 gab es in der BRD ca. 1276 Drogentote (Quelle: BKA).

Gängige Drogen: Zu Wirkstoffen, Wirkungen, Nachweiszeitraum und Befunden am Lebenden siehe Umweltmedizin und Toxikologie **Tab. 11.18**, zu typischen Befunden im Straßenverkehr (S. 37).

Für Cannabis und LSD wurden nach dem üblicherweise oralen bzw. inhalativen Konsum bisher keine tödlichen Vergiftungen beschrieben. Bei Amphetaminen können hingegen letale Überdosierungen auftreten (v. a. im Rahmen des sog. Bodypackings). Charakteristische **Obduktionsbefunde** bei Tod durch Vergiftung mit Opiaten oder Kokain sind:
- Opiate: blutig tingierter Schaumpilz, Abrinnspuren blutiger Flüssigkeit aus Mund und Nase, Narbenstraßen, hämorrhagisches Lungenödem, Miosis bei Heroinvergiftung
- Kokain: Mydriasis, evtl. Hirnblutung, Koronarthrombose.

PRAXIS Bei **Bodypacking** (intrakorporaler Drogentransport: Verschlucken von z. B. in einem Kondom verpackten Drogen, um diese zu schmuggeln) muss bei Ruptur des Transportmediums mit akuten, meist letalen **Vergiftungen** gerechnet werden.

Pilze: Pilze gehören zu den ältesten den Menschen bekannten **halluzinogenen Drogen**. Details zu Wirkstoffen und Wirkungen s. Umweltmedizin und Toxikologie (S. 98). Die **Obduktionsbefunde** sind meist uncharakteristisch, bei muskarinhaltigen Pilzen evtl. gelbe Leberdystrophie.

PRÜFUNGSHIGHLIGHTS
- ! Typischer Obduktionsbefund bei Vergiftung durch **Kohlenmonoxid (CO)** sind hellrote Totenflecke und Nagelbetten.
- ! Knollenblätterpilz
- ! Obduktionsbefund Thalliumvergiftung
- ! Obduktionsbefunde bei Tod durch Vergiftung (Opiate).

5   Klinische Rechtsmedizin

5.1   Rechtliche Grundlagen der Untersuchung

Untersuchung von lebenden Opfern einer Straftat: Die Untersuchung Lebender, die Opfer einer Straftat wurden, gehört nicht nur zu den Aufgaben eines Rechtsmediziners. Jeder klinische Arzt kann in die Situation kommen, Erwachsene oder Kinder untersuchen zu müssen, bei denen sich der Verdacht auf eine Fremdeinwirkung ergibt. Dabei obliegt es dem Arzt, die Verletzungen **objektiv zu dokumentieren**. Anamnestische Aussagen sollten bei der Beurteilung **keine zu große Rolle** einnehmen, und eigene Rückschlüsse müssen kritisch überdacht werden, wenn sie ggf. an Ermittlungsbehörden weitergegeben werden.

> **PRAXIS** Zur Dokumentation von Verletzungsbefunden gehören detaillierte Angaben zur **Art**, zur **Lokalisation** und zur **Ausdehnung der Verletzung**. Befunde möglichst fotografieren (mit **Maßstabsangaben**).

Untersuchung von Beschuldigten: Sind die Ermittlungsbehörden informiert und besteht ausreichender Tatverdacht, so kann bei dem Beschuldigten eine **Untersuchung gemäß § 81 StPO** angeordnet werden. Bei Verwertung der Krankenunterlagen ist die Entbindung von der ärztlichen Schweigepflicht (S. 44) einzuholen.

Eine **körperliche Untersuchung** und die **Blutentnahme** beim Beschuldigten (§ 81 StPO) dürfen zur Feststellung von Tatsachen angeordnet werden, die für das Verfahren von Bedeutung sind. Zu diesem Zweck sind Entnahmen von Blutproben und andere körperliche Eingriffe, die von einem Arzt nach den Regeln der ärztlichen Kunst zu Untersuchungszwecken vorgenommen werden, **ohne Einwilligung des Beschuldigten** zulässig, wenn **kein Nachteil für seine Gesundheit** zu befürchten ist. Sie können ggf. auch mit Gewalt durchgesetzt werden. Im Gegensatz dazu kann die Abgabe von Urin nicht erzwungen werden, da sie die aktive Mitarbeit des Beschuldigten erfordert.

Untersuchung anderer Personen: Andere Personen als Beschuldigte dürfen **ohne ihre Einwilligung** untersucht werden, wenn kein Nachteil für ihre Gesundheit zu befürchten ist (§ 81c StPO).

5.2   Sexualdelikte

> **DEFINITION** Sexualdelikte sind Straftaten gegen die sexuelle Selbstbestimmung eines Menschen. Zu ihnen zählen der **sexuelle Missbrauch**, die **sexuelle Nötigung** und die **Vergewaltigung**.

Ärztliche Aufgaben sind dabei die Untersuchung von Opfern und Tätern und die Therapie von Verletzungen, aber auch die Verletzungsdokumentation und Maßnahmen zur Beweissicherung.

5.2.1   Rechtliche Grundlagen

Sexueller Missbrauch von Kindern (§ 176 StGB): entspricht sexuellen Handlungen an einer **Person unter 14 Jahren** (Kind).

Mit Freiheitsstrafe bis zu 5 Jahren oder mit Geldstrafe wird bestraft, wer

- sexuelle Handlungen an einem Kind vornimmt oder an sich von dem Kind vornehmen lässt,
- sexuelle Handlungen vor einem Kind vornimmt,
- ein Kind dazu bestimmt, dass es sexuelle Handlungen an einem Dritten vornimmt oder von einem Dritten an sich vornehmen lässt,
- ein Kind dazu bestimmt, dass es sexuelle Handlungen an sich selbst vornimmt,
- auf ein Kind durch Vorzeigen pornografischer Abbildungen oder Darstellungen, durch Abspielen von Tonträgern pornografischen Inhalts oder durch entsprechende Reden einwirkt.

Sexueller Übergriff, Sexuelle Nötigung, Vergewaltigung (§ 177 StGB): „Wer gegen den erkennbaren Willen einer anderen Person sexuelle Handlungen an dieser Person vornimmt oder von ihr vornehmen lässt oder diese Person zur Vornahme oder Duldung sexueller Handlungen an oder von einem Dritten bestimmt, wird mit Freiheitsstrafe von 6 Monaten bis zu 5 Jahren bestraft.

Ebenso wird bestraft, wer sexuelle Handlungen an einer anderen Person vornimmt oder von ihr vornehmen lässt oder diese Person zur Vornahme oder Duldung sexueller Handlungen an oder von einem Dritten bestimmt, wenn

- der Täter ausnutzt, dass die Person nicht in der Lage ist, einen entgegenstehenden Willen zu bilden oder zu äußern,
- der Täter ausnutzt, dass die Person auf Grund ihres körperlichen oder psychischen Zustands in der Bildung oder Äußerung des Willens erheblich eingeschränkt ist, es sei denn, er hat sich der Zustimmung dieser Person versichert,
- der Täter ein Überraschungsmoment ausnutzt, der Täter eine Lage ausnutzt, in der dem Opfer bei Widerstand ein empfindliches Übel droht, oder
- der Täter die Person zur Vornahme oder Duldung der sexuellen Handlung durch Drohung mit einem empfindlichen Übel genötigt hat."

Härtere Bestrafung droht u. a., „wenn

- der Täter mit dem Opfer den Beischlaf vollzieht oder ähnliche sexuelle Handlungen an dem Opfer vornimmt, die dieses **besonders erniedrigen**, insbesondere, wenn sie mit einem Eindringen in den Körper verbunden sind (**Vergewaltigung**)
- die Tat von **mehreren gemeinschaftlich** begangen wird
- der Täter das Opfer bei der Tat körperlich schwer misshandelt oder es durch die Tat in die Gefahr des Todes oder einer **schweren Gesundheitsschädigung** bringt. […]"

Sexueller Missbrauch von Schutzbefohlenen (§ 174 StGB): Wer sexuelle Handlungen an

- einer **Person unter 18 Jahren**, die ihm zur Erziehung, zur Ausbildung oder im Rahmen eines **Dienst- oder Arbeitsverhältnisses untergeordnet ist**
- seinem **noch nicht 18 Jahre alten leiblichen oder angenommenen Kind**

vornimmt oder an sich von dem Schutzbefohlenen vornehmen lässt, wird mit Freiheitsstrafe bis zu 5 Jahren oder mit Geldstrafe bestraft.

Wer sexuelle Handlungen an einer **Person**, die ihm wegen […] **Krankheit** […] **zur Beratung, Behandlung oder Betreuung** anvertraut ist […] vornimmt oder an sich von ihr vornehmen lässt, wird mit Freiheitsstrafe bis zu 5 Jahren oder mit Geldstrafe bestraft. Dies gilt auch für psychotherapeutische Behandlung!

Beischlaf zwischen Verwandten, „Inzest" (§ 173 StGB): Wer mit einem **leiblichen Abkömmling** den Beischlaf vollzieht, wird mit Freiheitsstrafe bis zu 3 Jahren oder mit Geldstrafe bestraft.

Wer mit einem **leiblichen Verwandten aufsteigender Linie** den Beischlaf vollzieht, wird mit Freiheitsstrafe bis zu 2 Jahren oder mit Geldstrafe bestraft; dies gilt auch dann, wenn das Verwandtschaftsverhältnis erloschen ist. Ebenso werden **leibliche Geschwister** bestraft, die miteinander den Beischlaf vollziehen.

Abkömmlinge und Geschwister werden nicht nach dieser Vorschrift bestraft, wenn sie zur Zeit der Tat noch nicht 18 Jahre alt waren.

5.2.2 Körperliche Untersuchung nach Sexualdelikten

Bei Verdacht auf Gewalteinwirkung gegen die sexuelle Selbstbestimmung ist neben der **körperlichen Untersuchung** bei Mädchen und Frauen auch eine **gynäkologische Untersuchung** angezeigt, bei Jungen und Männern kann eine **urologische Untersuchung** sinnvoll sein. Einfühlsames Verhalten ist wichtig.

Wird das **Schamgefühl** einer Frau verletzt, kann die körperliche Untersuchung einer Frau übertragen werden. Eine andere Frau oder ein Angehöriger kann zugelassen werden (§ 173 StGB).

Die körperliche Untersuchung muss beinhalten:

- **Dokumentation** der Verletzungsbefunde mit ausführlicher Beschreibung der Verletzungen (Lokalisation, Art und Ausdehnung), Fotos, evtl. Skizzen
- **fachgerechte Spurensicherungsmaßnahmen** in Kooperation mit der Polizei: vaginale Abstriche, „Knutschflecke" → Abstriche für DNA. Auch die Kleidung muss besichtigt werden.

Typische Verletzungsformen bei Sexualdelikten: Nur bei 50 % der gesicherten Vergewaltigungen können überhaupt Verletzungen festgestellt werden. Wenn Verletzungen vorhanden sind, liegen diese meist außerhalb der Genitalregion.

- **genitale Verletzungen:** Schleimhautrötungen, Kratzwunden an der Vulva, Überdehnungsrisse zwischen großen und kleinen Labien (Via falsa), Überdehnungsrisse im Dammbereich und evtl. am After, Defloration (selten)
- **extragenitale Verletzungen:** Begleit- und Abwehrverletzungen: Hämatome/Kratzwunden an Oberschenkelinnenseiten, Gesäß, Hüfte, Rücken; Griffspuren; Bissmarken; Saugmarken; Fingernägel; Würgemale; Schluckbeschwerden; Heiserkeit; petechiale Blutungen.

Da auch eine **Falschanzeige** in Betracht kommt, muss immer auf Hinweise für **Selbstbeschädigung** (S. 20) geachtet werden. Typische **Gründe** für eine Falschanzeige sind:
- Rache
- Erklärung für langes, dem Partner nicht erklärbares Wegbleiben
- Vertuschen eines Seitensprunges.

Spezielle Befunde bei sexuellem Missbrauch von Kindern: Auch hier sollte die Untersuchung nicht auf die Genitalregion beschränkt bleiben. Besonderes Augenmerk sollte auf Ohrmuschel, Kopf, Augenlider und Mundregion (z. B. Einrisse des Lippenbändchens) gerichtet werden.

Praktisch beweisend für sexuellen Missbrauch sind:
- frische Deflorationsverletzungen (ohne dass ein anderes adäquates Trauma angegeben wird)
- Spermanachweis in den Körperöffnungen
- Geschlechtskrankheiten (Syphilis, Herpes genitalis, Gonorrhö).

> **PRAXIS** Hochverdächtig auf sexuellen Missbrauch sind **Analfissuren** zwischen 5 und 7 Uhr in SSL (Steinschnittlage).

Verletzungen am Genitale durch Sturz o. Ä. sind auch im Kindesalter selten. Oberflächliche Verletzungen können im Kindesalter in wenigen Stunden verheilt sein. Daher sollten sie schnellstens begutachtet werden.

> **PRÜFUNGSHIGHLIGHTS**
>
> – ! **Begleit-** und **Abwehrverletzungen** nach Vergewaltigung. Hämatome/Kratzwunden an Oberschenkelinnenseiten, Griffspuren, Würgemale.

5.2.3 Asservierung von Spuren

Vergleiche auch Kap. Spurenkunde (S. 28).

Beim Opfer: Die ärztliche Sicherung von biologischen Spuren umfasst beim Opfer die Asservierung von:

- **Spermaspuren:** mikroskopischer Nachweis aus Abstrichen von Vagina, After, Mund und von der Haut
- **Speichelspuren** und **Schleimhautepithelien:** für einen evtl. Nachweis der DNA des Täters
- **Haaren:** insb. Fremdhaare, die z. B. aus Schamhaar ausgekämmt werden können
- **Blut- und Urinproben:** zum Nachweis von Schwangerschaft, HIV, Alkohol-, Drogen-, Medikamentenkonsum sichern und einfrieren.

Spuren auf Haut und Schleimhaut werden mit sterilen, feuchten Watteträgern aufgenommen. Gerade Sekret- und Blutspuren sind schnell verloren, wenn sie nicht **so früh wie möglich** asserviert werden (**Tab. 5.1**). Feuchte Asservate müssen **luftgetrocknet** werden (sie faulen sonst).

Weitere spurenkundliche Maßnahmen werden i. d. R. durch die Polizei vorgenommen, z. B. Asservierung von Fingernägeln, Kleidungsstücken etc.

Beim Täter: Es werden Abstriche vom Penis (zum Nachweis von Vaginalepithelien), Blut- und Urinproben und ggf. die Kleidungsstücke gesichert.

Tab. 5.1 Grobes Raster zur zeitlichen Nachweisbarkeit von Spermien

Abstrichstelle	Spermien
oral	bis zu 12 h
anal	bis zu 24 h
vaginal	bis zu 48 h
Leiche	evtl. Monate

5.3 Kindesmisshandlung

DEFINITION Nicht zufällige, bewusste oder unbewusste Einwirkung auf das Kind, durch die das körperliche Wohlbefinden des Kindes erheblich beeinträchtigt wird. Dazu gehören auch körperliche oder seelische Misshandlung, sexueller Missbrauch und Vernachlässigung (§ 225 StGB: Misshandlung von Schutzbefohlenen).

Besonders gefährdet sind
- Kleinkinder zwischen 2 und 4 Jahren ebenso wie
- Kinder mit Entwicklungsstörungen und Behinderungen.

PRAXIS Bei Verdacht auf Kindesmisshandlung darf der Arzt nach Abwägung der Rechtsgüter die **Schweigepflicht zugunsten des höherwertigen Rechtsgutes (Gesundheit des Kindes) durchbrechen** und Anzeige erstatten (§ 34 StGB: Rechtfertigender Notstand).

Ursachen und Motive: Zum aktiven **Täterkreis** zählen insbesondere jüngere Männer (Väter oder Lebensgefährten der Mutter), Mütter und auch Pfleger. Kindesmisshandlung findet sich in allen sozialen Schichten.

Motive sind v. a. mangelnde Frustrationstoleranz, Jähzorn, Abreagieren von eigenen Problemen am Arbeitsplatz oder in der Partnerschaft sowie Alkoholmissbrauch.

Formen der Kindesmisshandlung: Kindesmisshandlung erfolgt meist durch körperliche Gewalt (**Tab. 5.2**), oft aber auch durch seelische Grausamkeit.
- akute, unbeherrschte Gewaltanwendung
- wiederholte körperliche Misshandlung
- sexueller Missbrauch

- seelische Misshandlung (Demütigung, Ablehnung, Überforderung)
- körperliche Vernachlässigung, Nahrungsmangel, mangelnde Pflege.

Münchhausen-by-proxy-Syndrom (Münchhausen-Stellvertreter-Syndrom): Eltern lösen bei ihren Kindern **künstlich Krankheitssymptome** aus und suchen dann ärztliche Hilfe auf. Typisch ist eine häufige Vorstellung der Kinder bei unterschiedlichen Ärzten oder in verschiedenen Kliniken, beschriebene Symptome sind nicht mehr vorhanden, eine Erkrankung kann nicht diagnostiziert werden. Manchmal sind petechiale Blutungen in der Gesichtshaut, den Konjunktiven und der Mundschleimhaut der Kinder zu beobachten, die die Betroffenen durch Würgen oder Drosseln hervorrufen, um Krankheitssymptome vorzutäuschen. Das ist sehr gefährlich für die Kinder, da zudem nicht selten zu giftigen Substanzen gegriffen wird, um Krankheitssymptome auszulösen.

LERNTIPP !

In einigen Prüfungsfragen soll anhand einer Fallbeschreibung das Münchhausen-Stellvertreter-Syndrom erkannt werden. Entscheidend für die richtige Einordnung ist: Elternteil verwendet medizinische Fachtermini, um Leiden des Kindes zu beschreiben, Kind zeigt keine Krankheitserscheinungen. Vorstellen in der Klinik in kurzen Zeitabständen.

Rechtliche Schutzmaßnahmen: Inobhutnahme des Kindes: Bei Verdacht auf Kindesmisshandlung besteht für das Jugendamt die rechtliche Möglichkeit, das Kind zur Verhinderung weiterer Misshandlungen aus dem akut gefährdenden familiären Umfeld herauszunehmen und vorläufig in einer geeigneten Einrichtung

Tab. 5.2 Typische Misshandlungsformen und mögliche Verletzungsbefunde

Misshandlungsform	mögliche Verletzungsmuster	typische radiologische Befunde
Schütteltrauma	keine Weichteilverletzung am Schädel, aber evtl. Griffspuren an Armen, Beinen oder Thorax; retinale Blutungen	evtl. subdurales Hämatom (typischerweise interhemisphärisch), Weichteilödem, subperiostale Blutung oder Periostverkalkungen der langen Röhrenknochen, diffuse axonale Schädigung (Abriss von Nervenverbindungen)
gewaltsames Füttern	Mundschleimhautverletzungen, Hämatome an Unterkiefer und Kinn	–
kräftiges Ziehen an den Extremitäten	Hämatome an den Knöcheln	Epiphysenablösung, metaphysäre Eckfrakturen
Fallenlassen	flächenhafte Hämatome, Frakturen	–
gegen die Wand werfen	Schädelfrakturen, flächenhafte Hämatome	–
Tritte	stumpfes Bauchtrauma, Rippenfrakturen, Schuhsohlenprofilabdrücke	Rippenfrakturen
Schläge mit der flachen Hand	geformte Hämatome im Gesicht, Trommelfellverletzungen, retroaurikuläre Hämatome	–
Überstrecken bzw. Überdehnen der Gelenke	evtl. Griffspuren	Metaphysenkantenabbruch (Corner-Sign)
Stockschläge	Doppelstriemen	–
kräftiges Zupacken	Griffspuren an Armen oder Thorax, Rippenfrakturen	Weichteilödem, subperiostale Blutung oder Periostverkalkungen der langen Röhrenknochen, Rippenfrakturen
Immersionsverbrühung	entsteht durch Eintauchen in heißes Wasser, v. a. an Füßen und Unterschenkeln strumpfförmige Verbrühungen mit scharfer Abgrenzung der verbrühten und unverbrühten Haut	–

unterzubringen. Sie erfolgt gemäß dem Achten Buch Sozialgesetzbuch (SGB VIII), § 42. Die Inobhutnahme kann auch auf Verlangen des Kindes oder Jugendlichen selbst erfolgen.

Differenzialdiagnose Unfall: Bei Verdacht auf Kindesmisshandlung muss differenzialdiagnostisch die Entstehung von Verletzungen durch Unfall und aufgrund seltener innerer Erkrankungen wie Osteogenesis imperfecta oder Rachitis ausgeschlossen werden.

> **PRAXIS Sturzbedingte Verletzungen** (= Unfall) liegen häufig an Unterschenkeln, Knien, Ellenbogen, Nase, Stirn und Hinterkopf. Bei akzidentellen Stürzen vom Wickeltisch (ca. 85 cm Höhe) entstehen in den allermeisten Fällen keine Schädelfrakturen. Kommt es trotzdem zu einer Fraktur, ist diese meist einfach und linear.
>
> Verletzungen an den Ohren, im Scheitelbereich, an den Augen und am Mund sowie am Rücken und an den Unterarmen deuten auf eine **Misshandlung** hin.

Allgemein hochverdächtig auf Kindesmisshandlung sind Diskrepanzen zwischen Verletzungsbefund und anamnestischen Angaben der Eltern, „buntes" Verletzungsbild (unterschiedliche Verletzungsalter und -formen), Schädel- und Knochenbrüche an atypischer Lokalisation, Blutungen am Augenhintergrund (Netzhautblutungen).

> **PRÜFUNGSHIGHLIGHTS**
> – ! objektive Dokumentation bei Verdacht auf Fremdeinwirkung
> – ! rechtfertigender Notstand: Verdacht auf Kindesmisshandlung; der Arzt darf die Schweigepflicht brechen
> – !!! typische Misshandlungsformen und Verletzungsbefunde
> – ! **Inobhutnahme:** das Kind kann zur Verhinderung weiterer Misshandlungen aus dem akut gefährdenden familiären Umfeld herausgenommen werden.
> – ! akzidentelle Stürze.

6 Verkehrsmedizin

6.1 Fahreignung und Fahrtüchtigkeit

> **DEFINITION Fahreignung** (Syn. Fahrtauglichkeit): Gemäß § 2 Abs. 4 StVG (Straßenverkehrsgesetz) ist derjenige zum Führen eines Fahrzeuges geeignet, der die notwendigen geistigen und körperlichen Anforderungen erfüllt und nicht erheblich oder wiederholt gegen verkehrsrechtliche Vorschriften oder Strafgesetze verstoßen hat.
>
> **Fahrtüchtigkeit:** aktuelle Fähigkeit, sein Fahrzeug mit der erforderlichen Sicherheit und Aufmerksamkeit situationsangepasst im Straßenverkehr zu führen.

Die **Fahreignung** kann durch eine Reihe körperlicher und geistiger oder charakterlicher Mängel (z. B. Erkrankungen, chronische Einnahme von Medikamenten oder Drogen) eingeschränkt oder aufgehoben sein. Beispiele für **Fahruntauglichkeit:**

- 3 Monate nach Schädel-Hirn-Trauma oder Hirn-OP
- Anfallsleiden (z. B. Epilepsie) (außer ≥ 1-jährige Anfallsfreiheit)
- endogene und organische Psychosen, schwere Persönlichkeitsstörungen
- Sehstörungen (spezielle Detailvorschriften)
- arterielle Hypertonie: ständiger diastolischer Wert > 140 mmHg
- instabile Herzinsuffizienz; 6 Monate nach Herzrhythmusstörungen
- Diabetes mellitus mit Neigung zu schweren Stoffwechselentgleisungen
- Suchtmittelabhängigkeit

Alkohol, Drogen, Medikamente und Erkrankungen können die **aktuelle Fahrtüchtigkeit** beeinflussen. Beispiele:

- Ein Mensch, der unter einer Grippe mit hohem Fieber und Kopfschmerzen leidet → **fahrtauglich, aber aktuell nicht fahrtüchtig.**
- Ein Mensch, der selten Alkohol trinkt, ausnahmsweise Alkohol in einer Menge trinkt, die zu einer Blutalkoholkonzentration von 1,1 ‰ führt, → **fahrtauglich, aber aktuell nicht fahrtüchtig.**
- Ein nachgewiesen aktuell alkoholabhängiger Mensch → **solange Alkoholabusus besteht, nicht fahrtauglich.**

Ärztliche Aufklärung: Fahreignung und Fahrtüchtigkeit können auch durch eine Einnahme von Medikamenten, durch eine Behandlungsmaßnahme (z. B. Kurznarkose bei ambulantem Eingriff) oder durch eine akute oder chronische Erkrankung eingeschränkt sein. Ein Arzt hat die **Pflicht, seine Patienten über die Risiken aufzuklären.** Ist der Patient trotzdem uneinsichtig und fährt weiter, darf der Arzt die Schweigepflicht gemäß **§ 34 StGB (rechtfertigender Notstand)** brechen. Eine **Meldepflicht** besteht aber nicht.

> **PRÜFUNGSHIGHLIGHTS**
> – ! Im Falle eines sog. rechtfertigenden Notstands kann der Arzt die Schweigepflicht brechen.

6.2 Alkohol und Drogen im Straßenverkehr

6.2.1 Rechtliche Grundlagen

§ 315c StGB: Gefährdung des Straßenverkehrs, d. h., wer unter Einfluss berauschender Mittel oder aufgrund eines körperlichen oder geistigen Mangels ein Fahrzeug führt und dadurch **Leib oder Leben eines anderen gefährdet,** wird mit Geldstrafe oder Freiheitsstrafe bis zu 5 Jahren bestraft.

Wer nach § 315c verurteilt wird, muss mit **Geldstrafen** (bei Wiederholungstätern mit Freiheitsstrafen) und **Führerscheinentzug** (≥ 6 Monate bis 1 Jahr) rechnen, eine medizinisch-psychologische Untersuchung (**MPU,** „Idioten-Test") kann angeordnet werden.

§ 323a StGB: Vollrausch: Wer sich fahrlässig oder vorsätzlich durch berauschende Mittel in einen Rausch versetzt, wird mit Freiheitsstrafe bis zu 5 Jahren bestraft, wenn er in diesem Zustand **eine rechtswidrige Tat begeht und ihretwegen nicht bestraft werden kann, weil er infolge des Rausches schuldunfähig** war.

§ 24a StVG: Bei Überschreitung der **0,5-‰-Grenze** [...] im Blut **ohne verkehrsauffälliges Verhalten** handelt es sich um eine Ord-

Tab. 6.1 Promillegrenzen im Straßenverkehr

Grenze	Delikt	Bemerkung

0,0–0,3‰	–	• **Fahranfänger** in der Probezeit (§ 2a StVG) oder vor Vollendung des 21. Lebensjahres:
		  – Geldbuße
		  – 1 Punkt im Verkehrszentralregister
		  – Anordnung eines kostenpflichtigen „Aufbauseminars"
		  – Verlängerung der Probezeit um 2 Jahre
		• Fahrzeugführer eines gewerblichen Fahrzeugs (**Gefahrgut**) sowie Fahrer und Betriebspersonal eines Fahrzeugs, für das ein **Personenbeförderungsschein** (PBS) notwendig ist (z. B. Taxi oder Reisebus): ggf. Verlust des PBS, MPU*

0,3–0,5‰	Gefahrengrenzwert	• **ohne** verkehrsauffälliges Verhalten: nicht strafbar bzw. bei **Fahranfängern** in der Probezeit (§ 2a StVG) oder vor Vollendung des 21. Lebensjahres s. o. • **mit** verkehrsauffälligem Verhalten: 2 Punkte, Geld- oder Freiheitsstrafe, Führerscheinentzug
ab 0,5‰	Ordnungswidrigkeit (§ 24a StVG), **relative** Fahruntüchtigkeit	• **ohne** verkehrsauffälliges Verhalten: 2 Punkte, Geldbuße, Fahrverbot • **mit** verkehrsauffälligem Verhalten: 2 Punkte, Geld- oder Freiheitsstrafe, Führerscheinentzug; bei Verkehrsunfall zusätzlich Schadenersatz, Schmerzensgeld und evtl. Rente an Unfallopfer
ab 1,1‰	**absolute** Fahruntüchtigkeit	• auch ohne verkehrsauffälliges Verhalten **grundsätzlich strafbar**: 3 Punkte, Geld- oder Freiheitsstrafe, Führerscheinentzug; • bei Verkehrsunfall zusätzlich Schadenersatz, Schmerzensgeld und evtl. Rente an Unfallopfer
ab 1,6‰	absolute Fahruntüchtigkeit auch für **Fahrradfahrer**	• vgl. Vorgehen ab 1,1‰ plus MPU* vor Neuerteilung der Fahrerlaubnis

*MPU: Medizinisch-psychologische Untersuchung (beurteilt die Fahreignung eines Antragstellers; wird gefordert, wenn ein Kraftfahrer mehrfach mit Alkohol im Straßenverkehr aufgefallen ist, ab 1,6‰ sowie bei Fahrern mit PBS reicht bereits einmaliges Auffallen)

nungswidrigkeit, die mit einer Geldbuße belegt werden kann (Tab. 6.1).

Zivilrecht: Zivilrechtlich können Haftpflichtversicherungen nach durch Alkohol verursachten Verkehrsunfällen die Schadenleistungen vom alkoholisierten Verkehrsteilnehmer zurückfordern. Private Unfallversicherungen können ihm den **Versicherungsschutz verweigern**. Auch bei Arbeits- und Wegeunfällen, die durch die gesetzliche Unfallversicherung/Berufsgenossenschaft abgedeckt wären, kann der Versicherungsschutz bei alkoholbedingten Unfällen versagt werden.

Ein Arzt darf **auch im Notfall** sein Fahrzeug **nicht fahruntüchtig** führen! Es drohen auch berufsrechtliche Sanktionen!

6.2.2 Alkoholstoffwechsel

Der Alkoholstoffwechsel gliedert sich in **3 Phasen** (Abb. 6.1):
• Resorption
• Verteilung/Metabolisierung
• Elimination (Abbau).

> **PRAXIS** Der Alkoholabbau beginnt schon mit Trinkbeginn! Der Alkoholabbau beträgt mindestens 0,1‰, wahrscheinlich 0,15‰ und maximal 0,2‰ pro Stunde.

Die **Abbaugeschwindigkeit** wird durch das Enzym Alkoholdehydrogenase (ADH) limitiert. Auch eine forcierte Atmung und starkes Schwitzen bei schwerer körperlicher Arbeit können die Elimination **nicht wesentlich beschleunigen**. Ein schweres Trauma oder ein Schockzustand können die Resorption der aufgenommenen Alkoholmenge dagegen verzögern. Näheres s. Umweltmedizin (S. 80).

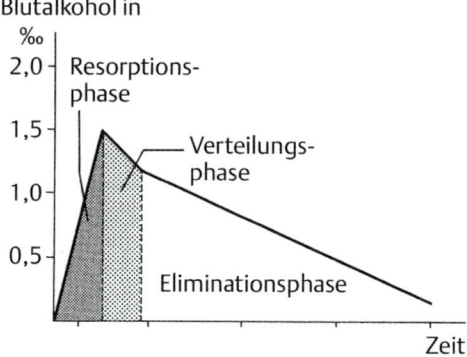

Abb. 6.1 Idealisierte Blutalkoholkurve nach einmaliger Aufnahme von Alkohol. Während in der Resorptionsphase mehr Alkohol resorbiert als eliminiert wird, kommt es in der Verteilungsphase zu einem allmählichen Ausgleich zwischen Resorption und Abbau. [aus Zimmer, Prüfungsvorbereitung Rechtsmedizin, Thieme, 2009]

Sturztrunk: große Alkoholaufnahme in kurzer Zeit. Die Blutalkoholkonzentration (BAK) kann (durch die erhebliche Anflutung aus dem Magen-Darm-Trakt) kurzfristig wesentlich höher sein, als von der konsumierten Alkoholgesamtmenge her zu erwarten wäre; z. T. deutliche Alkoholwirkung bzw. -ausfälle!

Restalkohol: nach Nachtruhe zurückgebliebene Alkoholmenge im Körper nach vorangegangener Alkoholaufnahme.

6.2.3 Alkoholwirkung

Die wichtigsten Wirkungen des Alkohols spielen sich im **ZNS** ab. Dort werden hemmende Neurone supprimiert, was die alkoholbedingte Enthemmung mit Erregungszuständen im Rausch erklärt. Die Alkoholwirkung ist stark von der **individuellen Gewöhnung und Alkoholtoleranz** abhängig. Zudem ist bei gleicher BAK die Alkoholwirkung in der Resorptionsphase deutlicher ausgeprägt als in der Eliminationsphase!

Auswirkungen auf das Fahrverhalten: Vor allem bei niedrigeren und mittleren BAK finden sich
- erhöhte Risikobereitschaft, z. B. beim Überholen, aggressiver Fahrstil
- verlängerte Reaktionszeit, z. B. verlängerter Anhalteweg
- Konzentrations- und Aufmerksamkeitsstörung → spätes Erkennen gefährlicher Situationen
- gestörte Hell-dunkel-Adaptation → spätes Erkennen von Fußgängern.

Alkoholbedingte Amnesie: Schon bei niedrigen Alkoholkonzentrationen können kleinere Erinnerungslücken auftreten. Bei einer vollständigen Amnesie über einen längeren Zeitraum sollten jedoch zusätzliche Faktoren (z. B. Einnahme anderer berauschender Mittel, Schädel-Hirn-Trauma) in Betracht gezogen werden.

Weitere alkoholbedingte Erscheinungen
- Alkoholintoxikation: kurz dauernde, akute, organische Psychose
- pathologischer Rausch: bei Patienten mit zerebraler Vorschädigung, plötzlich einsetzende starke psychomotorische Erregung, Dämmerzustand, terminaler Schlaf
- Alkoholentzugssyndrom: Kombination psychischer und körperlicher Symptome, die nach 1–2 Wochen abklingen
- Alkoholhalluzinose: akustische Halluzinationen mit anklagenden, drohenden Stimmen, Wahngedanken und Angst nach einigen Tagen Abstinenz.

6.2.4 Blutentnahme und Alkoholnachweis

Blutentnahme

Die Blutentnahme ist nach §81a StGB von einem **Arzt** durchzuführen, im Zweifel auch gegen den Willen des Probanden. Dient es der Wahrheitsfindung bzw. der Beweissicherung, so kann eine Blutentnahme von einem Richter **auch bei anderen Personen** angeordnet werden, wenn diesen Personen dadurch kein Nachteil für die Gesundheit entsteht.

Ein Arzt ist zu einer solchen Blutentnahme nur dann verpflichtet, wenn dies in seinem Arbeitsvertrag vorgesehen ist.

Technik: Wichtig ist, dass die Blutentnahmestelle **nicht mit Alkohol desinfiziert** wird (Verfälschung des Untersuchungsergebnisses)! Entnahme in der Ellenbeuge mittels des von der Polizei gestellten Systems. Auf der Beschriftung des Röhrchens und dem Protokoll müssen stehen:
- Personalien der Person, von der das Blut stammt (**Identitätssicherung!**)
- exakte Entnahmezeit.

Objektiviert werden kann der Grad der Alkoholisierung durch den entnehmenden Arzt mittels eines **Protokolls**. Es sollte auch auf sonstige körperliche Auffälligkeiten geachtet werden (Miosis durch Opiate, Narbenstraßen). Der Trunkenheitsgrad kann geprüft werden durch
- orientierende **neurologische Prüfungen** (Finger-Nase-Probe, Gangsicherheit)
- **Romberg-Stehprobe** (Schwanken beim Stehen mit geschlossenen Augen)
- Prüfung des **Drehnystagmus** (nach 5-maligem Drehen um die Körperachse Fixieren eines Fingers), von der Alkoholtoleranz relativ unabhängiger Parameter für BAK.

Die **Leichenblutentnahme** zur Bestimmung der Blutalkoholkonzentration sollte aus der **Femoralvene** erfolgen! Bei Entnahme aus dem Herzen wegen Nähe zum ggf. alkoholgefüllten Magen Verfälschung der BAK durch Diffusion des Alkohols aus dem Magen ins Herzblut möglich.

Bestimmung des Blutalkohols (BAK)

Für den Alkoholnachweis sind 3 Verfahren mit unterschiedlicher Spezifität zugelassen:
- **Gaschromatografie** (Auftrennung verschiedener Alkohole): spezifisch für unterschiedliche Alkohole
- **ADH-Verfahren** (enzymatische Bestimmung): alkohol-, nicht ethanolspezifisch
- **Widmark-Verfahren** (Titration): nicht alkoholspezifisch, aber für Leichen-BAK-Bestimmung gut geeignet.

Rückrechnung: Die Rückrechnung auf die BAK zum Tatzeitpunkt aus dem Ergebnis einer Blutentnahme erfolgt „**in dubio pro reo**" (im Zweifel für den Angeklagten):
- bei Fragen der **Fahrtüchtigkeit** mit einer Abbaugeschwindigkeit von 0,1 ‰/h, um eine möglichst geringe BAK zum Tatzeitpunkt zu erhalten
- bei Fragen der **Schuldfähigkeit** mit 0,2 ‰/h, um eine möglichst hohe BAK zu erhalten.

Nachtrunk: Nach Verkehrsunfällen unter Alkoholeinfluss (besonders in Fällen von Unfallflucht) wird häufig als Schutzbehauptung vorgebracht, man habe erst **nach** dem Unfall Alkohol getrunken. Durch eine Begleitstoffanalyse oder „Doppelentnahme" kann versucht werden, diese Behauptung zu stützen oder zu widerlegen.

Begleitstoffanalyse: Nachweis von Begleitstoffen im Alkohol, z. B. bei Nachtrunkbehauptung. Jedes Getränk enthält nicht nur Ethanol, sondern zahlreiche andere Zusätze, sog. Begleitstoffe (z. B. Methanol, 1-Propanol), die u. a. auch für den typischen Geschmack verantwortlich sind.

Doppelentnahme: Eine „Doppelentnahme" (d. h. eine zweite Blutentnahme innerhalb von 30 min) ist sinnvoll, wenn der Beschuldigte einen Nachtrunk geltend macht. Hat tatsächlich ein Nachtrunk stattgefunden, kann in einigen Fällen in der zweiten Blutprobe eine höhere Blutalkoholkonzentration gemessen werden, wenn der „nachgetrunkene" Alkohol zum Zeitpunkt der ersten Blutentnahme noch nicht vollständig resorbiert (d. h. noch nicht im Blut, sondern noch im Magen) war.

Berechnung der BAK aus Trinkmengenangaben: Die Berechnung der BAK aus Trinkmengenangaben erfolgt nach der **Widmark-Formel**:

$c = A/(p \cdot r)$

c = Alkoholkonzentration im Blut (BAK) in Gramm pro Kilogramm (g/kg) bzw. in Promille (‰)
A = aufgenommene Alkoholmenge in Gramm (g)
p = Körpergewicht in Kilogramm (kg)
r = Verteilungsfaktor im Körper (♂ = 0,7 und ♀ = 0,6 wegen des unterschiedlichen prozentualen Fett- und Wasseranteils)

PRAXIS Die aufgenommene Alkoholmenge (A) wird folgendermaßen berechnet:

Trinkmenge in ml · (Alkoholgehalt des Getränks in Vol.-%/100) · spezif. Gewicht von Alkohol

Die **Dichte von Alkohol** ist ca. **0,8 g/ml**. Die Angabe zu den Volumenprozent (Vol.-%) des Getränks findet man auf dem Etikett der Flasche. Beispielsweise enthält 1 Liter Bier mit 5 Vol.-% 40 g Alkohol.

Ein Teil des konsumierten Alkohols wird anscheinend nicht resorbiert; dieses **Resorptionsdefizit** liegt zwischen 10 und 30 % (wahrscheinlichster Wert: **20 %**).

PRÜFUNGSHIGHLIGHTS

– **!** BAK bei Fragen der Schuldfähigkeit.

Marker für chronischen Alkoholmissbrauch

Als Marker für **chronischen Alkoholmissbrauch** können folgende Laborparameter gelten:

- **Methanol** als **Kurzzeitmarker** für stunden- bis tagelang andauernden Alkoholkonsum
- **CDT** (carbohydratdefizientes Transferrin): **spezifischster Marker**, Erhöhung nach 2–3 Wochen chronischen Konsums; Normalisierung nach ca. 2 Wochen Karenz
- **γ-GT** (Gamma-Glutamyl-Transferase): **„Leitenzym" für Alkoholmissbrauch**, Erhöhung nach 4–6 Wochen chronischen Konsums
- **MCV** (mittleres korpuskuläres Erythrozytenvolumen): steigt bei chron. Alkoholkonsum an, Normalisierung erst nach ca. 1–3 Monaten Karenz.

Bestimmung des Atemalkohols (AAK)

Atemalkoholtest: zugelassen nur für Alkoholmengen, die im Bereich einer Ordnungswidrigkeit liegen, also zwischen 0,25 mg Ethanol/l Ausatemluft (**BAK 0,5 ‰**) und 0,50 mg Ethanol/l Ausatemluft (BAK **1,09 ‰**), um Kraftfahrer des verbotenen hohen Alkoholkonsums zu überführen (Verstöße gegen §§ 24a StVG und 315c StGB). Die Bestimmung der Atemalkoholkonzentration (AAK) dient der Polizei als Hilfe bei der Entscheidung darüber, ob eine Blutentnahme durchgeführt werden soll.

Technik: In der ausgeatmeten Luft wird mit 2 voneinander unabhängigen Messsystemen (Infrarot- und elektrochemisches Messverfahren) die Ethanolkonzentration festgestellt. Der Test hat aber nur Beweiskraft, wenn zwischen Ende des Trinkens und Atemalkoholbestimmung mindestens 20 min verstrichen und dadurch Messungenauigkeiten durch Alkohol im Mund ausgeschlossen sind.

Nachteile des Atemalkoholtests:
- große biologische Streuung des Verhältnisses zwischen Atem- und Blutalkoholkonzentration
- ungenügende Spezifität, da auch strukturähnliche Moleküle miterfasst werden können
- keine zusätzlichen Untersuchungen möglich (z. B. Untersuchung auf Drogen).

6.2.5 Fahren und Drogen

Gemäß § 24a 2 StVG handelt **ordnungswidrig**, wer unter der Wirkung eines berauschenden Mittels im Straßenverkehr ein Kraftfahrzeug führt. Eine solche Wirkung liegt vor, wenn eine der folgenden Substanzen im Blut nachgewiesen wurde (vgl. Kapitel 4.5, Rauschgifte):

- Cannabis: Tetrahydrocannabinol (THC)
- Morphin, Heroin
- Kokain: Benzoylecgonin
- Amfetamin; Metamfetamin
- Designer-Amfetamin: Methylendioxiamfetamin (MDA), Methylendioxyethylamfetamin (MDE), Methylendioxymetamfetamin (MDMA).

PRAXIS Ein Medikamenten- oder Drogennachweis nur im Urin reicht nicht aus, um eine aktuelle Beeinflussung durch diese Substanz zu beweisen. **Beweisend ist erst das Ergebnis der Blutprobe!** Es existieren keine Blutspiegelgrenzwerte für das Fahren unter Drogen.

Eine Fahruntüchtigkeit aufgrund einer aktuellen Beeinflussung durch eine dieser Substanzen kann nur dann angenommen werden, wenn entsprechende Ausfallerscheinungen hinzukommen. Eine Beurteilung muss daher neben dem Ergebnis der **chemisch-toxikologischen Untersuchungen** die **Beobachtungen** der Polizeibeamten, des Blut entnehmenden Arztes und weiterer möglicher Zeugen mit einbeziehen. Für THC gilt, dass erst ab einer Serumkonzentration von 1 ng/ml überhaupt von der Möglichkeit einer akuten Beeinflussung ausgegangen werden darf.

Nicht selten werden **Medikamente oder Drogen mit Alkohol kombiniert.**

Die pharmakologischen **Interaktionen** zwischen Medikamenten und Alkohol bzw. die **additive Beeinträchtigung der Reaktionszeit** und die **Sedierung** bei gleichzeitiger Einnahme von Alkohol und Schlafmitteln, Opiaten, Neuroleptika oder Analgetika führen nicht selten zu Unfällen. In der entsprechenden Altersgruppe ist bei etwa 30 % aller polizeiauffälligen Pkw-Fahrer Drogenkonsum zu erwarten (55 % Cannabis, 15 % Opiate, 7 % Kokain). Schätzungsweise **25 % aller Unfälle** basieren auf der Einnahme von Drogen oder Medikamenten (ADAC 2008).

7 Forensische Psychopathologie

7.1 Grundlagen

Die forensische Psychopathologie befasst sich mit der Beeinträchtigung der Steuerungs- und Einsichtsfähigkeit (**Schuldfähigkeit**, im Strafrecht) und der **Geschäfts-/Testierfähigkeit** (im Zivilrecht). (Rechts-)Medizinisch relevant werden hier höhergradige **Alkoholisierung** und/oder Beeinflussung durch andere Substanzen wie **Drogen oder Medikamente**. Eine komplexe Beurteilung in schwierigen Fällen erfolgt allerdings durch einen forensisch weitergebildeten Psychiater. Im Folgenden wird die rechtliche Situation in der Bundesrepublik Deutschland behandelt.

Altersgrenzen: In Bezug auf (strafrechtliche) Schuldfähigkeit und (zivilrechtliche) Geschäftsfähigkeit gelten unterschiedliche Altersgrenzen (Tab. 7.1).

Einschränkungen der Testierfähigkeit: Bei Erbschaftsstreit wird vereinzelt die Testierfähigkeit des Erblassers angezweifelt. Dieser muss beim Verfassen des Testaments **frei von Einflüssen Dritter** und imstande gewesen sein, die **Bedeutung** seiner Erklärung zu erfassen. **Testierunfähigkeit** liegt z. B. bei stärkerer Demenz, floriden Psychosen oder Beeinträchtigung durch Alkohol, Drogen, Medikamente vor.

Einschränkungen der Geschäftsfähigkeit: Geschäftsunfähig ist nach § 104 BGB, wer das 7. Lebensjahr noch nicht vollendet hat oder sich in einem Zustand dauerhafter krankhafter Störung der Geistestätigkeit befindet, der eine freie Willensbestimmung ausschließt.

PRAXIS Geschäfts- und Testierunfähigkeit müssen immer positiv bewiesen werden, alleiniger Zweifel an ihnen ist nicht rechtsrelevant.

Betreuungsrecht: Bei einem Volljährigen, der wegen einer **psychischen Krankheit** oder einer körperlichen, geistigen oder seelischen **Behinderung** seine Angelegenheiten ganz oder teilweise nicht besorgen kann, kann auf Anregung des Betroffenen selbst, eines Angehörigen, seines Arztes oder von Amts wegen eine Betreuung eingerichtet werden, sofern ein konkreter Anlass vorliegt (z. B. Krankenhausaufenthalt des versorgenden Partners) und keine andere Person zur Pflege zur Verfügung steht. Es wird dann vom Betreuungsgericht für einen bestimmten Zeitraum (maximal 5 Jahre) ein **Betreuer** bestellt. Der **Umfang der Betreu-**ung kann sich auf bestimmte Lebensbereiche (z. B. Vermögens- oder Gesundheitsfürsorge) beschränken oder alle Bereiche umfassen. Ggf. ist **vor ärztlichen Eingriffen** die **Einwilligung** des Betreuten oder seines Betreuers einzuholen. In Sonderfällen ist auch die Zustimmung des Vormundschaftsgerichts notwendig (u. a. bei Fixierung, Sterilisation). Die **Geschäftsfähigkeit** des Betreuten wird durch die Einrichtung einer Betreuung prinzipiell nicht berührt, allerdings ist gesetzlich ein **Einwilligungsvorbehalt** vorgesehen, wenn durch die zu erwartenden rechtlichen Handlungen eine erhebliche Gefahr für die betreute Person selbst oder ihr Vermögen zu befürchten ist: Für solche Handlungen ist die Zustimmung des Betreuers notwendig.

LERNTIPP !

Beispiel für das Betreuungsrecht aus einer Prüfungsfrage: Die hausärztliche Behandlung eines 70-jährigen Patienten gestaltete sich durch beginnende Demenz zunehmend schwierig. Aufgrund einer Krankheit muss sich die Frau des Patienten, die ihn zuvor immer versorgt hat, einer OP unterziehen und kann sich einige Wochen nicht um ihren Mann kümmern.

7.2 Schuldfähigkeit

Im Strafverfahren stellt sich in manchen Fällen die Frage, ob eine Person für eine von ihr begangene Straftat verantwortlich zu machen ist oder nicht. Die rechtlichen Grundlagen bilden die **§§ 20 und 21 StGB** (Strafgesetzbuch).

Einschränkungen der Schuldfähigkeit:
§ 20 StGB: „**Ohne Schuld** handelt, wer bei Begehung der Tat wegen einer krankhaften seelischen Störung, wegen einer tief greifenden Bewusstseinsstörung oder wegen Schwachsinns oder einer schweren anderen seelischen Abartigkeit **unfähig ist, das Unrecht der Tat einzusehen** oder nach dieser Einsicht zu handeln."

Die Schuldfähigkeit kann also **eingeschränkt** sein bei
- „krankhaften seelischen Störungen": endogenen und exogenen Psychosen, Schizophrenie
- „tief greifenden Bewusstseinsstörungen": Schockzuständen, Schlaftrunkenheit, Hypnose, psychogener Bewusstseinsstörung (v. a. schwere Affektzustände), Intoxikationen und Schädel-Hirn-Traumata

Tab. 7.1 Altersgrenzen im Straf- und Zivilrecht

Altersgrenzen im Strafrecht	Beurteilung	Altersgrenzen im Zivilrecht	Beurteilung
< 14 Jahren	Strafunmündigkeit	< 7 Jahren	Geschäftsunfähigkeit, Deliktunfähigkeit
14–18 Jahre	bedingte Strafmündigkeit (Jugendstrafrecht)	7–18 Jahre	bedingte Geschäfts- und Deliktfähigkeit
18–21 Jahre	volle Strafmündigkeit, allerdings mit der Vorgabe, dass bei mangelnder Reife noch nach dem Jugendstrafrecht verurteilt werden kann (nach Begutachtung)	> 16 Jahre	Möglichkeit zur Verfassung eines Testaments (Testierfähigkeit)
> 21 Jahre	**volle Strafmündigkeit** (allgemeines Strafrecht)	> 18 Jahre	volle Geschäftsfähigkeit

- „Schwachsinn": angeborenen Demenzen
- „schwerer anderer seelischer Abartigkeit": v. a. Psychopathien, Neurosen oder schweren sexuellen Triebstörungen.

Schuldunfähigkeit kann bei Begehung eines Delikts im **Vollrausch** oder unter dem **starken Einfluss von Drogen** vorliegen (**§ 323a StGB**).

Schuldhaft macht sich der Täter allerdings dadurch, dass er sich in diesen Zustand versetzt hat und damit der „Tat" schon vor Beginn des Konsums Vorschub geleistet hat. **Beispiel**: Besuch einer Gaststätte mit dem Pkw und Alkoholkonsum, ohne vorher dafür gesorgt zu haben, dass nicht selbst mit dem Pkw zurückgefahren wird (z. B. durch Abgabe der Autoschlüssel).

§ 21 StGB: „Ist die Fähigkeit des Täters, das Unrecht der Tat einzusehen oder nach dieser Einsicht zu handeln, aus den in § 20 StGB bezeichneten Gründen bei Begehung der Tat **erheblich vermindert**, so **kann** die Strafe gemildert werden."

Schuldfähigkeitsbegutachtung: Zunächst ist festzustellen, ob die Eingangsvoraussetzungen der beiden Paragrafen gegeben sind, d. h., ob eine psychische Störung vorgelegen hat, die einem der 4 o. g. Rechtsbegriffe zuzuordnen ist. Danach ist zu prüfen, ob dadurch die Einsichts- oder Steuerungsfähigkeit erheblich beeinträchtigt oder sogar aufgehoben war.

> **DEFINITION Einsichtsfähigkeit**: Das kognitive Wissen darum, dass die Tat Unrecht und verboten ist.
>
> **Steuerungsfähigkeit**: Konnte der Täter sein Handeln noch nach der Einsicht, dass sie verboten ist, steuern?

7.3   Haft- und Verhandlungsfähigkeit

> **DEFINITION Gewahrsamstauglichkeit** bedeutet, dass eine Person aus medizinischer Sicht für eine **zeitlich befristete** Ingewahrsamnahme psychisch und physisch tauglich ist.

Einschränkung durch:
- Intoxikationen (Alkohol, Drogen, Medikamente)
- akut therapie-/operationspflichtige Zustände
- psychiatrische Erkrankungen (Psychosen, Suizidalität → Zwangseinweisung prüfen)
- internistische Erkrankungen wie (drohende) diabetische Entgleisung, hypertone Krise, Epilepsie.

> **DEFINITION Haftfähigkeit** liegt vor, wenn eine Person aus medizinischer Sicht fähig ist, **längerfristig** in (Untersuchungs-)Haft untergebracht zu werden.

Einschränkung durch:
- schwerwiegende Geisteskrankheiten
- akut therapie-/operationspflichtige Zustände mit Lebensgefahr
- auszehrende Erkrankungen (Tumor, Anämie).

> **DEFINITION Verhandlungsfähigkeit** bedeutet, dass eine Person aus medizinischer Sicht fähig ist, ihre Interessen vor Gericht zu vertreten und Erklärungen entgegenzunehmen (ggf. mit Beistand eines Pflichtverteidigers und eines Arztes).

Bringt sich ein Angeklagter selbst in einen verhandlungsunfähigen Zustand (Alkohol, Drogen, Hungerstreik), kann auch ohne ihn weiterverhandelt werden.

PRÜFUNGSHIGHLIGHTS
– **!!** Betreuungsrecht
– **!!** Einschränkung der Schuldfähigkeit.

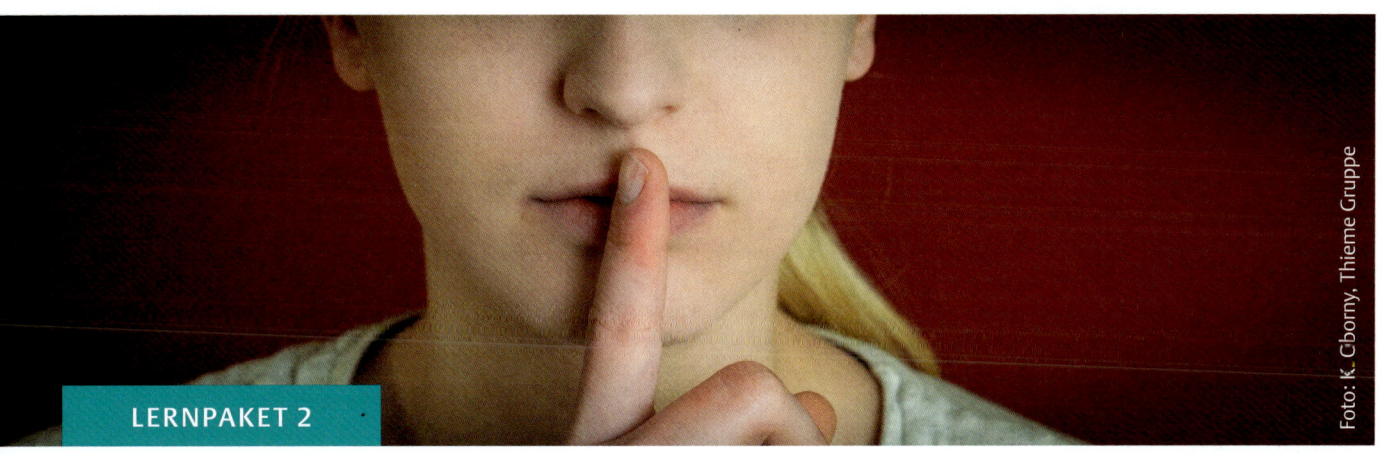

Foto: K. Cborny, Thieme Gruppe

LERNPAKET 2

LERNPAKET 2

8 Medizinrecht

8.1 Grundlagen

Medizinrecht umfasst die Regelungen zur **Ausübung der Heilkunde** und zum **allgemeinen Arztrecht**. Geregelt sind insbesondere auch das Rechtsverhältnis zwischen Arzt und Patient, der Behandlungsvertrag und die damit verbundenen Pflichten wie Aufklärungs-, Schweige- und Dokumentationspflicht.

Das Sozialgesetzbuch regelt die Rechte und Pflichten des Arztes in der medizinischen Versorgung der Bevölkerung, der Behandlungsvertrag zwischen Arzt und Patient ist im Bürgerlichen Gesetzbuch geregelt.

In diesem Kapitel ist die medizinrechtliche Regelung der Bundesrepublik Deutschland beschrieben.

8.2 Ausübung der Heilkunde

Ausbildung zum Arzt: Sie wird durch den Staat geregelt und ist in der Bundesärzteordnung (BÄO, s. u.) verankert. Voraussetzung für die Ausübung des ärztlichen Berufes ist die **Approbation** (Bestallung).

Approbation: staatliche Erlaubnis zur Ausübung eines akademischen Heilberufes, geregelt durch die Ärztliche Approbationsordnung (ÄAppO). Sie wird von der zuständigen Verwaltungsbehörde auf entsprechenden Antrag erteilt, wenn

- der Antragsteller Deutscher, Staatsangehöriger eines Mitgliedstaates der Europäischen Union oder heimatloser Ausländer ist,
- er sich nicht eines Verhaltens schuldig gemacht hat, aus dem sich die Unwürdigkeit oder Unzulässigkeit zur Ausübung der ärztlichen Heilkunde ergibt,
- er nicht wegen eines körperlichen Mangels oder Schwäche seiner geistigen oder körperlichen Kräfte oder wegen einer Sucht zur Ausübung des ärztlichen Berufes unfähig oder ungeeignet ist,
- er sein Studium gemäß der Bundesärzteordnung vollendet hat.

Die Approbation wird von der zuständigen Verwaltungsbehörde (z. B. Landesprüfungsamt) erteilt und kann **nur von dieser** entzogen werden.

Bundesärztekammer (BÄK): Sie ist eine **privatrechtliche Vereinigung** und entspricht einer freiwilligen Arbeitsgemeinschaft der Landesärztekammern. Sie hat den Rechtsstatus eines eingetragenen Vereins. Sie verfasst die Musterberufsordnung.

Landesärztekammer (LÄK): Sie ist die **gesetzlich begründete Standesorganisation** und damit Körperschaft des öffentlichen Rechts. Ihre Aufgabe besteht in der Regelung, Erfüllung und Überwachung der Berufspflichten eines Arztes. Sie verfasst die einzelnen Berufsordnungen. Es besteht **Pflichtmitgliedschaft für alle Ärzte**. Die LÄK unterhalten auch das Ärzteversorgungswerk („Rente" für Ärzte).

Alle Belange, die mit der Berufsausübung zu tun haben, fallen unter die **Gesetzgebung der Bundesländer** oder der Landesärztekammern.

Berufsordnung: eine auf dem Gesetz basierende rechtsverbindliche Ordnung, die in der autonomen Satzung der einzelnen **Landesärztekammern** niedergelegt ist. Sie kann daher von Bundesland zu Bundesland stark variieren. Sie muss sich aber eng an die von der Bundesärztekammer verfasste Musterberufsordnung (MuBO) halten.

Musterberufsordnung für Ärzte (MBO-Ä): Sie wird von der **Bundesärztekammer** verfasst. In ihr finden sich Ausführungen zu
- ärztlicher Schweigepflicht
- Werbeverbot
- Dokumentationspflicht
- Verpflichtung zum Notfalldienst
- kollegialem Verhalten und kollegialer Zusammenarbeit
- ärztlichem Verhalten gegenüber Patienten
- Anrufung der Ethikkommission
- den zu erhebenden Gebühren
- Fort- und Weiterbildung
- Verpflichtung zu einer ausreichenden Haftpflichtversicherung.

Fort- und Weiterbildungsordnung: Sie ist jeweils konkret in der Satzung der **Landesärztekammer** festgehalten und muss sich am Beispiel der Musterberufsordnung der Bundesärztekammer orientieren!

Kurierfreiheit: Außer approbierten Ärzten dürfen auch Heilpraktiker die Heilkunde ausüben (keine einheitliche Ausbildung, aber Prüfung durch Bundesland).

Bundesärzteordnung (BÄO): Sie regelt die Zulassung, d. h. die **Erlaubnis** zur Berufsaufnahme, und besagt, dass der ärztliche Beruf **kein Gewerbe** ist. Der Arzt dient der Gesundheit des einzelnen Menschen und des gesamten Volkes. Sie regelt auch die Approbations- und Gebührenordnung.

Ärztliche Fortbildung: Seit 2004 sind Vertragsärzte und seit 2006 auch Fachärzte an Krankenhäusern verpflichtet, sich **regelmäßig fachlich fortzubilden** und die Nachweise alle 5 Jahre der Kassenärztlichen Vereinigung (KV) vorzulegen. Fehlen die Nachweise, muss die KV den **Vergütungsanspruch des Arztes kürzen**. Nach 2 Jahren ohne Nachweise soll die KV unverzüglich die Entziehung der Zulassung beantragen.

Grundsätzlich ist der Arzt in der Wahl der Art seiner Fortbildung frei. Geeignet sind

- Eigenstudium (z. B. Fachliteratur, audiovisuelle Lehr- und Lernmittel, strukturierte interaktive Fortbildung)
- Teilnahme an Fortbildungsveranstaltungen (z. B. Kongresse, Seminare, Kurse, Kolloquien, Qualitätszirkel, Vorlesungen)
- klinische Fortbildung (z. B. Hospitationen, Fallvorstellungen)
- Weiterbildungskurse, die nach der Weiterbildungsordnung vorgeschrieben sind
- Zusatzstudiengänge.

Kassenärztliche Vereinigungen (KVen): Vereinigungen aller Ärzte, die zur ambulanten Behandlung von Versicherten der **Gesetzlichen Krankenversicherungen** zugelassen oder ermächtigt sind. Regionalgliederung entsprechend den Bundesländern (mit Ausnahme von Nordrhein-Westfalen, welches in die beiden KVen Nordrhein und Westfalen-Lippe aufgeteilt ist). Die insgesamt 17 KVen sollen die ärztliche Versorgung der Kassenmitglieder sicherstellen. Sie sind auch für die Wirtschaftlichkeit der kassenärztlichen Versorgung zuständig. Dachorganisation ist die Kassenärztliche Bundesvereinigung (KBV).

Ärztliche Berufsgerichte: Sie verfolgen Verfehlungen von Ärzten gegenüber Berufspflichten und allgemein anerkannten Standespflichten, ahnden also „berufsunwürdige" Handlungen. Die Tätigkeit der Berufsgerichte ist unabhängig von Straf- oder Zivilverfahren, d. h., eine Verurteilung durch das Berufsgericht kann auch nach erfolgtem Freispruch im Zivil- oder Strafverfahren erfolgen. Sie „ersetzen" aber keinesfalls Strafgerichte und werden meist erst nach Abschluss eines Strafverfahrens tätig.

Berufsverbot: Es kann nur durch richterliches Urteil im Strafrecht verhängt werden. Die Dauer beträgt normalerweise 3–5 Jahre. Ein anhaltendes Berufsverbot kann angeordnet werden, wenn zu erwarten ist, dass die gesetzliche Höchstfrist „zur Abwehr der vom Täter drohenden Gefahr nicht ausreicht" (§ 70 StGB). Ausführungen zum Berufsverbot sind daher nicht in der Berufsordnung, sondern in Gesetzestexten zu finden.

PRAXIS Arzthaftungsfragen werden nicht von Berufsgerichten, sondern von **Straf- oder Zivilgerichten** beurteilt! Ein **ärztliches Berufsgericht** kann Rügen erteilen, Geldstrafen verhängen, die Berufsunwürdigkeit feststellen und das Wahlrecht zur Kammer aberkennen, jedoch **kein Berufsverbot aussprechen**.

8.3   Schweigepflicht

Die Schweigepflicht ist eine der höchsten Berufs- und Standespflichten des Arztes. Jede Verletzung der Schweigepflicht ist eine **strafbare** Handlung gemäß den §§ 203 und 204 StGB (Strafgesetzbuch) und § 53 StPO (Strafprozessordnung).

Die Schweigepflicht bezieht sich auf behandlungsbezogene Tatsachen, behandlungsbezogene Unterlagen, anamnestische Zusatzinformationen und die Tatsache, dass der Patient überhaupt in Behandlung ist.

Der **Schweigepflicht unterliegen**

- Ärzte und Zahnärzte
- Apotheker
- Angehörige eines anderen Heilberufs, der für die Berufsausübung oder die Führung der Berufsbezeichnung eine staatlich geregelte Ausbildung erfordert (z. B. Gesundheits- und Krankenpfleger, Altenpfleger, Mitarbeiter des Rettungsdienstes, Arzthelfer)
- Berufspsychologen mit staatlich anerkannter wissenschaftlicher Abschlussprüfung
- zur Vorbereitung auf den Beruf Tätige (auch Studenten!).

Heilpraktiker unterliegen **nicht** der Schweigepflicht.

Pflicht zur Ausnahme, Offenbarungspflicht: Die Schweigepflicht **muss** durchbrochen werden zur **Anzeige meldepflichtiger Krankheiten** (z. B. bestimmter Geschlechtskrankheiten), zur Verhütung und Bekämpfung von Infektionskrankheiten und bei Mitteilungen gegenüber dem **Medizinischen Dienst der Krankenkassen** (MDK) sowie gegenüber **Sozialversicherungsträgern** (Arbeitsunfähigkeit, Berufserkrankung).

Offenbarungspflicht besteht auch, wenn der Arzt vor Gericht vom Beschuldigten von seiner **Schweigepflicht ausdrücklich entbunden** wird. Zu weiteren Offenbarungspflichten siehe Tab. 8.1.

Dem Arbeitgeber dürfen dagegen keine Diagnosen oder Gesundheitsdaten mitgeteilt werden.

Recht zur Ausnahme, Offenbarungsrecht: Die Schweigepflicht kann bei Kenntnis eines geplanten Verbrechens oder wenn ein höherwertiges Rechtsgut wie **das Leben anderer Personen gefährdet ist**, durchbrochen werden. Der Arzt ist zwar prinzipiell wie jedermann **zur Anzeige an die Behörden oder den Bedrohten verpflichtet**, wenn er von dem Vorhaben oder der Ausfüh-

Tab. 8.1 Weitere Offenbarungspflichten des Arztes

Beispiele	gesetzliche Grundlage
Anzeige einer **geplanten** (noch nicht durchgeführten) schweren Straftat	§§ 138ff StGB
- Anzeige eines nicht natürlichen Todes - bei gewünschter Feuerbestattung: Angabe der Todesursache in amtsärztlicher Bescheinigung	BestG (Bestattungsgesetz → Ländersache)
Anzeigepflicht von Geburten	§§ 18–20 PStG (Personenstandsgesetz)
Meldung unerwünschter Arzneimittelnebenwirkungen an das Bundesinstitut für Arzneimittel und Medizinprodukte	§ 6 MBO-Ä (Musterberufsordnung für Ärzte)
Auskunftspflicht über einen Organspender	§ 7 TPG (Transplantationsgesetz)
Aufklärung des Schicksals von Vermissten und Unfallopfern	§ 16 MRRG (Melderechtsrahmengesetz)

rung bestimmter schwerer Verbrechen (z. B. einer Kindesmisshandlung) zu einer Zeit erfährt, zu der die Ausführung oder der Erfolg noch verhindert werden kann. Er **muss** allerdings unter Bezugnahme auf seine ärztliche Schweigepflicht **keine** Anzeige erstatten, wenn er sich stattdessen ernstlich bemüht, den Täter von dem geplanten (nicht schon vollendeten!) Verbrechen abzuhalten oder dessen Erfolg zu verhindern. Hat der Täter die Tat vollendet, darf die Schweigepflicht nur dann gebrochen werden, wenn konkret zu befürchten ist, dass derjenige wieder eine solche oder ähnliche Tat begeht.

In einzelnen Fällen **bleibt es also dem Arzt überlassen**, zugunsten welchen Rechtsgutes er abwägt, d. h., ob er die Schweigepflicht durchbricht oder nicht („Güterabwägung bei Interessen- und Pflichtenkollisionen").

Beispiele:

- Kindesmisshandlung ist i. d. R. kein singuläres Ereignis. Es bedeutet per se das **wiederholte** Misshandeln des Kindes. Die Schweigepflicht **darf** zum Schutz des Kindes durchbrochen werden.
- Ein Patient mit neu diagnostizierter HIV-Infektion besteht **trotz eindringlichen Zuredens** seines Arztes auf ungeschütztem Sexualkontakt mit seiner Partnerin und verbietet seinem Arzt, diese zu informieren. Der Arzt **darf** der Lebenspartnerin Mitteilung von der HIV-Infektion machen.
- Ein pflegebedürftiger Patient offenbart seiner Hausärztin, von seinen Angehörigen öfter geschlagen zu werden. Er bittet sie jedoch, dies auf keinen Fall zu verraten, da er nicht wolle, dass die Angehörigen Probleme bekämen. Nach dem Tod des Patienten stellen Nachbarn Anzeige, da sie ein Tötungsdelikt vermuten, die Staatsanwaltschaft ermittelt und bittet die Ärztin um freiwillige Herausgabe der Krankenunterlagen. Die Ärztin darf dies mit Verweis auf den Willen des Verstorbenen ablehnen. Sie kann hier aber auch anders entscheiden. Es liegt nämlich nahe, dass der Verstorbene Angst vor weiteren Angriffen der Angehörigen hatte und daher darum bat, nicht tätig zu werden. Mit dem Tod des Patienten kann sie auch einen mutmaßlichen Willen des Verstorbenen zur Aufklärung der Taten oder auch zur Verhinderung weiterer Taten unterstellen und die Krankenunterlagen herausgeben.
- Ein aufgrund einer Augenerkrankung zum Führen eines PKWs ungeeigneter Patient, fährt trotz Aufklärung und Mahnungen durch den Arzt weiterhin mit seinem Auto und gefährdet dadurch die anderen Straßenverkehrsteilnehmer. Der Arzt darf die Verwaltungsbehörde in Kenntnis setzen, ist dazu aber nicht verpflichtet.
- Nach einem Banküberfall muss sich ein Täter ärztlich versorgen lassen. Dem Arzt offenbart der Mann, auf der Flucht vor der Polizei zu sein. Beim Gespräch gewinnt der Arzt zu Recht den Eindruck, dass schwerwiegende kriminelle Folgetaten nicht zu befürchten sind. Er ist daher **nicht zur Informierung der Polizei gezwungen** und darf seine Schweigepflicht aufrechterhalten.

PRAXIS Der Arzt **darf** in einzelnen Fällen abwägen, ob er seine Schweigepflicht durchbrechen will. Bei der Anzeige **geplanter** Verbrechen **muss** der Arzt die Schweigepflicht nur durchbrechen, wenn er das Verbrechen **nur auf diese Art verhindern** kann.

Ende der Schweigepflicht: Die Schweigepflicht besteht für den Arzt auch über den Tod des Patienten hinaus. Die Angehörigen besitzen nicht das Recht zur Entbindung von der Schweigepflicht. Der Arzt darf nach Abwägung der Rechtsgüter **im mut-**

maßlichen Interesse des Verstorbenen die Schweigepflicht brechen. Die Schweigepflicht besteht auch **nach dem Tod des Arztes** fort, Praxisnachfolger müssen Akten entsprechend sichern!

Im mutmaßlichen Interesse eines verstorbenen Patienten ist auch, dass seine Leiche identifiziert wird. Die **Herausgabe eines Zahnstatus** zum Zwecke der Identifizierung ist damit gerechtfertigt.

Schweigepflicht gegenüber Angehörigen:

- Bei **volljährigen** Patienten: Schweigepflicht besteht in vollem Umfang, außer bei ausdrücklicher Entbindung!
- Bei **minderjährigen** Patienten: Bei einsichtsfähigen Minderjährigen gilt die Schweigepflicht, auch wenn die Eltern ausdrücklich Auskunft verlangen. Dies trifft nicht zu, wenn die Behandlung nur in Zusammenwirken mit den Erziehungsberechtigten erfolgreich sein wird.

Geheimnisbruch: Die Offenbarung (und die „Verwertung", §§ 203–204 StGB) ärztlicher Berufsgeheimnisse ist ein **Vorsatzdelikt** (gewollte und bewusste Tat).

Allerdings werden Verletzungen der Schweigepflicht **nur auf Antrag** des Geschädigten (bzw. seiner Angehörigen nach dessen Tod, § 205 StGB) geahndet.

Bei Schadensansprüchen haftet allerdings **nicht die Haftpflichtversicherung**, sondern der Arzt aus seinem Privatvermögen.

> **LERNTIPP** !
>
> Im Examen ist die Schweigepflicht ein beliebtes Thema: Dr. L. ist in seiner Freizeit im Tennisclub, als ihm Frau S., eine Bekannte, die ebenfalls im Tennisclub trainiert, ein persönliches medizinisches Problem schildert. Er erkennt, dass sie ihn nicht als Privatperson, sondern als Arzt in Anspruch nimmt, und steht ihr mit ärztlichem Rat zur Seite. Zu Hause eingetroffen erzählt er, trotz der Erkenntnis, dass er damit das Arztgeheimnis bricht, seiner Freundin von den Problemen der Bekannten. Die Freundin plaudert mit Arbeitskollegen darüber, für die die Probleme von Frau S. ebenfalls neu sind. Frau S. findet das heraus und stellt Strafantrag wegen Verletzung ihres Privatgeheimnisses.

Schweigepflicht im Krankenhaus: Die **Schweigepflichtverletzung** im Krankenhaus ist ein Sonderfall, da mehrere Ärzte in die Behandlung eines Patienten miteinbezogen sind (Stationsarzt, Oberarzt, Labor, Röntgen). Bei mitbehandelnden Kollegen wird von einer **stillschweigenden Einwilligung** zur Weitergabe von Patientendaten ausgegangen. Eine ausdrückliche Verweigerung durch den Patienten muss jedoch berücksichtigt werden.

Die **Schweigepflicht gilt** jedoch gegenüber Kollegen, die nicht in die Behandlung oder das Arzt-Patienten-Verhältnis einbezogen sind.

Entbindung von der Schweigepflicht: Sie kann nur vom „Geheimnisinhaber" (= Patient) persönlich erfolgen.

Eine Schweigepflichtentbindung kann sich auf bestimmte Tatsachen beziehen, jederzeit widerrufen werden und kann nur Informationen miteinbeziehen, die der Patient auch selbst weiß.

Zeugnisverweigerungsrecht: Ein Arzt unterliegt der Schweigepflicht und gehört damit zu der Gruppe der Berufsgeheimnisträger, die **vor Gericht** die Aussage über Dinge, die der Schweigepflicht unterliegen, **verweigern dürfen. Ausnahmen** sind:

- Der Arzt kann vom Beschuldigten ausdrücklich **von der Schweigepflicht entbunden** werden, es besteht dann Offenbarungs**pflicht**.

- Wenn ein Arzt als vom Gericht oder von einer Versicherung bestellter **Sachverständiger** einen Patienten untersucht, darf er diese Informationen dem Auftraggeber nicht verweigern. Der Patient muss aber vorher darüber informiert werden.

Schweigerecht: Gilt für den Arzt als Zeugen, wenn er mit dem Beschuldigten verwandt oder verheiratet ist. Ist der Arzt **selbst beschuldigt** (z. B. „Kunstfehlerprozess"), muss er sich nicht selbst durch Aussagen belasten.

8.4 Rechtsverhältnis zwischen Arzt und Patient

Arzt-Patienten-Vertrag: Dienstvertrag zwischen Arzt und Patient. Unterschieden werden

- der **private Arzt-Patienten-Vertrag:** Der Arzt ist dem Privatpatienten zur persönlichen Leistungsbringung verpflichtet. Honorarforderungen sind frei, haben sich aber an der GOÄ zu orientieren.
- der **kassenärztliche Arzt-Patienten-Vertrag:** Der Kassenarzt als Mitglied der KV rechnet seine Leistungen nach dem öffentlich-rechtlichen Gesamtvertrag mit den Krankenkassen ab.

Der Vertrag unterliegt den Bestimmungen des Bürgerlichen Gesetzbuchs (BGB). Er verpflichtet den Arzt zur Behandlung nach den **Regeln der ärztlichen Heilkunst.** Ein **Zwang zum Erfolg (Heilung) besteht i. d. R. nicht** (Ausnahme: kosmetische Behandlung, verschiedene zahnärztliche Behandlungen wie Prothesen). Der Patient dagegen ist zur Leistung eines Honorars verpflichtet.

Sonderfall Krankenhausbehandlung:

- totaler Krankenhausaufnahmevertrag (**meist Kassenpatienten**): Vertragspartner des Patienten ist der Krankenhausträger, er ist für alle Leistungen verantwortlich (der Arzt ist nur Erfüllungsgehilfe des Trägers).
- gespaltener Krankenhausaufnahmevertrag (**meist Privatpatienten**): Vertragspartner des Patienten ist der Krankenhausträger (bzgl. Pflege, ärztlicher Grundleistung). Zusätzlich gesonderter Arztvertrag mit dem Chefarzt oder Belegarzt (der dann eigene Honoraransprüche besitzt; Vertretung durch den Oberarzt möglich).
- totaler Krankenhausaufnahmevertrag mit Arztzusatzvertrag (**meist Kassenpatienten mit stationärer Zusatzversicherung**): wie totaler Krankenhausaufnahmevertrag, zusätzlich verpflichtet sich der Arzt durch Vertrag, die Behandlung persönlich zu übernehmen.

Konsiliarärzte: Beispiel: Überweisung zum Facharzt. Sie

- werden vom behandelnden Arzt mit Zustimmung des Patienten zugezogen
- haben einen separaten Behandlungsvertrag mit Patienten (außer bei totalem KH-Aufnahmevertrag)
- sind verpflichtet, dem behandelnden Arzt die Befunde mitzuteilen.

Ärztliche Unterlagen (z. B. Krankenblätter, Röntgenbilder) helfen dem Arzt als Gedächtnisstütze und zur ordnungsgemäßen Dokumentation. Die **Aufbewahrungsfrist** beträgt **10 Jahre** (Ausnahmen: D-Arzt 15 Jahre; bei Berufskrankheiten ggf. noch länger). Eigentümer der Unterlagen ist jeweils der Arzt.

- Patienten haben **keinen Anspruch auf Herausgabe** der Originalakten, jedoch das **Recht zur Einsicht** in die ärztlichen Unterlagen in Kopie (auf Kosten des Patienten). Dabei können aller-

dings subjektive Eindrücke des Arztes (z. B. Verdachtsdiagnosen) ausgenommen werden.

- Bei Verfahren gegen Patienten dürfen die Akten **nicht** beschlagnahmt werden (Schweigepflicht), bei Strafverfahren gegen den Arzt (z. B. bei Behandlungsfehlervorwurf) dagegen schon.

Behandlungsfreiheit: Grundsätzlich ist der Arzt in der Ausübung seines Berufes frei und kann die Behandlung eines Patienten in einzelnen begründeten Fällen ablehnen, wenn dem Patienten daraus kein Schaden entsteht. Mit seiner Niederlassung und dem Kassenarztvertrag **muss** ein Arzt **jede notwendige Behandlung übernehmen,** sofern es seine Qualifikation erlaubt. Dies bedeutet, dass er eine Behandlung auch dann durchführen muss, wenn die Vergütung einer Leistung nicht gesichert ist.

Ablehnungsgründe: gestörtes Vertrauensverhältnis zwischen Arzt und Patient, mangelnde Qualifikation, Überlastung.

Ärztliche Hilfeleistungspflicht: Im Notfall (Unglücksfall, gemeine Gefahr und Not, § 323c StGB) ist ein Arzt wie jeder Bürger zur Hilfeleistung verpflichtet. Wer nicht hilft, obwohl dies erforderlich und zumutbar ist, kann strafrechtlich wegen **unterlassener Hilfeleistung** belangt werden. Dabei gilt, dass die **eigene Gesundheit** beim Versuch der Hilfeleistung **nicht gefährdet** werden muss. Andere Unannehmlichkeiten (wie Verspätung, Verschmutzung von Autopolstern) sind jedoch für jeden zumutbar.

Für den Arzt ergeben sich besondere Pflichten dann, wenn er nachweislich besser helfen kann als andere Anwesende.

> **LERNTIPP** !
>
> Eine typische Prüfungsfrage für unterlassene Hilfeleistung handelt von einem Arzt, der an einer Unglückstelle vorbeifährt, weil er es eilig hat, seinen Zug nach Amsterdam zu erwischen. Er kann dafür strafrechtlich belangt werden (auch wenn das Unfallopfer nicht zu seinen Patienten gehört).

> **LERNTIPP** !
>
> IMPP-Beispiel für fehlende Zumutbarkeit einer Hilfeleistung: Eine Ärztin joggt an einem zugefrorenen See in ländlicher Gegend vorbei und sieht einen Jungen in der Mitte des Sees wild paddeln und schreien. Offensichtlich ist er in das Eis eingebrochen und hat sich dabei eine Verletzung zugezogen, denn er blutet an seinen Händen. Da die Ärztin nicht schwimmen kann, ruft sie einen Rettungswagen, denn sonst ist niemand zugegen, um ins Wasser zu springen und den Jungen an Land zu bringen. Nach Eintreffen der Rettungssanitäter zeigt sich einer von ihnen äußerst empört darüber, dass die Ärztin sich nicht schon bereits um den Jungen gekümmert hat. Dieser stirbt noch am selben Tag an den Folgen einer Unterkühlung und durch zu großen Blutverlust. Der Rettungssanitäter wirft der Ärztin unterlassene Hilfeleistung nach Strafgesetzbuch vor.

Garantenpflicht: Der Arzt ist Garant für Gesundheit und Leben seines Patienten. Diese **Garantenpflicht geht über die allgemeine Hilfeleistungspflicht hinaus** und besteht grundsätzlich für jeden Arzt. Der Arzt ist verpflichtet, alle Maßnahmen vorzunehmen oder zu veranlassen, die geeignet sind, Schaden (z. B. Tod, Körperverletzung) von seinem Patienten abzuwenden.

Vollmachten und Verfügungen:

Vorsorgevollmacht: Mit einer Vorsorgevollmacht wird sichergestellt, dass eine Vertrauensperson des Patienten **an dessen Stelle Entscheidungen treffen** kann, wenn eine selbstverantwortliche Regelung durch den Patienten nicht mehr möglich ist. Die Vollmacht kann sich nur auf rechtlich relevante Handlungen beziehen, bei denen eine Stellvertretung erlaubt ist. Aspekte der medizinischen Versorgung müssen in einer solchen Vollmacht explizit geregelt sein.

Betreuungsverfügung: Möglichkeit nach § 1901 BGB, schon frühzeitig eine Person vorzuschlagen, die vom Vormundschaftsgericht mit einer Betreuung beauftragt werden soll, wenn dies erforderlich werden sollte. Es kann auch der Umfang der Betreuung geregelt werden.

Patientenverfügung: Schriftliche/mündliche Erklärung eines einsichtsfähigen Menschen, dass er in bestimmten Krankheits- oder Unfallsituationen **keine Maßnahmen zur Verlängerung seines Lebens** wünscht und/oder die Umstände seines Sterbens in einer bestimmten Art und Weise gestaltet wissen möchte. Sie sollte möglichst klar formuliert sein, das Datum der Abfassung und die Unterschrift des Verfassers tragen. Seit 1. September 2009 ist der in der Patientenverfügung festgehaltene **Patientenwille bindend**.

Sterbehilfe:

Aktive Sterbehilfe: In Deutschland ist **aktive Sterbehilfe, also Tötung auf Verlangen, verboten** und mit einer Haftstrafe von bis zu 5 Jahren belegt (§ 216 StGB). Die Grundsätze der Bundesärztekammer zur ärztlichen Sterbebegleitung schreiben vor, dass Ärzte Todkranken so helfen müssen, dass sie in Würde sterben können. **Maßnahmen zur Verlängerung des Lebens** dürfen in Übereinstimmung mit dem Willen des Patienten unterlassen oder beendet werden, wenn sie nur den Todeseintritt verzögern, aber den Verlauf der Krankheit nicht aufhalten können.

Passive Sterbehilfe: Abbruch einer Therapie unter **Aufrechterhaltung der Basispflege**: menschenwürdige Unterbringung, Zuwendung, Körperpflege, Lindern von Schmerzen, Atemnot und Übelkeit sowie Stillen von Hunger und Durst. Sie ist nur zulässig und straffrei, wenn die ärztliche Behandlung das Recht eines Menschen auf menschenwürdiges Sterben verletzen würde (Anerkennung des Selbstbestimmungsrechts des Patienten).

Indirekte Sterbehilfe: Durch eine palliativmedizinische Maßnahme (meist Schmerztherapie) wird in Kauf genommen, dass der Patient infolge der Nebenwirkungen früher verstirbt.

PRÜFUNGSHIGHLIGHTS ✗

- ! Meldung unerwünschter Arzneimittelnebenwirkungen an das Bundesinstitut für Arzneimittel und Medizinprodukte
- !! Ausnahmen vom Offenbarungsrecht
- ! Geheimnisbruch
- !! Zeugnisverweigerungsrecht
- !! ärztliche Hilfeleistungspflicht
- ! Vorsorgevollmacht.

8.5 Der ärztliche Eingriff

Jeder **ärztliche Eingriff**, der die körperliche Unversehrtheit nicht nur unerheblich verletzt, erfüllt grundsätzlich den Tatbestand der **Körperverletzung** (§§ 223, 224, 226, 227, 229 StGB), unabhängig davon, ob er erfolgreich verlaufen ist oder zu einer bleibenden Schädigung des Patienten geführt hat oder ob der Arzt den Eingriff kunstgerecht oder fehlerhaft ausgeführt hat.

Rechtmäßig ist der Eingriff nur, wenn er

- nicht gegen die guten Sitten verstößt
- **indiziert** ist
- sachgerecht ausgeführt wird
- wenn der Patient **aufgeklärt** ist und
- eingewilligt hat.

8.5.1 Aufklärungspflicht

Der Arzt klärt den Patienten über den ärztlichen Eingriff (auch über eine Arzneimitteltherapie) auf. Man unterscheidet

- **Diagnoseaufklärung:** Aufklärung über Befunde und Prognosen
- **Sicherungsaufklärung:** Informationen zur Sicherung des Heilungserfolges
- **Risikoaufklärung:** Indikation, Art und Umfang des Eingriffs, Folgen und Risiken des Eingriffs und des Unterlassens, Alternativen und Erfolgsaussichten.

Der Patient hat das Recht, auf eine Aufklärung zu verzichten (Ausnahmen: Geschlechtskrankheiten, legaler Schwangerschaftsabbruch).

LERNTIPP !

IMPP-Beispiel für eine Körperverletzung nach StGB: Ein Arzt diagnostiziert bei einem 30-jährigen Mann eine seit 2 Jahren bestehende Heroinabhängigkeit. Der Arzt indiziert eine Substitutionstherapie mit Methadon. Nachdem der Patient Methadon über 6 Wochen unter Aufsicht in der Praxis eingenommen hat, händigt der Arzt dem Patienten ein Rezept für die eigenverantwortliche Einnahme von Methadon über eine Woche aus. Dies erfolgt trotz des vom Arzt erkannten Risikos der Selbst- und Fremdgefährdung. Infolge überhöhter Dosierung kommt es wenig später beim Patienten zu einer schweren Drogenintoxikation, die er nur dank intensivmedizinischer Therapie überlebt.

Ethische und rechtliche Begründung:

Ethische Begründung: Der Patient hat das Recht auf Selbstverwirklichung und Selbstbestimmung. Der Arzt muss so aufklären, dass der Patient eine eigenverantwortliche Entscheidung treffen kann.

Rechtliche Begründung:

- Körperverletzung als Eingriff in die körperliche Unversehrtheit (**Art. 2, Grundgesetz**) bedarf der Zustimmung des Patienten.
- Auch **zivilrechtlich** ergibt sich aus dem Arztvertrag (§ 823 BGB) ein Anspruch, der den Körper vor Eingriffen schützt (durch Einwilligung in Aufklärung aufhebbar).
- **Strafrechtlich** gibt es einen Schutz vor Körperverletzung/Tötung, auf den durch Einwilligung verzichtet wird.

Die Rechtmäßigkeit und Rechtswirksamkeit des ärztlichen Eingriffes wird erreicht durch die Einwilligung eines adäquat aufgeklärten Patienten.

LERNPAKET 2

Voraussetzung einer rechtswirksamen Aufklärung: Die Aufklärung ist **rechtzeitig** und ohne Prämedikation vorzunehmen, sodass der Patient sich noch innerlich frei entscheiden und die Behandlung ablehnen kann.

Bei ambulanten oder diagnostischen Eingriffen kann die Aufklärung am Tag des Eingriffes erfolgen. Bei elektiven Eingriffen oder großen ambulanten Operationen mit beträchtlichen Risiken ist spätestens am Vortag aufzuklären. Bei Sprachproblemen ist ein Dolmetscher hinzuzuziehen.

In Notfällen kann die Aufklärung auf das Notwendigste beschränkt sein; hier gilt der Grundsatz: **Je dringlicher der Eingriff, desto kürzer kann die Aufklärung sein** (Notfall-OP – kurz; kosmetischer Eingriff – sehr ausführlich).

Die Aufklärung ist in den Krankenunterlagen zu **dokumentieren** (**Beweissicherung**). Die Vorlage eines unterschriebenen Aufklärungsbogens allein reicht nicht aus, dem Gericht die erfolgte Aufklärung zu beweisen. Günstig ist es, handschriftliche Notizen in den Aufklärungsbogen einzufügen. Der Patient muss während der Aufklärung Fragen stellen können.

Das Aushändigen eines Aufklärungsbogens oder der Gebrauchsinformation eines Arzneimittels ersetzt die mündliche Aufklärung durch den Arzt nicht.

LERNTIPP   !

Beispiel für eine zu spät erfolgte Aufklärung: Ein Patient muss sich einer Magenresektion unterziehen. Bereits im Krankenhaus nimmt er die Prämedikationstablette ein. Auf dem Weg zum OP findet ein Gespräch mit dem Operateur statt, der ihn über die Chancen und Risiken des Eingriffs aufklärt, woraufhin der Patient der operativen Entfernung eines Teils seines Magens zustimmt. Kurz darauf erfolgt der Eingriff, wobei die Gallenwege des Patienten verletzt werden – ein Risiko, auf das ihn der Chirurg hingewiesen hat. Mittels Haftungsklage gegen den Krankenhausträger und die beteiligten Ärzte klagt der Patient auf Schadensersatz und Schmerzensgeld, da er sich so kurz vor dem Eingriff unter Druck gesetzt fühlte und sich so nicht in der Lage sah, eine freie Entscheidung zu treffen.

Aufklärung von Minderjährigen und Menschen mit psychischen Erkrankungen: Die Geschäftsfähigkeit eines Patienten ist keine Voraussetzung für die Einwilligung. Ist der Patient **einwilligungsfähig, muss er aufgeklärt werden.** Dennoch sollte **zusätzlich die Einwilligung der sorgeberechtigten Personen** eingeholt werden. In einen Routineeingriff kann ein minderjähriger oder Patient mit psychischer Erkrankung auch selbst einwilligen, wenn er voll einsichtsfähig ist und verstandesmäßig den medizinischen Sachverhalt in vollem Umfang begreifen kann.

PRAXIS Verweigern Eltern die Einwilligung in einen aus ärztlicher Sicht indizierten Eingriff, so kann durch das **Vormundschaftsgericht** bei drohender Gefahr für das Wohl des Kindes (§ 1666 BGB) das medizinische Sorgerecht entzogen werden.

Welcher Arzt klärt auf? Nur der **Arzt, der den Eingriff vornimmt**, darf über die Behandlung aufklären. In Ausnahmefällen kann er die Aufklärung an einen Kollegen gleicher Fachrichtung, der mit dieser Behandlungsmethode vertraut ist, delegieren.

Vor einer Krankenhauseinweisung sollte schon der **einweisende Arzt** über die Notwendigkeit des Eingriffs aufklären.

Einwilligung: Rechtmäßig einwilligen kann nur ein Patient, der aufgeklärt ist und über die **geistige und sittliche Reife** verfügt, die Bedeutung und die Tragweite des Eingriffes abschätzen zu können. Bei Kindern ist die Einwilligung der Erziehungsberechtigten einzuholen. Bei Jugendlichen muss die geistige und sittliche Reife geprüft werden.

Im Notfall muss der Arzt bei **bewusstlosen oder einwilligungsunfähigen Personen** deren **mutmaßlichem Willen** entsprechend handeln und die indizierten **ärztliche**n **Maßnahmen** durchführen.

PRAXIS Wird die Behandlung durch den einwilligungsfähigen Patienten verweigert, muss zunächst ein klärendes Arzt-Patienten-Gespräch geführt werden. Das beabsichtigte Vorgehen wird hierbei nochmals erläutert. Das spezifische Risiko einer Behandlungsverweigerung sollte dem Patienten deutlich gemacht werden. Lehnt der einwilligungsfähige Patient die Behandlung dennoch ab, muss dies respektiert und ausführlich in der Patientenakte dokumentiert werden. Idealerweise werden Zeugen hinzugezogen und die Behandlungsverweigerung von dem Patienten mit seiner Unterschrift bestätigt. Die Unterschrift kann jedoch nicht erzwungen werden.

8.5.2 Verantwortlichkeit und Verschulden

Die Verantwortlichkeit des Arztes wird in Zivilrecht und Strafrecht unterschiedlich definiert (**Tab. 8.2**).

Verantwortlichkeit bei Weisungshierarchie: Im Krankenhaus oder in einer Praxis trägt der **leitende Arzt** grundsätzlich die Gesamtverantwortung. Er kann Aufgaben delegieren:
- an einen Facharzt alle in sein Tätigkeitsgebiet fallende Aufgaben
- an Weiterbildungsärzte nur entsprechend ihren konkreten Fähigkeiten bzw. mit Überwachung
- an das Pflegepersonal jeweils persönlich nach Unterweisung.

Im Ärzteteam geht man bei **Arbeitsteilung zwischen verschiedenen Fachrichtungen** (z.B. Chirurgie und Anästhesie) davon aus, dass der Kollege seine Aufgaben mit der gebotenen Sorgfalt erfüllt („Vertrauensgrundsatz").

Organisationsverschulden wird durch schwerwiegende Fehlplanungen von Abläufen und Diensteinteilungen erzeugt. Von einem Organisationsverschulden ist z.B. dann auszugehen, wenn vonseiten des leitenden Arztes nicht sichergestellt wird, dass je-

---

Tab. 8.2 Haftungsvoraussetzungen des Arztes im Zivil- und Strafrecht

Zivilrecht	Strafrecht
bei Vorliegen eines **gesundheitlichen Schadens** des Patienten + objektiver **Sorgfaltspflichtverletzung** (fahrlässig oder vorsätzlich) gemessen an den **Fähigkeiten eines durchschnittlichen Facharztes** + **adäquatem** Kausalzusammenhang zwischen Schaden und Fehler	bei Vorliegen eines **gesundheitlichen Schadens** des Patienten + objektiver **Sorgfaltspflichtverletzung** (fahrlässig oder vorsätzlich) gemessen an den **Fähigkeiten des jeweiligen Arztes** + Kausalzusammenhang **mit an Sicherheit grenzender Wahrscheinlichkeit**
Ein Arzt kann **auch für die Fehler anderer** haftbar gemacht werden.	Der Arzt haftet **nur für sein eigenes Verschulden**.

derzeit ein Facharzt für die Überwachung eines Assistenzarztes zur Verfügung steht, um z. B. auf Zwischenfälle adäquat reagieren zu können.

Übernahmeverschulden: Übernimmt ein Assistenzarzt eine Behandlungsmaßnahme (z. B. eine Operation), so muss dieser sich fragen, ob seine fachlichen Fähigkeiten und Fertigkeiten ausreichen, um diesen Eingriff durchzuführen. Unternimmt er den Eingriff, obwohl er sich von seinem Ausbildungsstand her dazu **fachlich noch nicht in der Lage** fühlt, und kommt es dabei zu einem Gesundheitsschaden des Patienten aufgrund einer für den Eingriff typischen Komplikation, die durch einen Facharzt ohne Weiteres beherrschbar gewesen wäre, so ist bei dem Assistenzarzt von einem sog. Übernahmeverschulden auszugehen, **auch wenn er seine Vorgesetzten vorher unmissverständlich auf seine fehlenden fachlichen Qualifikationen hinweist** und den Eingriff nur unter Zwang durchführt.

Das Übernahmeverschulden ist ein heikles Thema. Im Jahr 2018 haben die Medizinischen Dienste der Krankenversicherung (MDK) knapp 3500 Mal einen Behandlungsfehler durch ein Gutachten bestätigt. Diagnose- und Befunderhebungsfehler, Übernahmeverschulden, Aufklärungsfehler bei Behandlungsrisiken oder bei Behandlungskosten (wirtschaftliche Aufklärung) sind hierbei die häufigsten und können zur Haftung führen. Auch das Pflegepersonal muss unter diesem Gesichtspunkt die eigenen Grenzen kennen und die ihm übertragenen Aufgaben im Hinblick auf die eigene Qualifikation hinterfragen.

8.5.3 Rechtliche Grundlagen der Haftung

Vertragshaftung (§ 611 ff BGB): Bei Schlechterfüllung des Arzt-Patienten-Vertrages (Sorgfaltspflichtverletzung, Verletzung der Aufklärungspflicht) können finanzielle Schäden und Schmerzensgeld geltend gemacht werden. Es haftet der **Krankenhausträger**/Praxisinhaber für alle Angestellten. Verjährung nach 30 Jahren.

Delikthaftung (§ 823 BGB): Wer den Patienten **vorsätzlich oder fahrlässig** körperlich schädigt ("unerlaubte Handlung"), muss Schadensersatz, Schmerzensgeld oder Unterhaltsleistungen für Hinterbliebene zahlen. Der Arzt haftet persönlich für Fehlleistungen. Verjährung nach 3 Jahren.

8.5.4 Behandlungsfehler

DEFINITION Behandlungsfehler (auch "**Kunstfehler**" genannt): Nach dem BGB hat der Arzt mit der **erforderlichen** (nicht üblichen!) Sorgfalt nach den Regeln der ärztlichen Heilkunst zu handeln. Als Behandlungsfehler wird ein **Verstoß gegen die von Wissenschaft und Praxis anerkannten gültigen Regeln** verstanden, auch wenn es keinen Gesetzestext dazu gibt. Ein Abweichen von diesen Regeln muss begründet sein, wobei in diesem Falle die Haftung, d. h. das zivilrechtliche Risiko, beim Arzt liegt.

Als **grober Behandlungsfehler** wird ein eindeutig gegen bewährte ärztliche Behandlungsregeln begangener Fehler bezeichnet, der aus objektiver Sicht nicht mehr verständlich ist und der einem Arzt schlichtweg nicht unterlaufen darf. Die Einstufung des Behandlungsfehlers erfolgt durch das Gericht.

Von Behandlungsfehlervorwürfen betroffen sind insbesondere Chirurgen, Orthopäden, Unfallchirurgen, Gynäkologen und Geburtshelfer sowie Allgemeinmediziner und Internisten. Meist werden Schadenersatzansprüche **zivilrechtlich** geltend gemacht und Schmerzensgeld gefordert, gelegentlich wird aber auch ein **strafrechtliches** Ermittlungsverfahren eingeleitet.

In strittigen Fällen wird zur Klärung eines Behandlungsfehlervorwurfes ein **Sachverständigengutachten** eingeholt. Dies muss zur Frage einer fehlerhaften Behandlung und zum Kausalzusammenhang des Fehlers mit dem eingetretenen Schaden Stellung nehmen, somit im **Einzelfall entscheiden, ob der Arzt sorgfaltswidrig handelte**. Mit einer solchen Begutachtung können Schlichtungsstellen der Landesärztekammern, der Medizinische Dienst der Krankenversicherung, Ärzte bei Sozialversicherungsträgern, ausgewiesene Spezialisten und privat gutachterlich tätige Ärzte betraut werden.

> **LERNTIPP**   !
>
> Beispiel für einen groben Behandlungsfehler aus einer Prüfungsfrage: Eine ältere Dame leidet an einer schweren allergischen Rhinokonjunktivitis. Da gegenwärtig Pollen von Süßgräsern fliegen, hält der behandelnde Arzt eine Glukokortikoidgabe für indiziert und verabreicht der Patientin das Medikament durch intragluteale Injektion. Der Eingriff wird vorwerfbar sorgfaltspflichtwidrig unternommen und führt zu einer erheblichen Nervenschädigung. Der Rechtsanwalt der Geschädigten fordert Schadensersatz und Schmerzensgeld.

Kriterien der Begutachtung bzw. typische Fehlerquellen:
- adäquate Aufklärung bzw. Aufklärungsfehler
- korrektes diagnostisches Vorgehen bzw. Unterlassen von notwendigen Untersuchungen bzw. einer notwendigen Krankenhauseinweisung
- sachgerechte Indikation oder Diagnosefehler oder falsche Therapie
- zu spätes Erkennen von Komplikationen (z. B. Nachblutung, Perforation)
- Pflegefehler.

Der Arzt muss seinen Fehler dem Patienten oder den Angehörigen gegenüber aber nicht von sich aus offenbaren, solange eine notwendige Weiterbehandlung dadurch nicht gefährdet wird. Ergeben sich aus dem Fehler allerdings **Gefahren für die Gesundheit** des Patienten, muss dieser darüber **informiert** werden (Bsp.: intraoperativ vergessenes Bauchtuch), da nur durch die Darlegung des Fehlers die medizinisch notwendige Weiterbehandlung möglich ist. Ein weiterer Anlass zur Information des Patienten über die Annahme eines Behandlungsfehlers ist, wenn dieser selbst danach fragt. Falls ein Straf- oder Bußgeldverfahren geführt wird, darf diese Information zu Beweiszwecken jedoch nur mit Zustimmung des Behandelnden verwendet werden.

8.5.5 Beweislast

Im zivilrechtlichen Arzthaftungsprozess liegt die **Beweislast für ordentliche Aufklärung beim Arzt**, die **Beweislast für den Kausalzusammenhang** zwischen der ärztlichen Sorgfaltspflichtverletzung und seinem Schaden **beim Patienten**.

Kann der Patient den Beweis nicht erbringen, weil die ärztliche **Dokumentation unzureichend** oder verändert ist oder diagnostische Maßnahmen pflichtwidrig unterlassen wurden, greift die **Beweislastumkehr zulasten des Arztes** (mit Beweiserleichterung für den Patienten).

> **PRAXIS** Der Arzt muss seine ärztlichen Maßnahmen (auch die fehlerhaften) **auf jeden Fall dokumentieren**. Fehlt eine ausreichende Dokumentation, so muss **der Arzt im Streitfall nachweisen**, dass er die nicht dokumentierte ärztliche Maßnahme durchgeführt hat.

Wird ein Behandlungsfehler **vom Gericht** als **„grob"** (d. h. aus objektiver Sicht nicht mehr verantwortbar) eingestuft, ist der Kausalzusammenhang für den Patienten zwangsläufig erwiesen.

> **LERNTIPP** !
>
> Im Examen werden recht knifflige Fragen zur Beweislast gestellt. Sie sollten sich daher einprägen, dass eine bewusst geschönte und damit fehlerhafte Dokumentation auch als eine Beweiserleichterung zulasten des Krankenhausträgers und der Ärzte gewertet werden kann. Bei komplett fehlender Dokumentation kann es sogar zu einer Umkehr der Beweislast kommen, d. h., der Betroffene muss seine Unschuld beweisen.

8.5.6 Fahrlässigkeit

Im Zivilrecht:

- **Nichtbeachtung der erforderlichen Sorgfalt** nach durchschnittlichen Maßstäben (durchschnittliche Facharztkenntnisse)
- Unterteilung (durch das Gericht) in **geringe, einfache und grobe** Fahrlässigkeit
- Sonderfall **grobe Fahrlässigkeit**, z. B. bei Dienst unter Alkoholwirkung, wiederholtes Begehen derselben Fehlleistung.

Im Strafrecht: jedes vermeidbar pflichtwidrige Verhalten, dessen Misserfolg absehbar ist (Der Arzt wird nach seinem individuellen Kenntnisstand beurteilt!).

Wird ein **Krankenhausträger** von einem Geschädigten verklagt, kann er **Regressansprüche** gegen den **Mitarbeiter, der den Schaden am Patienten verursacht** hat, geltend machen. Diese werden i. d. R. nur bei grober Fahrlässigkeit gestellt. Der Mitarbeiter muss den Schaden dann mit seiner eigenen Haftpflichtversicherung tragen.

> **PRÜFUNGSHIGHLIGHTS** ✗
>
> - ! ärztlicher Eingriff und Körperverletzung
> - ! Sicherungs- und Risikoaufklärung
> - ! Wird die Behandlung durch den einwilligungsfähigen Patienten verweigert, muss zunächst ein klärendes Arzt-Patienten-Gespräch geführt werden. Das beabsichtigte Vorgehen wird hierbei nochmals erläutert.
> - ! Bei größeren (auch ambulanten) Eingriffen mit beträchtlichen Risiken ist eine Aufklärung, die erst am OP-Tag unmittelbar vor dem operativen Eingriff erfolgt, als verspätet zu werten.
> - !!! grobe Behandlungsfehler und Kriterien der Begutachtung
> - ! Beweislast.

8.6 Unterbringung

Die Unterbringung eines psychiatrischen Patienten kann als Zwangsunterbringung in einem psychiatrischen Krankenhaus (**bei Fremd- und/oder Eigengefährdung**) oder gemäß dem Betreuungsrecht des BGB erfolgen.

Zwangsunterbringung (öffentlich-rechtliche Unterbringung) nach PsychKG (Landesrecht): Auf Antrag des Ordnungsamts zusammen mit dem Vormundschaftsgericht kann bei Vorliegen eines aktuellen ärztlichen Zeugnisses (Art und Schwere der Störung, Gründe für die befürchtete Eigen- und/oder Fremdgefährdung) eine **sofortige befristete zwangsweise Unterbringung in einer psychiatrischen Klinik** erfolgen. Diesen Antrag kann **jeder** approbierte **Arzt** stellen. Der Betroffene wird am nächsten Tag richterlich angehört und hat dabei das Recht auf die Anwesenheit einer Vertrauensperson und kann – auch bei Geschäftsunfähigkeit – durch eine „sofortige Beschwerde" Widerspruch einlegen. Die richterlich angeordnete Unterbringung ist immer **zeitlich begrenzt**, kann aber aufgrund eines psychiatrischen Gutachtens jederzeit verlängert werden.

Zwangsmaßnahmen: Sind aufgrund des Gesundheitszustandes des Patienten freiheitsentziehende Maßnahmen (Fixierung, Isolierung, Zwangsmedikation) notwendig, so müssen diese im Einzelfall angeordnet und durch das Vormundschaftsgericht bestätigt werden.

Unterbringung nach dem Betreuungsrecht (§ 1906 BGB): Die Unterbringung kann aufgrund einer psychiatrischen Krankheit, einer geistigen oder seelischen Behinderung **zum Wohl des Patienten** erfolgen, wenn die Gefahr besteht, dass derjenige sich selbst tötet oder sich erheblichen Schaden zufügt, oder wenn eine ärztliche Behandlung ohne diese Unterbringung nicht durchgeführt werden kann.

Unterbringung in einem psychiatrischen Krankenhaus (Maßregelvollzug nach § 63 StGB): Ein Patient kann gegen seinen Willen in einem psychiatrischen Krankenhaus untergebracht werden, wenn er eine rechtswidrige **Tat im Zustand der Schuldunfähigkeit** (§ 20 StGB) **oder verminderten Schuldfähigkeit** (§ 21 StGB) begangen hat und von ihm infolge seines Zustandes auch in Zukunft erhebliche rechtswidrige Taten zu erwarten sind (**Gefährdung der Allgemeinheit**).

Unterbringung in einer Entziehungsanstalt (§ 64 StGB): Ein Täter kann – unabhängig von seiner Schuldfähigkeit nach §§ 20 und 21 StGB – für maximal 2 Jahre in einer Entziehungsanstalt untergebracht und einer stationären Entwöhnungstherapie zugeführt werden, wenn die **rechtswidrigen Taten aufgrund einer Alkohol- und Rauschmittelsucht** begangen wurden und auch in Zukunft die **Gefahr weiterer Straftaten** besteht.

8.7 Schwangerschaftsabbruch

> **DEFINITION** Künstlich herbeigeführte Beendigung einer Schwangerschaft. Handlungen, deren Wirkung **vor** Abschluss der Einnistung des befruchteten Eies in der Gebärmutter eintritt, gelten nicht als Schwangerschaftsabbruch im Sinne des Gesetzes (z. B. die „Pille danach").

8.7.1 Rechtliche Grundlagen

§ 218 StGB: Schwangerschaftsabbruch: Grundsätzlich wird, wer eine Schwangerschaft abbricht, mit Freiheitsstrafe bis zu 3 Jahren oder mit Geldstrafe bestraft.

§ 218a StGB: Straflosigkeit eines Schwangerschaftsabbruchs: Der Schwangerschaftsabbruch bleibt straflos, wenn

- die Schwangere den Schwangerschaftsabbruch verlangt und dem Arzt durch eine Bescheinigung [...] nachgewiesen hat, dass sie sich mindestens 3 Tage vor dem Eingriff hat **beraten** lassen,
- der Schwangerschaftsabbruch von einem Arzt vorgenommen wird und
- seit der Empfängnis **nicht mehr als 12 Wochen** vergangen sind.

§ 219 StGB: Beratung einer Schwangeren in einer Not- und Konfliktlage: Die Beratung dient dem Schutz des ungeborenen Lebens. Sie soll die Frau zur Fortsetzung der Schwangerschaft ermutigen, da ein Schwangerschaftsabbruch nur in Ausnahmesituationen stattfinden kann. Das Nähere regelt das Schwangerschaftskonfliktgesetz. Beraten wird hinsichtlich Konflikten bei Schwangerschaftsabbruch und Elternschaft, staatlicher Unterstützung für Eltern, der rechtlichen Grundlagen und medizinischer Aspekte.

Die Beratung hat durch eine anerkannte Schwangerschaftskonfliktberatungsstelle zu erfolgen. Der Schwangeren ist eine Bescheinigung auszustellen. Der Arzt, der den Abbruch der Schwangerschaft vornimmt, ist als Berater ausgeschlossen.

Der Schwangerschaftsabbruch ist bis zur 12. Woche zwar **rechtswidrig**, aber unter o. g. Voraussetzungen **straffrei**!

Die ärztliche Rolle beim Schwangerschaftsabbruch:

- Kein Arzt darf zu einer Mitwirkung bei einem Schwangerschaftsabbruch gezwungen werden. Ausnahme ist eine medizinisch-vitale Indikation, also wenn andernfalls das Leben der Mutter akut gefährdet ist.
- Strafbar (nach § 218c StGB) macht sich ein Arzt mit der Durchführung eines Schwangerschaftsabbruchs **ohne Aufklärung, ohne Kenntnis der Schwangerschaftsdauer und ohne** Vorlage der Beratungsbescheinigung nach § 219 bzw. wenn er die Beratung nach § 219 selbst vorgenommen hat.

Ohne dass die Schwangere selbst eingewilligt hat, ist der Eingriff strafbar. Der Eingriff ist **anzeigepflichtig**.

Straflos und **nicht rechtswidrig** ist ein Schwangerschaftsabbruch **bis zur 12. SSW**, wenn er mit Einwilligung der Schwangeren aus

- **kriminologischer Indikation** (Schwangerschaft als Folge eines Sexualdelikts nach StGB 176–179, z. B. Vergewaltigung)
- **medizinisch-sozialer Indikation** erfolgt (Weiterführen der Schwangerschaft nur unter schwerwiegenden Gefahren für die körperliche oder seelische Gesundheit der Mutter).

- Im Unterschied zum „indikationslosen" Abbruch nach § 218a StGB ist in diesen Fällen **keine Beratung durchzuführen und keine Frist einzuhalten**.

Praktisch bis zur Geburt ist es möglich, aus medizinisch-sozialer Indikation einen Abbruch vornehmen zu lassen, wenn durch die **Pränataldiagnostik eine genetische Auffälligkeit** bekannt wird und dies als eine der Mutter nicht zumutbare seelische Belastung angesehen wird. Es gibt jedoch strenge Vorschriften für die Beratung vor einem Abbruch.

> **LERNTIPP**
>
> Einige Prüfungsfragen zielen darauf ab, dass ein Arzt, der aus persönlicher Überzeugung gegen Schwangerschaftsabbrüche ist (z. B. aus religiösen Gründen), diese nicht durchführen muss, auch dann nicht, wenn es ausdrücklich von ihm verlangt wird.

Ein Tod durch „**Laienabtreibung**" ist heutzutage ein sehr seltenes Ereignis. Geeignete Nachweismethoden bei einer Obduktion sind die Luftembolieprobe (Nachweis von Luft im Herzbeutel bei vorherigem Einpressen von Luft in den Uterus zur Abtreibung), entsprechende Lokalbefunde am inneren Genitale bei Manipulation oder der toxikologische Nachweis von wehenauslösenden Substanzen.

DD: Spontanabort, intrauteriner Fruchttod, atypisch gelegene Extrauteringravidität.

Nachweis einer stattgehabten Schwangerschaft durch den mikroskopischen Nachweis von Plazentaresten.

> **PRÜFUNGSHIGHLIGHTS** ✖
>
> - ‼ Zwangsunterbringung und Zwangsmaßnahmen
> - ‼ Ärztliche Rolle beim Schwangerschaftsabbruch.

8.8 Klinische Prüfungen und wissenschaftliche Versuche

Die Rechtsgrundlage für wissenschaftliche Versuche und biomedizinische Forschung ist in der Deklaration von Helsinki (Fassung von Edinburgh 2000) verankert. Zusätzlich gelten die Bestimmungen des Arzneimittelgesetzes (§§ 40–42).

Beide dienen dem **gesundheitlichen und rechtlichen Schutz** des Patienten oder Probanden. Besonders strenge Maßstäbe gelten für Studien mit Kindern und nicht einwilligungsfähigen Erwachsenen.

Unterschieden werden

- **klinische Prüfung** (Arzneimittelstudien),
- **Heilversuch** (Erprobung neuer Methoden an Kranken, z. T. als letzter Versuch bei nicht therapierbaren Krankheiten) und
- **klinisches Experiment** (nur zu Forschungszwecken, ohne medizinische Indikation)

Ethikkommission: Sie wird auf schriftlichen Antrag tätig. Ihre Hauptaufgabe besteht in der **Beurteilung von klinischen Studien** mit Patienten oder gesunden Probanden. Im Rahmen der Studien werden Wirksamkeit und Sicherheit von Arzneimitteln und Medizinprodukten, von neuen Operationstechniken oder von nicht medikamentösen Therapieformen untersucht. In allen Fällen prüft die Kommission, ob das Vorhaben **ethisch und rechtlich vertretbar** ist. Sie berät den Arzt auch rechtlich.

Ebenso beurteilt die Ethikkommission Forschung mit epidemiologischen Daten, menschlichem Gewebe oder Blut, und sie berät Ärzte vor einer **künstlichen Befruchtung** bei unverheirateten Paaren oder bei Ehepaaren mit Spendersamen.

9   Der Arzt als Sachverständiger und Zeuge

9.1   Grundlagen

Liegt die Entbindung von der Schweigepflicht vor, kann ein Arzt als (**sachverständiger**) **Zeuge** vor Gericht über einen Patienten und dessen Behandlung aussagen.

Soll ein Arzt für das Gericht oder die Polizei medizinische Sachverhalte beurteilen, wird er als **Sachverständiger** benannt. Im Rahmen seiner Sachverständigentätigkeit kann er Einsicht in beschlagnahmte **Krankenunterlagen** nehmen oder gemäß StPO **Untersuchungen** durchführen, die das gesundheitliche Wohl des zu Untersuchenden nicht gefährden. Der zu Untersuchende ist zuvor darüber und über sein Aussageverweigerungsrecht aufzuklären. Die so erhaltenen Erkenntnisse unterliegen nicht der Schweigepflicht

Pflicht zur Gutachtenerstattung: Erhält ein Arzt **vom Gericht** den Auftrag, als Sachverständiger ein Gutachten zu erstellen, kann er dies theoretisch ablehnen, aber dann doch durch zahlreiche gesetzlich geregelte Ausnahmen verpflichtet werden (**Tab. 9.1**).

Gründe für die Ablehnung eines Gutachtenauftrages:
- Befangenheit (z. B. frühere Behandlung des Patienten)
- Arbeitsüberlastung
- mangelnde fachliche Kompetenz.

Gutachtenerstattung gegenüber der Polizei, Behörden, Versicherungen oder Privatpersonen darf ein Arzt **ablehnen**.

> **PRAXIS** Der Arzt hat sein Gutachten unabhängig und nach bestem Wissen und Gewissen zu erstatten. Er trifft nicht die Entscheidung, sondern **beurteilt die medizinischen Zusammenhänge**.

Inhalt und Qualität des Gutachtens: Wird das Ergebnis einer ärztlichen Untersuchung niedergeschrieben, handelt es sich um ein ärztliches Attest/Zeugnis, dieses kann als **Beweismittel bei Gericht** verwendet werden.

- Atteste müssen nach verschiedenen Mustern bzw. auf bestimmten Formularen verfasst werden.
- Zweck und Empfänger des Attests müssen erkenntlich sein.
- Atteste als Beweismittel vor Gericht müssen eine detaillierte Befundbeschreibung und Vorgeschichte enthalten.

Gutachten enthalten zudem **wissenschaftliche Schlussfolgerungen**, die auf den erhobenen Befunden beruhen. Näheres ist in der MuBO für Ärzte geregelt.

Mit einem ärztlichen Gutachten soll die **haftungsausfüllende Kausalität** (Zusammenhang zwischen einem schädigenden Ereignis und dem Gesundheitsschaden) geklärt werden. Dabei verwendet man in der Praxis häufig Angaben zu **Wahrscheinlichkeit**:

- an Sicherheit grenzende Wahrscheinlichkeit (im Strafrecht erforderlich): > 99,73 bzw. > 99,8 %
- sehr wahrscheinlich/mit hoher Wahrscheinlichkeit: > 90 %
- wahrscheinlich/mit Wahrscheinlichkeit: > 50 %
- nicht entscheidbar: 50 %
- weniger wahrscheinlich/unwahrscheinlich: < 50 %
- sehr unwahrscheinlich: < 10 %
- mit an Sicherheit grenzender Wahrscheinlichkeit ausschließbar: < 0,2 %.

Ärztliche Gutachten müssen inhaltlich korrekt sein, das **Ausstellen unrichtiger Gutachten** ist **strafbar** (**Tab. 9.2**). Zivilrechtlich können **Schadensansprüche** der Geschädigten geltend gemacht werden (z. B. von Krankenkasse oder Arbeitgeber bei falschem Attest/falscher Arbeitsunfähigkeitsbescheinigung).

> **PRÜFUNGSHIGHLIGHTS**   ✘
>
> – ! Arzt als sachverständiger Zeuge.

Tab. 9.1 Rechtliche Grundlagen ärztlicher Gutachtertätigkeit

Paragraf	Tätigkeit des Arztes
§ 85 StPO „Sachverständiger Zeuge"	Vernehmung als **sachkundige Person** in Zivil- und Strafprozess sowie bei sozialgerichtlichen Verfahren und bei Behörden
§ 75 StPO „Pflicht des Sachverständigen"	Der Arzt ist verpflichtet, der Aufforderung des Gerichts oder der Staatsanwaltschaft zur **Gutachtenerstattung** Folge zu leisten.

Tab. 9.2 Formen von unrichtigen ärztlichen Attesten

Paragraf	Vergehen	Bedeutung
§ 278 StGB	Ausstellung unrichtiger Gesundheitszeugnisse	**vorsätzliches** Ausstellen unrichtiger Atteste (Gefälligkeitsattest), sorgfaltswidriges Ausstellen
§ 153 StGB	falsche uneidliche Aussage	**vorsätzliche** Falschaussage vor Gericht (nach Vereidigung = Meineid)

Klinische Umweltmedizin und Toxikologie

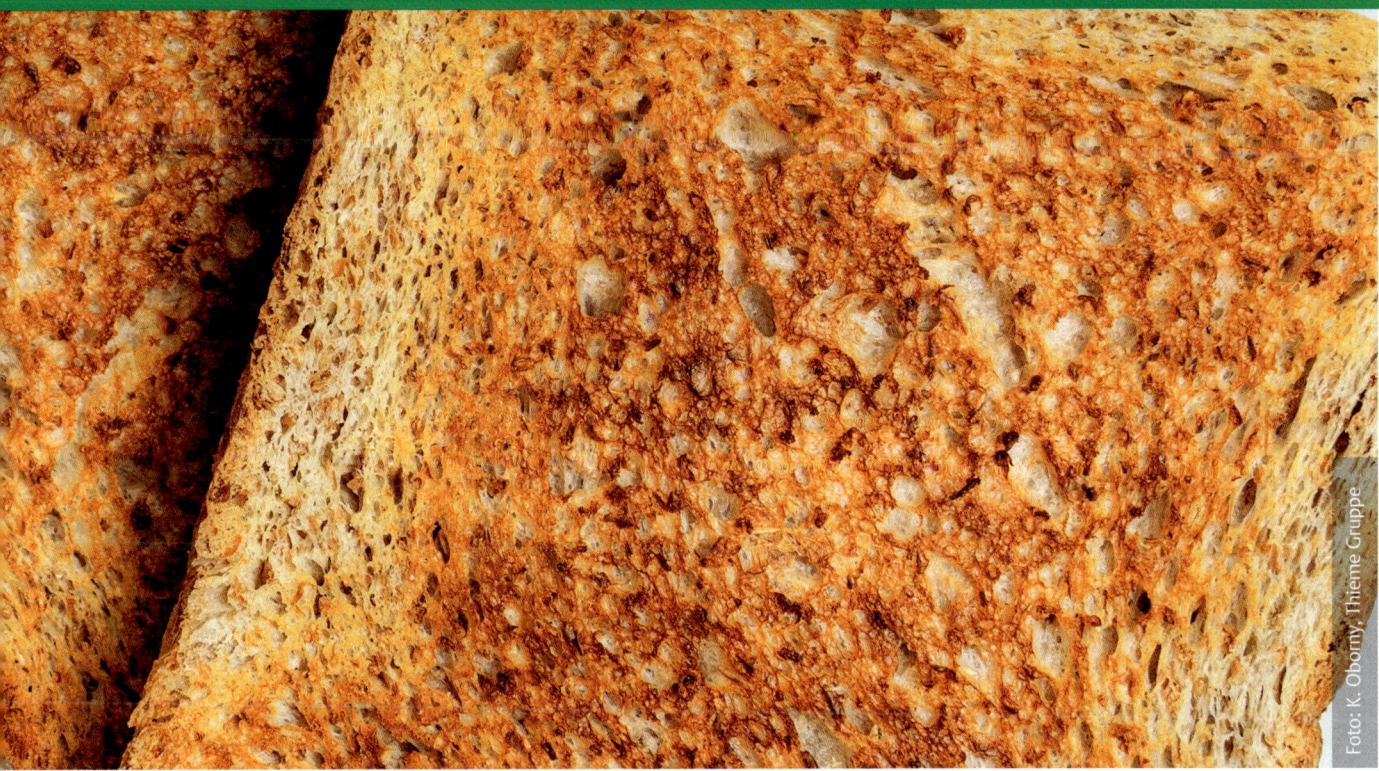

Foto: K. Oborny, Thieme Gruppe

10 Klinische Umweltmedizin

10.1 Grundlagen

> **LERNTIPP** !
>
> Die Umweltmedizin ist ein relativ junger medizinischer Zweig, der bisher nur selten in die vom IMPP gestellten Prüfungsfragen Einzug gefunden hat. Dennoch sollten Sie sich dem Fach aufmerksam widmen, da der medizinische Alltag immer mehr davon geprägt wird, die Beeinträchtigung der Gesundheit auf Umweltfaktoren zurückzuführen, umweltbedingten Krankheiten präventiv entgegenzuwirken, sie zu diagnostizieren und zu behandeln.

DEFINITION Die Umweltmedizin umfasst die medizinische Betreuung von Einzelpersonen mit gesundheitlichen Beschwerden oder auffälligen Untersuchungsbefunden, welche von ihnen selbst oder ärztlicherseits mit Umweltfaktoren in Verbindung gebracht werden (Definition des Deutschen Ärztetages, 1992).

10.1.1 Aufgaben und Ziele der Umweltmedizin

Die Aufgaben der Umweltmedizin sind die **Erforschung, Erkennung, Behandlung** und **Vermeidung umweltbedingter Krankheiten** und Schadstoffwirkungen.

Das Ziel umweltmedizinischer Forschung ist, das **Risiko** gesundheitlicher Beeinträchtigungen durch Schadstoffwirkungen aus der Umwelt für die Bevölkerung **zu minimieren**, wobei man primär Schadstoffe zu vermeiden bzw. zu kontrollieren versucht.

Gesundheitliche Auswirkungen von Umweltbelastungen nachzuweisen ist methodisch oft schwierig, da häufig nur geringe Schadstoffmengen über lange Zeiträume wirken. Außerdem ist die schädliche Konzentration der einzelnen Stoffe oft sehr unterschiedlich. Auch Lebensstilfaktoren, der individuelle Stoffwechsel, die Veranlagung bzw. die Empfänglichkeit (Disposition) des Einzelnen spielen dabei eine wichtige Rolle.

10.1.2 Grundbegriffe der Umweltmedizin

Emission (= Austrag): Etwas wird an die Umwelt abgegeben (z. B. Schadstoffausstoß aus einem Kamin, Strahlung von einem Mobiltelefon). Emittiert werden können Rauch, Gase, Staub, Abwasser und Gerüche, aber auch Geräusche, Erschütterungen,

Licht, Wärme und Strahlen. Die Verursacher heißen Emittenten. Emissionsmessungen finden direkt an der Quelle (z. B. Auspuff) statt.

Immission (= Eintrag): Dies bezeichnet die Summe der an einem Bezugspunkt enthaltenen Schadstoffe. Immissionsmessungen erfolgen an Orten, an denen sich Menschen aufhalten (z. B. in einem Stadtpark oder in einer Wohnung).

Transmission: Dies bezeichnet den Vorgang, bei dem sich Schadstoffe vom Ort der Entstehung in die Umwelt ausbreiten. Das Ausmaß der Transmission ist vom Ausbreitungsmedium (Wasser, Luft etc.) abhängig, folglich auch von meteorologischen und geografischen Bedingungen. Unter bestimmten Umständen können Schadstoffe bzw. schadstoffbehaftete Partikel über Hunderte von Kilometern transportiert werden (z. B. Tschernobyl-Katastrophe).

Exposition: Sie bezeichnet das Ausgesetztsein des Organismus gegenüber Umwelteinflüssen, insbesondere gegenüber schädigenden. Ein Bergarbeiter beispielsweise ist unter anderem gegenüber Steinstaub sowie Radonstrahlung und gegenüber deren Folgeprodukten exponiert, ein Passivraucher gegenüber Zigarettenrauch. Eine Exposition muss nicht, kann aber eine Ursache für eine Gesundheitsschädigung oder Erkrankung sein.

Primäre Schadstoffe: werden direkt aus einer technischen Anlage emittiert (z. B. Kohlenmonoxid).

Sekundäre Schadstoffe: entstehen durch chemische Umwandlung in der Luft von den aus technischen Anlagen (z. B. Kaminen und Auspuffen) emittierten primären Schadstoffen (z. B. Ozon).

Biologischer Grenzwert (BGW): Er entspricht dem Grenzwert für die toxikologisch-arbeitsmedizinisch abgeleitete Konzentration eines Stoffes, seines Metaboliten oder eines Beanspruchungsindikators im entsprechenden biologischen Material, bei dem im Allgemeinen die Gesundheit eines Beschäftigten nicht beeinträchtigt wird (§ 3 Absatz 8 Gefahrstoffverordnung). Die BGWs werden in der technischen Regel für Gefahrstoffe (TRGS 903) veröffentlicht. Die Bekanntmachung erfolgt über das Gemeinsame Ministerialblatt (GMBI).

Maximale Arbeitsplatzkonzentration (MAK-Wert): Sie stellt die obere Grenze der Konzentration eines Arbeitsstoffes in Gas-, Dampf- oder Schwebeform in der Luft am Arbeitsplatz dar, die auch bei regelmäßiger Exposition (i. d. R. 8 tägliche Arbeitsstunden bei 40 h pro Woche) die allgemeine Gesundheit der Beschäftigten weder kurz- noch langfristig schädigt oder unangemessen belastet. Die jeweils festgesetzten Werte sind ein Kompromiss in der Abwägung zwischen möglichen Gesundheitsschäden sowie den Risiken und den Kosten der Produktion. Im Zuge des technischen Fortschritts kann es zu Anpassungen bzw. zu weiteren Absenkungen der entsprechenden Werte kommen. Der MAK-Wert wird dabei üblicherweise in **ppm** (parts per million, 1 cm³ Gas auf 1 m³ Luft) oder **mg/m³** Luft angegeben. Bei Substanzen, die bekanntermaßen kanzerogen sind, wird kein MAK-Wert, sondern stattdessen der TRK-Wert angegeben (s. u.).

Seit 1.1.2005 gilt nach der neuen Gefahrstoffverordnung (GefStoffV) der **AGW (Arbeitsplatzgrenzwert)** anstelle der MAK, der sich ebenfalls in ppm oder mg/m³ definiert. Die MAK-Werte sind jedoch bis zur vollständigen Umsetzung der Verordnung als Richt- und Orientierungsgrößen immer noch gebräuchlich!

Die GefStoffV kennt nur noch **gesundheitsbasierte Arbeitsplatzgrenzwerte**. Der AGW definiert sich als die Konzentration eines Stoffes in der Luft am Arbeitsplatz, bei der akute oder chronisch schädliche Auswirkungen auf die Gesundheit im Allgemeinen nicht zu erwarten sind. Arbeitsplatzgrenzwerte sind bezogen auf Schichtmittelwerte bei täglich 8-stündiger Exposition an 5 Tagen pro Woche während der Lebensarbeitszeit (40 Jahre). Daneben sind Expositionsspitzen gemäß dem Kurzzeitwertkonzept zu beurteilen.

In Deutschland sind die gesundheitsbasierten AGWs rechtlich verbindlich. Für kanzerogene und mutagene Arbeitsstoffe ist ein stoffübergreifendes, risikobasiertes Grenzwertkonzept etabliert worden.

Technische Richtkonzentration (TRK-Wert): wird bei Substanzen angewendet, die kanzerogen, potenziell kanzerogen oder mutagen sind und für die kein MAK-Wert angegeben werden darf. Die Einheit ist ebenfalls **ppm** oder **mg/m³**. Die technischen Richtkonzentrationen werden bei Substanzen angewendet, die kanzerogen, potenziell kanzerogen oder mutagen sind, und wurde im Zuge der GefStoffV ausgesetzt.

Die GefStoffV kennt nur noch gesundheitsbasierte Arbeitsplatzgrenzwerte. Allerdings existieren weiterhin technisch begründete Werte (nach Art. 16 der Krebsrichtlinie 2004/37/EG für Benzol 1 ppm, Vinylchlorid 3 ppm und Hartholzstäube 5 mg/m³ sowie verbindliche Grenzwerte nach Art. 3 Nr. 4 Agentienrichtlinie 98/24/EG, Anhang 1 für anorganisches Blei und seine Verbindungen 0,15 mg/m³).

Biologischer Arbeitsplatz-Toleranzwert (BAT-Wert): Hierbei handelt es sich um die Konzentration eines biologischen Stoffes oder eines seiner Abbauprodukte in Blut, Plasma, Harn oder der Atemluft des Menschen, die auch bei regelmäßiger Aufnahme zu keinen gesundheitlichen Beeinträchtigungen führt. In der Regel wird eine Stoffbelastung von **maximal 8 Stunden** täglich bzw. 40 h wöchentlich zugrunde gelegt.

Seit 01.01.2005 gilt nach der neuen Gefahrstoffverordnung der **BGW (Biologischer Grenzwert)**, der sich ebenso definiert und in **µg/l** angegeben wird. Die alten BAT-Werte sind jedoch immer noch gebräuchlich!

EKA-Wert: Das „Expositionsäquivalent für krebserzeugende Stoffe" gilt für kanzerogene oder mutagene Stoffe, die nicht mit dem BAT-Wert erfasst werden dürfen. Er hat ebenfalls die Einheit **µg/l**. Seit 01.01.2005 fällt er unter den BGW.

LAI (Länderausschuss für Immissionsschutz): Der LAI ist ein fachkundiges Gremium aller für den Immissionsschutz zuständigen obersten Behörden des Bundes und der Länder. Zur Vermeidung schädlicher Umwelteinwirkungen durch Luftverunreinigungen hat der LAI für bestimmte Stoffe „immissionsbegrenzende Werte" vorgeschlagen. Das sind Bewertungsmaßstäbe unterschiedlicher Art, z. B. Immissionswerte der Technischen Anleitung zur Reinhaltung der Luft (TA Luft), Orientierungswerte für die Sonderfallprüfung nach TA Luft, Orientierungswerte für großräumige staatliche Luftreinhaltestrategien und Zielwerte für die staatliche Luftreinhalteplanung.

RW-Werte (Innenraum-Richtwerte): Richtwert I (RW I, Vorsorgerichtwert) beschreibt die Konzentration eines Stoffes in der Innenraumluft (**mg/m³**), bei der nach gegenwärtigem Erkenntnisstand auch dann keine gesundheitliche Beeinträchtigung zu erwarten ist, wenn ein Mensch diesem Stoff lebenslang ausgesetzt ist. Eine Überschreitung ist jedoch mit einer über das übliche Maß hinausgehenden, unerwünschten Belastung verbunden.

Richtwert II (RW II) ist ein wirkungsbezogener Wert (mg/m^3), der sich auf die gegenwärtigen toxikologischen und epidemiologischen Erkenntnisse über die Wirkungsschwelle eines Stoffes unter Einführung von Unsicherheitsfaktoren stützt. Er stellt die Konzentration eines Stoffes dar, bei deren Erreichen bzw. Überschreiten unverzüglich zu handeln ist. Insbesondere für empfindliche Personen kann die dauerhafte Exposition eine Gesundheitsgefährdung sein.

Je nach Wirkungsweise des Stoffes kann der RW II als **Kurzzeitwert** (RW II K) oder **Langzeitwert** (RW II L) definiert sein. Vorsorglich sollte bereits im Konzentrationsbereich zwischen RW I und RW II durch technische bzw. bauliche Maßnahmen oder verändertes Nutzerverhalten gehandelt werden.

HBM-Werte (HBM = Human-Biomonitoring): Ist die Konzentration eines Stoffes in einem Körpermedium (z. B. Blut, Urin), bei deren

- **Unterschreitung** nicht mit einer gesundheitlichen Beeinträchtigung zu rechnen ist (quasi der Prüf- oder Kontrollwert, **HBM-I-Wert**), deren **Überschreitung** aber Anlass sein sollte, den Befund zu prüfen und die Belastungsquelle zu beseitigen, oder bei deren
- **Überschreitung** eine für den Betroffenen als relevant anzusehende gesundheitliche Beeinträchtigung möglich ist (quasi der Interventions- oder Maßnahmenwert, **HBM-II-Wert**).

Im Bereich zwischen HBM-I und HBM-II existieren keine sicheren Belege für eine gesundheitsschädliche Wirkung, aber auch nicht für eine Unbedenklichkeit. Daher ist in diesem Bereich eine erhöhte Aufmerksamkeit angezeigt. Aus einer Über- oder Unterschreitung der HBM-Werte allein können keine umweltmedizinischen Diagnosen abgeleitet werden. HBM-Werte sind grundsätzlich nur im Kontext einer umfassenden Untersuchung zur Abschätzung einer gesundheitlichen Gefährdung heranzuziehen (**Tab. 10.4**).

No-observed-adverse-effect level (NOAEL): maximale Schadstoffkonzentration, bei der im Tierversuch oder im Zellkulturversuch bei chronischer Exposition keine der Schädigungen mehr feststellbar sind, die bei der Verabreichung einer höheren Dosis auftreten.

Lowest-observed-adverse-effect level (LOAEL): niedrigste Schadstoffkonzentration, bei der im Tierexperiment oder im Zellkulturversuch noch Schädigungen beobachtet werden.

Acceptable daily intake (ADI-Wert): duldbare tägliche Aufnahmemenge von Schadstoffen. Dieser Wert wird von der WHO und der FAO (Food and Agriculture Organization der UNO) so festgelegt, dass bei lebenslanger Ausschöpfung dieser Menge kein gesundheitlicher Schaden entsteht.

Surrogatmarker (Surrogat-Parameter): Ersatzmesswert von ansonsten meist nicht oder nur aufwendig messbaren Daten. Zum Beispiel ist Angst, die ein Mensch in einer Situation empfindet, nicht direkt zu messen, wohl aber die Steigerung der Herzfrequenz, die mit einer Angstsituation einhergeht.

Referenzwert: Nach allgemein verwendeter Definition ist der Referenzwert das 95. Perzentil aller aus einer repräsentativen Stichprobe der Allgemeinbevölkerung oder einer Bevölkerungsgruppe ermittelten Konzentrationen eines Fremdstoffes oder eines Fremdstoffmetaboliten.

Referenzwerte besitzen per definitionem nur beschreibenden Charakter und dienen dem Vergleich von einzelnen Analysenergebnissen mit der Hintergrundbelastung der Allgemeinbevölke-

rung oder einer Bevölkerungsgruppe. Sie sind keine unveränderlichen Größen, sondern werden von einer Vielzahl von Faktoren beeinflusst, z. B. Alter, Geschlecht, Region, Auswahl und Umfang der Stichprobe, Lebensstilfaktoren (z. B. Rauchen, Ernährung, Medikamenteneinnahme, Veränderung der Umweltbelastung).

Wahrnehmungsvermittelte Umweltwirkungen: Sie betreffen v. a. den Lärmschutz durch die unterschiedliche Wahrnehmung von Schallpegeln: Der „leise Lärm" eines tropfenden Wasserhahns kann als lästig empfunden werden, während wesentlich höhere Schallpegel als angenehm und gewollt akzeptiert werden (z. B. Musik). Für wahrnehmungsvermittelte Umweltwirkungen verbietet sich ein Schwellen- bzw. Grenzwertdenken.

Pathogenese: Die Pathogenese beschreibt Entstehung und Entwicklung einer Krankheit mit allen daran beteiligten Faktoren.

Salutogenese: Das Prinzip der Salutogenese geht davon aus, dass Gesundheit kein Zustand ist, sondern ein Entwicklungsprozess. Dieser hängt von persönlichen Lern- und Reifungsprozessen, genetischer Ausstattung, physiologischem Verhalten und soziobiologischen Umweltfaktoren ab. Mit diesen persönlichen Voraussetzungen („Kohärenzgefühl", sog. sense of coherence) erwirbt der Mensch die Fähigkeit, trotz starker Belastungen gesund zu bleiben.

Suszeptibilität: besondere Disposition, Empfänglichkeit oder Empfindlichkeit gegenüber Fremdstoffen. Im engeren Sinne wird der Begriff im Zusammenhang mit der Beschreibung und Erklärung von Krankheitsursachen verwendet. Dabei spielt die individuelle molekulare Ausstattung für die Reaktion auf verschiedene externe Noxen (z. B. „Umweltgifte") eine wichtige Rolle.

Risikogruppen: Gruppen von Personen, deren Empfindlichkeit gegen unerwünschte Wirkungen von Fremdstoffen über das Normale hinausgeht. Klassische Gruppen sind:
- Säuglinge, Kleinkinder und alte Menschen
- chronisch Kranke (z. B. Bronchitiker, Asthmatiker)
- Atopiker, Personen mit hyperreagiblem Bronchialsystem oder heller Haut
- immunsupprimierte Personen
- Personen mit Stoffwechselanomalien/-störungen
- Personen mit Verhaltensanomalien
- Personen in Risikosituationen (z. B. im Beruf, beim Sport, in bestimmten Lebenssituationen, mit bestimmten Verhaltensweisen und bestimmter Konstitution).

Besonderheiten bei **Kleinkindern:** größere Hautoberfläche, höherer Wassergehalt, vermehrter Atmungsbedarf, durchlässigere Darmwand, unreifes Immunsystem, langsamer Fremdstoffmetabolismus.

Personen mit **Verhaltensanomalien:** Bodenrichtwerte, wie sie z. B. für Sand auf Spielplätzen und in Kindergärten gelten, beruhen auf einer Kalkulation mit der üblichen „Hand-zu-Mund"-Aktivität. Kinder mit abnormer oraler Aufnahme (Pica-Syndrom) sind durch sie nicht geschützt.

Atopiker, Personen mit hyperreagiblem Bronchialsystem und anderen Grunderkrankungen: Atopie ist durch eine genetische Prädisposition für verschiedene klinische Manifestationen der Überempfindlichkeitsreaktion vom Soforttyp (Typ I der Allergie) gekennzeichnet. Zu den klinischen Ausdrucksformen gehört neben Neurodermitis und Asthma auch die Entwicklung von Nahrungsmittelallergien. Personen mit hyperreagiblem Bronchialsystem reagieren verstärkt auf eine Ozonbelastung, Personen mit Angina pectoris auf erhöhte CO_2-Konzentration und Personen mit chronischer Bronchitis auf erhöhte SO_2-Konzentrationen.

Hauttyp: Hellhäutige Personen neigen vermehrt zu Sonnenbränden, Melanomen und anderen Hauttumoren.

10.2 Umweltmedizinische Diagnostik

10.2.1 Anamnese und Untersuchung

Anamnese

Die umweltmedizinische Anamnese setzt, verglichen mit der rein klinischen Anamnese, zusätzliche Schwerpunkte. Insbesondere mögliche Expositionsquellen sollen dadurch aufgedeckt werden:

- aktuelle Gesundheitsbeschwerden
- derzeitige Medikation
- Familienanamnese, Vorgeschichte
- Lebens- (Tagesablauf, Nikotinabusus etc.) und Ernährungsgewohnheiten (Vegetarier/Veganer, Fleisch-/Fischkonsum)
- Wohnungsbeschreibung:
  - Seit wann lebt der Patient schon in der Wohnung?
  - Durchschnittliche Aufenthaltsdauer in der Wohnung?
  - Leiden Mitbewohner oder Nachbarn unter denselben Beschwerden?
  - Wann wurde das Haus erbaut?
  - Wann wurde das letzte Mal renoviert?
  - Welche Werkstoffe wurden verwendet?
  - Wo liegt die Wohnung/das Haus (verkehrsreiches Gebiet, Industrie in der Nähe)?
  - Welche Möbel stehen in der Wohnung (Vollholz, Pressspan)?
  - Wie und wie oft wird gelüftet?
  - Gibt oder gab es Schimmelpilzbefall oder feuchte Stellen?
  - Leben Haustiere in der Wohnung?
  - Welche Pflanzen sind in der Wohnung/im Garten?
  - Werden Pestizide oder Dünger verwendet?
  - Welche Reinigungsmittel finden im Haushalt Gebrauch?
  - Welche Pflegeprodukte werden verwendet?
  - Werden die Beschwerden bei längerer Abwesenheit weniger?
- Arbeitsplatz:
  - berufliche Ausbildung
  - Tätigkeiten
  - Umgang mit möglichen Schadstoffen
  - Mitarbeiter oder Kollegen mit denselben Beschwerden?
- Freizeit und Hobbys (Umgang mit Schadstoffen wie z. B. Farben, Lötmetallen etc.)
- zahnärztliche Behandlungen (verwendete Werkstoffe, z. B. Amalgam).

Körperliche Untersuchung

Die körperliche Untersuchung unterscheidet sich nicht wesentlich von der im klinischen Alltag, jedoch sollte ein besonderes Augenmerk auf Haut und Schleimhäute gelegt werden, um mögliche Effloreszenzen nicht zu übersehen. Der neurologische Status sollte ebenfalls erhoben werden (z. B. Bleivergiftung).

10.2.2 Differenzialdiagnostik

Auch bei Nachweis einer toxischen Belastung sollten folgende Bereiche konsiliarisch abgeklärt werden, um nicht andere Diagnosen zu übersehen:

- psychiatrisch: endogene Depression, Somatisierungsstörung
- internistisch: Ausschluss von Organschäden (Schilddrüse, Lunge, Pankreas, Leber, Niere), Immun- und Enzymdefekten oder Systemerkrankungen wie Wegner-Granulomatose
- neurologisch: multiple Sklerose, Anfallsleiden, Polyneuropathien

- HNO-ärztlich: Tinnitus, Vertigo, Hörsturz, Sicca-Syndrom
- dermatologisch: Urtikaria, Kontaktekzem, Atopie, Psoriasis
- allergologisch: (pseudo)allergische Reaktionen
- ophthalmologisch: Gesichtsfeldausfälle, Glaukom
- endokrinologisch: Hormonstörungen, Perfusionsstörungen.

10.2.3 Expositionsbestimmung

Schadstoffe gelangen aus der Umwelt über die Nahrung, die Atemluft und die Haut in den menschlichen Körper. Zur Bestimmung der Exposition sind verschiedene Monitoring-Methoden etabliert:

Ambient- oder Umweltmonitoring: misst die Schadstoffe in Wasser, Boden, Luft, Hausstaub, Lebensmitteln, Bedarfsgegenständen und Baumaterialien.

Human-Biomonitoring: misst die innere Belastung des menschlichen Körpers durch Schadstoffe aus der Umwelt. Hierbei unterscheidet man wiederum zwischen Belastungsmonitoring, Effektmonitoring und Suszeptibilitätsmonitoring (Empfindlichkeit biologischer Systeme gegen äußere Einflüsse).

Außenluft und Innenraumluft als Umweltmedien

Außenluft: Dabei handelt es sich um die aus der Umgebung angesaugte Luft, so wie sie an der Außenseite eines Gebäudes vorkommt. Sie darf nicht mit Frischluft verwechselt werden.

Einfluss auf die Außenluftqualität nehmen neben der **Staubbelastung** vor allem **gasförmige Verunreinigungen** wie Kohlenmonoxid, Kohlendioxid, Schwefeloxid, Stickstoffoxid sowie flüchtige organische Verbindungen (VOC = volatile organic compounds), Verunreinigungen durch **flüssige Aerosole** (Ölnebel, Schwaden von Rückkühlwerken etc.) oder Verunreinigungen durch **biologische Partikel**.

Ozon ist in der Beurteilung nicht relevant, da es äußerst reaktionsfähig ist und daher seine Konzentration in der Raumluft sehr schnell abnimmt.

Die Klassifizierung der Außenluft erfolgt auf Grundlage der Weltgesundheitsorganisation (WHO). Die Außenluft (ODA = outdoor air) wird in 3 Kategorien eingeteilt:

- **Kategorie ODA-1:** Die Vorgaben der WHO werden eingehalten: Die Außenluft ist nur zeitweise staubbelastet (etwa durch Pollen).
- **Kategorie ODA-2:** Die Vorgaben der WHO werden maximal um den Faktor 1,5 überschritten: Außenluft mit hoher Konzentration von Staub oder Feinstaub und/oder gasförmigen Verunreinigungen.
- **Kategorie ODA-3:** Die Vorgaben der WHO werden um mehr als den Faktor 1,5 überschritten: Außenluft mit sehr hoher Konzentration von gasförmigen Verunreinigungen, Staub und/oder Feinstaub.

Die Außenluft kann zur Verwendung im Innenraum durch zwei Maßnahmen der Lüftungs- und Klimatechnik verbessert werden: zum einen durch Wahl des **Ansaugortes** am Gebäude, an dem die Außenluft am wenigsten belastet ist (Sonneneinstrahlung, Autoabgase, Abluftauslass etc.), und zum anderen durch **Reinigung**.

Innenraumluft: Luft in Wohnungen, in Arbeitsräumen, an -plätzen (sofern sie nicht hinsichtlich Luftschadstoffen arbeitsschutzrechtlicher Kontrolle unterliegen, z. B. Büros, Verkaufsräume), in öffentlichen Gebäuden (Schulen, Kindergärten, Krankenhäusern etc.) sowie in Kraftfahrzeugen und öffentlichen Verkehrsmitteln.

Zu den Quellen für **Luftverunreinigungen in Innenräumen** zählen:

- Menschen:
  - CO_2
  - Wasserdampf
  - Geruchsstoffe
- menschliche Aktivitäten:
  - Energieversorgung (CO, CO_2, Stickoxide, Aldehyde, Staub u. a.)
  - Haushalts-/Hobbyprodukte (viele organische Verbindungen, Lösemittel, Pestizide)
  - Rauchen/Passivrauchen (CO, Stickoxide, Aldehyde u.v. a.)
- Raumausstattung:
  - Bau-/Renovierungsmaterialien (viele organische Verbindungen, Radon, Asbest und andere Fasern)
  - Einrichtungsgegenstände (Möbel, Teppiche)
- Haustiere und Mikroorganismen (Innenraumallergene u. a.).

Durch **belastete Innenraumluft** (z. B. durch Schimmelpilze) kann es zu allergischen Erkrankungen (z. B. Asthma bronchiale) sowie Haut- und Schleimhautreizungen kommen. Dies würde man als Building-Related Illness (BRI) bezeichnen laut Umweltbundesamt (vom 31.10.2016) zu unterscheiden vom Sick-Building-Syndrom (SBS). Beim SBS leiden die Betroffenen unter unspezifischen Beschwerden wie tränenden Augen, gereizten Schleimhäuten, Kopfschmerzen oder Juckreiz, ohne dass ein vermuteter Zusammenhang mit erhöhten Schadstoffkonzentrationen nachgewiesen werden konnte. Diese Beschwerden treten häufig in Räumen mit Klimaanlage auf. Häufig stehen die Beschwerden in Zusammenhang mit fehlender Nutzerfreundlichkeit der Arbeitsplätze und eingeschränkter Autonomie (man kann nicht selbst lüften). Zugluftproblematik, Geräuschbelastung (Reizüberflutung) und Verlust an Privatsphäre können in Großraumbüros ebenfalls eine Rolle spielen.

Umweltmonitoring

> **DEFINITION** Umweltmonitoring ist die systematische Überwachung der Umwelt mittels quantitativer Erfassung relevanter Parameter.

Messorte: In der Umweltmedizin werden Schadstoffkonzentrationen in der Raumluft, im Hausstaub oder direkt in Baumaterialien bestimmt.

Raumluftmessung: Bei der **aktiven Messung** wird ein bestimmtes Luftvolumen innerhalb von 1–2 h mithilfe einer Pumpe durch ein Sorptionsmittel gesaugt. Die **passive Messung** ist die preislich günstigere Verfahrensweise und dauert 1–2 Tage. Aktivkohle, natriumhydrogensulfithaltige Membranen oder in Polyethylen getränkte Glasfaservliese binden die in der Luft flüchtigen Schadstoffe. Bei der Auswertung werden die an das Sorptionsmittel gebundenen Schadstoffe gelöst (– Desorption) und chromatografisch quantifiziert. Die Raumluftmessung wird vorwiegend bei Formaldehyd, VOCs und Holzschutzmitteln (wie PCP und Lindan) eingesetzt.

Sedimentationsstaub/Hausstaub: eignet sich gut zur Bestimmung von Schadstoffen wie Holzschutzmitteln, Pestiziden, Schwermetallen oder aromatischen Kohlenwasserstoffen. Dadurch, dass Staub eine lange Verweildauer hat und bei seiner „Reise" durch die Wohnung die zirkulierenden Schadstoffe an seiner großen Oberfläche binden kann, ist er ein guter Marker. Allerdings ist Hausstaub ein sehr heterogenes Gemisch aus anorganischen und organischen Substanzen, die Schadstoffe sehr unterschiedlich binden. Auch das Verhältnis von Oberfläche zu Gewicht variiert je nach Zusammensetzung sehr stark. Zudem hängt die Belastung des Staubs mit Fremdstoffen sehr davon ab, wie lange der Staub bereits liegt, was aber häufig nicht festgestellt werden kann. Die Messung sollte daher immer durch eine Raumluftmessung abgesichert werden. Je nach Entnahmestelle ist die gemessene Konzentration der Noxen deutlichen Schwankungen unterworfen.

Baumaterialien: Besteht der Verdacht, dass Baumaterialien wie Holz, Teppiche, Leder oder andere Textilien die Ursache für eine Erkrankung bzw. Gesundheitsstörung sind, können diese auch direkt auf Schadstoffe untersucht werden.

Vorbereitung der Messung:

- Um störende Einflüsse zu vermeiden und den Altstaubanteil möglichst gering zu halten, sollte in den betroffenen Räumen eine Woche vor der Messung ein letztes Mal gesaugt und gewischt werden.
- 8 h vor Beginn muss der Raum gut durchgelüftet werden.
- Danach sollten alle Fenster und Türen geschlossen werden, um mögliche Messfehler zu vermeiden.
- Die Messung sollte entweder in der Raummitte stattfinden oder an der Stelle, an der man die Exposition vermutet.
- Protokollieren der Messbedingungen: relative Luftfeuchtigkeit, Temperatur.

Probenentnahme: Im Falle von Hausstaub wird sie mit einem kleinen Staubsauger vorgenommen, das gewonnene Probenmaterial in Alufolie versiegelt und im Labor untersucht.

Human-Biomonitoring (HBM)

> **DEFINITION** Beim **Human-Biomonitoring (HBM)** wird die **innere Belastung** des menschlichen Körpers durch Schadstoffe aus der Umwelt analysiert.

Durch die Untersuchung menschlicher Flüssigkeiten und menschlichen Gewebes auf Schadstoffspuren können entweder die Schadstoffbelastung (Belastungsmonitoring) oder die dadurch ausgelösten biologischen Prozesse (Effektmonitoring) gemessen werden. Auch die Ermittlung besonderer Empfindlichkeiten (Suszeptibilitätsmonitoring) ist ein Teilbereich des HBM (**Abb. 10.1**):

- **Belastungsmonitoring (Expositionsmonitoring):** Messung der Konzentration von Fremdstoffen oder deren Metaboliten in biologischem Material (**Tab. 10.1**).
- **Effektmonitoring (Beanspruchungsmonitoring):** Messung von biologischen Parametern, die auf Belastungen durch Fremdstoffe reagieren oder deren Wirkung anzeigen (**Tab. 10.2**).
- **Suszeptibilitätsmonitoring (Empfindlichkeitsmonitoring):** Messung besonderer, individueller Suszeptibilität für die Exposition gegenüber Umweltfaktoren mit dem Ziel der Objektivierung. Beispiele sind der Nachweis genetischer Polymorphismen des menschlichen Detoxikationssystems oder von Störungen der Blut-Hirn-Schranke.

Die Auswahl des Biomonitoring-Parameters sollte sich an der spezifischen toxischen Wirkung des Fremdstoffes orientieren und muss **unter Beachtung der Halbwertszeit** eine Expositionsabschätzung ermöglichen. Neben Blut und Urin eignen sich (je nach Fragestellung) auch Haare, Speichel, Zähne, Muttermilch, Ausatmungsluft sowie (Organ-)Gewebeproben (Fettgewebe) zur

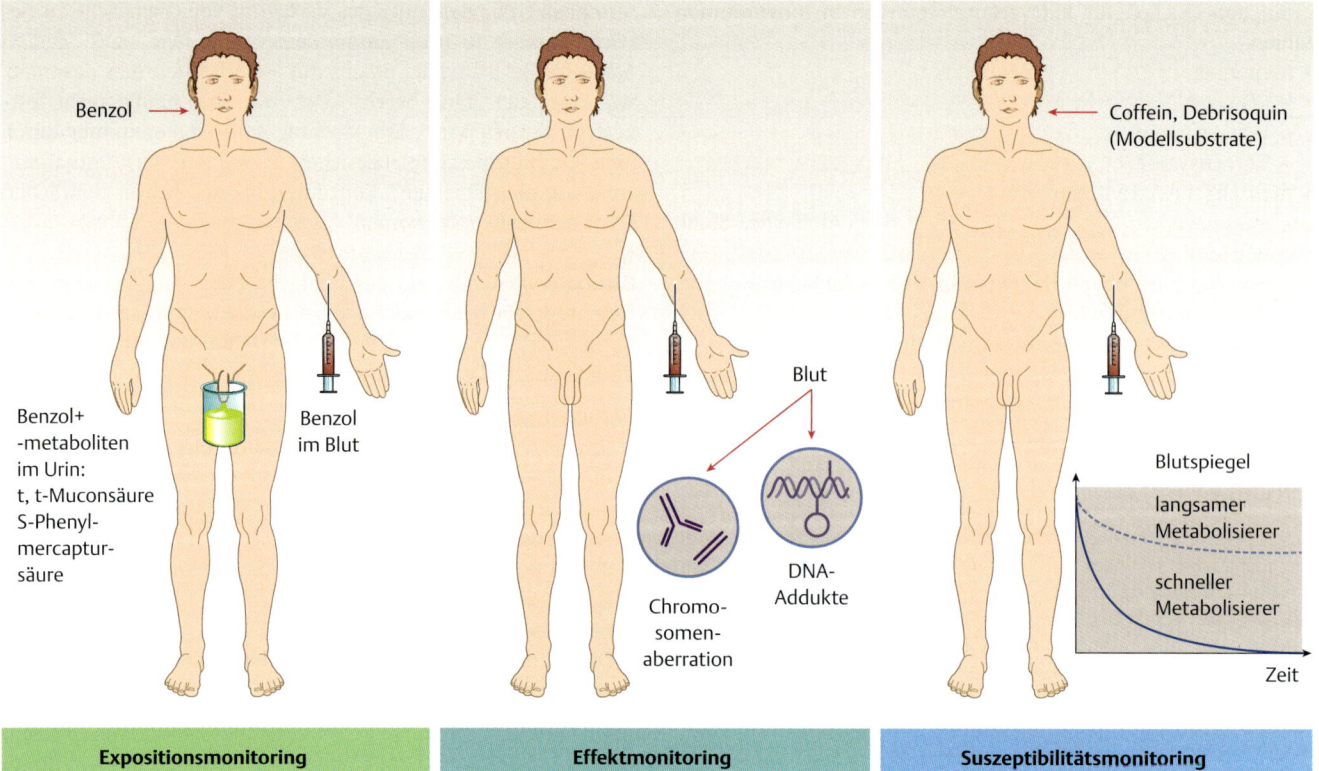

Abb. 10.1 Formen des Human-Biomonitorings.

Tab. 10.1 Nachweismaterialien und Beispiele für Belastungsmonitoring

Nachweis-material	Nachweis von
Blut, Serum	Pestiziden, Lösemitteln oder Schwermetallen
Urin	Schadstoffmetaboliten, z. B. Nachweis von Cotinin als Metabolit von Nikotin
Muttermilch	schädigenden Noxen (z. B. Dioxin, PCB), auch zum Schutz des Säuglings
Speichel	Quecksilber bei Amalgamfüllungen oder anderen Schwermetallen, die bei zahnärztlichen Sanierungen verwendet werden
Haar	Schwermetallexposition oder Drogenabusus (über einen langen Zeitraum möglich)
Fettgewebe	lipophilen Schadstoffen wie Pentachlorphenol (PCP) oder Lindan (unter Beachtung der Halbwertszeit)

Tab. 10.2 Beispiele für Effektmonitoring

Schadstoff	Effekt
Blei	hemmt die Hämsynthetase und führt dadurch zu einer Anämie; Absinken der FEP-Konzentration* und Erhöhung der δ-Aminolävulinsäure
Alkylphosphate	hemmen die Acetylcholinesterase und führen zu Miosis, Speichelfluss, Bradykardie; Absinken der Aktivität der Cholinesterase
Acrylamid	Bestandteil stark erhitzter, insbesondere stärkehaltiger Nahrungsmittel, der zur Protein- und DNA-Adduktbildung führt

*FEP = freies Erythrozytenporphyrin

Untersuchung. Zu beachten ist auch, dass der bloße Nachweis eines Stoffes in einem Körpermedium noch nicht mit einer Vergiftung oder Erkrankung gleichzusetzen ist. Von einer Gesundheitsgefährdung sollte man nur sprechen, wenn toxikologisch begründete Grenzwerte überschritten werden (vgl. HBM-I- und HBM-II-Werte).

Vorbereitung der Messung: Vor der Probengewinnung werden in Abstimmung mit dem Untersuchungslabor Probenart und -menge sowie die zu verwendenden Probenahmebestecke und -gefäße ausgewählt. Am besten werden Entnahmebestecke und Gefäße vom Untersuchungslabor zur Verfügung gestellt. Die Bedingungen der Probenlagerung und des Probentransportes werden genau festgelegt und dokumentiert. Die Untersuchungspro-

be ist sorgfältig zu kennzeichnen, um Verwechslungen sicher auszuschließen.

Störfaktoren: Vom Zeitpunkt der Gewinnung des Untersuchungsmaterials bis zur Analyse im Labor können verschiedene Einflüsse und Faktoren das Probenmaterial derart verändern, dass keine reproduzierbaren Messergebnisse mehr erreicht werden können.

Halbwertszeit: Aufgrund der unterschiedlichen biologischen Halbwertszeit von Fremdstoffen bzw. deren Metaboliten (z. B. Toluol im Blut ca. 30 min, Pentachlorphenol im Urin ca. 14 Tage, Metalle im Blut/Urin sowie viele fettlösliche Organochlorverbindungen bis zu mehrere Jahre) ist der Probenahmezeitpunkt von großer Bedeutung für die Interpretation des Analyseergebnisses.

Kontamination des Untersuchungsmaterials: Sie kann bereits direkt am Ort der Probennahme durch **äußere Einflussfaktoren**

geschehen. Ein Beispiel ist die Hautdesinfektion vor Blutentnahme, die statt mit alkoholischen Tupfern mit einer speziellen Wasserstoffperoxidlösung vorgenommen werden sollte, da bei der Suche nach organischen Lösemitteln die Probe sonst kontaminiert würde. Auch das **Entnahmebesteck** oder das **Sammelgefäß** sind Kontaminationsquellen: Zum Beispiel dürfen bei Untersuchungen auf Schwermetallbelastung keine metallhaltigen Probebehälter gewählt werden. Bei der Verwendung von Edelstahlkanülen kann es notwendig sein, die ersten Milliliter der Probe zu verwerfen. Bei Unklarheiten sollte immer eine Rücksprache mit dem untersuchenden Labor erfolgen.

Weitere Störfaktoren: Zur Verfälschung des Ergebnisses können weiterhin beitragen die **Verdunstung** flüchtiger Komponenten aus dem Untersuchungsmaterial, der **Verlust** von Probenmaterial durch undichte Transportgefäße, die **Adsorption** der zu analysierenden Komponenten an den Wänden des Probengefäßes oder **Veränderungen** des Probengutes, z. B. bei der Hämolyse von Blutproben oder der Ausfällung von Urinbestandteilen.

Analysemethoden: Umweltmedizinische Untersuchungen sind häufig analytisch aufwendig, da z. B. die zu bestimmenden Konzentrationen oft sehr gering sind. Auf allen Ebenen muss eine qualitätsgesicherte Herangehensweise sichergestellt sein. **Tab. 10.3** gibt einen Überblick über die typischen Analysemethoden.

Interpretation der Messergebnisse:

Grenzen des Human-Biomonitorings: In den meisten Fällen ist es sehr schwierig, eine gemessene interne Belastung einer vermuteten Expositionsquelle zuzuordnen, da die Untersuchungsergebnisse die **Gesamtaufnahme** auf allen Expositionspfaden (wie Inhalation, Nahrung, Haut) widerspiegeln.

Bei Stoffen bzw. Metaboliten, die bereits **physiologisch** in beträchtlichen Konzentrationen gebildet bzw. ausgeschieden werden, lassen sich geringe interne Zusatzbelastungen durch eine äußere Exposition i. d. R. nicht erfassen (z. B. Ameisensäure nach Formaldehydexposition). Intrakorporale Belastungen durch Stoffe, die nur **kurz im Organismus verweilen** und rasch ausgeschieden werden (z. B. Ausatmung und/oder renale Elimination), lassen sich nur in einem **engen zeitlichen** Zusammenhang mit der äußeren Exposition erfassen.

> **PRAXIS** Nicht oder nur bedingt anwendbar ist das Human-Biomonitoring bei Schadstoffen, die bereits an den äußeren oder inneren Schleimhäuten wirken und **systemisch nicht** oder **nur in geringen Mengen** aufgenommen werden (z. B. Reizstoffe, Asbestfasern, Rußpartikel).

HBM-Werte und Bewertungskriterien: Biomonitoringdaten interpretiert man i. d. R. mithilfe von **Referenz- und Grenzwerten**. Die Human-Biomonitoring-Grenzwerte (HBM-Werte (S. 56), **Tab. 10.4** und **Tab. 10.5**) sind toxikologisch begründet und schlie-

Tab. 10.3 Analysemethoden beim Umweltmonitoring und Human-Biomonitoring

Methode	Anwendung und Durchführung	Nachweisgrenze
AAS	▪ **Atomabsorptionsspektrometrie** ▪ qualitative und quantitative Bestimmung von Metallen und Halbmetallen ▪ Messung des spezifischen Absorptionsspektrums nach Atomisierung mittels Graphitrohr-, Flammen- oder Hybridtechnik	ca. 1 µg/l
GC/MS	▪ **Gaschromatografie/Massenspektrometrie** ▪ Detektion von polyzyklischen aromatischen Kohlenwasserstoffen, polychlorierten Biphenylen, Pestiziden, Lösemitteln und Organometallen ▪ Kopplung von Gaschromatografie mit Massenspektrometrie	ca. 0,1–1 µg/l
ICP-MS	▪ **Inductively-coupled-plasma mass-spectrometry** ▪ Multielementbestimmung (auch Nichtmetalle können bestimmt werden) ▪ höhere Nachweisstärke als AAS, aber hohe Anschaffungs- und Folgekosten	ca. 0,1 µg/l
HPLC	▪ **Hochdruckflüssigkeitschromatografie** ▪ Analyse schwer flüchtiger, polarer oder thermostabiler Verbindungen sowie von relativ groben, nicht verdampfbaren Stoffen ▪ UV-, Fluoreszenz- oder MS-Detektoren	ca. 1 µg/l
PCR	▪ **Polymerasekettenreaktion** ▪ Nachweis einer spezifischen Nukleotidsequenz ▪ gezielte enzymatische Amplifizierung und Detektion mit Gelelektrophorese oder Hybridisierung	1 Genom

Tab. 10.4 Definition der HBM-Werte und ihre Beurteilung durch die HBM-Kommission

HBM-Werte	gesundheitliche Beeinträchtigung	Handlungsbedarf
≥ II	möglich	▪ umweltmedizinische Betreuung ▪ umgehende Reduktion der Belastung
< II	nicht ausreichend sicher ausgeschlossen	▪ Suche nach spezifischen Belastungsquellen ▪ ggf. Verminderung der Belastung unter vertretbarem Aufwand ▪ Kontrolle der Werte
< I	nach derzeitiger Bewertung unbedenklich	▪ kein Handlungsbedarf

Tab. 10.5 HBM-Werte einiger Schadstoffe*

Analyt	Probenmaterial	Personengruppen	HBM-I-Wert	HBM-II-Wert
Blei	Vollblut	Allgemeinbevölkerung	ausgesetzt**	ausgesetzt**
Bisphenol A	Urin	Kinder	0,1 mg/l	
		Erwachsene	0,2 mg/l	
Cadmium	Morgenurin	Kinder, Jugendliche und junge Erwachsene < 25 Jahren	0,5 µg/l	2 µg/l
		Erwachsene > 25 Jahre	1 µg/l	4 µg/l
Quecksilber	Morgenurin	Kinder und Erwachsene	7 µg/l (oder 5 µg/g Kreatinin)	25 µg/l (oder 20 µg/g Kreatinin)
Quecksilber	Vollblut	Kinder und Erwachsene (abgeleitet für Frauen im gebärfähigen Alter)	5 µg/l	15 µg/l
Thallium	Urin	Allgemeinbevölkerung	5 µg/l	–
Pentachlorphenol	Serum	Allgemeinbevölkerung	40 µg/l	70 µg/l
	Morgenurin	Allgemeinbevölkerung	25 µg/l (oder 20 µg/g Kreatinin)	40 µg/l (oder 30 µg/g Kreatinin)
Σ DEHP-Metaboliten (5-Oxo- und 5-OH-MEHP)	Urin	Kinder 6–13 Jahre	500 µg/l	–
		Frauen im gebärfähigen Alter	300 µg/l	–
		Männer ab 14 Jahre und restliche Allgemeinbevölkerung	750 µg/l	–

* Stand: März 2020, Quelle www.umweltbundesamt.de
** gilt seit 2010 als karzinogen

ßen eine umweltmedizinische Bewertung chemischer Belastungen ein. Jedoch kann auch die Einhaltung von derartigen Grenzwerten keine Sicherheit für besonders empfindliche Personen geben, v. a. nicht bei allergischen Reaktionen.

Allein durch den Vergleich eines Biomonitoringwertes mit dem Referenzwert lässt sich noch keine konkrete Aussage über eine Gesundheitsgefährdung oder Erkrankung machen. Hierzu sind vielmehr **alle vorliegenden Analysedaten im Kontext mit den klinischen Befunden** zu bewerten. Neben der Art und Dosis der Fremdstoffinkorporation beeinflussen auch andere Faktoren die innere Belastung und Beanspruchung (z. B. körperliche Belastung, hormoneller Status, Ernährung, Arznei- und Alkoholmissbrauch, Nikotinabusus).

10.3 Umweltmedizinische Krankheitsbilder

10.3.1 Sick-Building-Syndrom (SBS)

DEFINITION In Innenräumen sind verschiedene Expositionen bekannt, welche die Gesundheit der Menschen, die sich in diesen Räumen aufhalten, beeinträchtigen können. Zusammenfassend spricht man von **gebäudebezogenen Gesundheitsstörungen**.

Das **Sick-Building-Syndrom** (WHO 1983) bezeichnet unspezifische innenraumbezogene Gesundheitsprobleme sowohl von Personengruppen als auch von Einzelpersonen in gewerblichen, öffentlichen und privaten Gebäuden. Die Beschwerden klingen nach Verlassen des Gebäudes wieder ab.

Weitere gängige Begriffe, die für den Bereich gebäudebezogener Gesundheitsstörungen verwendet werden, sind „building-related health complaints" (BRHC) und „building-related symptoms" (BRS). Diese beiden Begriffe fanden bislang für innenraumbezogene Gesundheitsprobleme von Einzelpersonen Anwendung, während SBS eher im Zusammenhang mit Gesundheitsstörungen von Personengruppen gebraucht wurde. Diese Unterscheidung sollte jedoch nicht mehr vorgenommen werden.

Die Beobachtung, dass der Aufenthalt in Gebäuden zu Erkrankungen führen kann, wird seit den 70er-Jahren gemacht. Als mögliche Verursacher werden **raumlufttechnische Anlagen**, zunehmende **Innenraumabdichtungen** und **neuartige Baustoffe** und **Einrichtungsmaterialien** diskutiert. Dazu kommen **bürotypische Expositionen** wie Bildschirmtätigkeit, Lärm oder Passivrauchen am Arbeitsplatz.

Es bestehen deutliche Geschlechtsunterschiede (Frauen erkranken häufiger als Männer) und Unterschiede in der beruflichen Stellung (Angestellte erkranken häufiger als Führungskräfte).

Ätiologie: Einen Überblick über mögliche krankheitsauslösende Faktoren gibt **Tab. 10.6**. Es wird angenommen, dass SBS ein komplexes Geschehen ist, an dem unter Umständen alle genannten Belastungsfaktoren einen derzeit nicht valide kalkulierbaren Anteil haben. Als Ursache für ein SBS wird eine **Langzeitexposition** gegenüber potenziellen Schadstoffen in niedriger Konzentration vermutet. Diese niedrigen Konzentrationen reichen i. d. R. nicht aus, spezifische Erkrankungen auszulösen. Klinische und allergologische Untersuchungen bleiben demnach i. d. R. ohne Befund.

Unter Umständen besteht bereits primär eine **genetische Disposition**: Bei fehlenden oder eingeschränkten Detoxifikationsmechanismen durch Enzymdefekte führen schon geringe Toxinmengen zu erheblichen Auswirkungen. Zudem kann die **Summe**

Tab. 10.6 Faktoren, die zur Ausbildung von SBS beitragen können

Gruppe	Faktoren
physikalisch	Temperatur, Luftfeuchte, Luftwechsel, Schall, Ionen, künstliche Beleuchtung, Strahlungsfelder
chemisch	Stäube, Tabakrauch, anorganische Gase, Biozide, Geruchsstoffe
biologisch	Bakterien, Pilze, Milben
psychisch	Bildschirmarbeit, Stress, Unzufriedenheit, schlechtes Betriebsklima

der **vorangegangenen Belastungen** durch Kumulation kleiner unterschwelliger Toxindosen zum Erreichen der individuellen Reizschwelle führen. Bei **kataboler Stoffwechsellage** können lipophile Toxine aus dem Fettgewebe mobilisiert werden.

Klinik: Häufig leiden Patienten an einem Symptomkomplex, der arbeitsplatzbezogene Irritationen der Haut und Schleimhäute sowie Kopfschmerzen, Schwindel, Übelkeit, Müdigkeit und Konzentrationsschwierigkeiten umfasst. Ferner findet man ein erhöhtes Auftreten von Husten und Juckreiz.

Die Symptome klingen außerhalb des Gebäudes ab und rezidivieren nach Betreten wieder.

- **Reaktionen von Immunsystem, Haut und Schleimhäuten:** Schleimhautreizungen der oberen Atemwege, Konjunktivitis, Sicca-Syndrom, Nasenbluten, Hautausschläge, Haarausfall, Infektanfälligkeit
- **neurologisch-psychische Reaktionen:** Müdigkeit, Benommenheit, Abgeschlagenheit, Adynamie und Angstzustände, Dysthymie, Depression, mnestische Störungen, Parästhesien der Extremitäten, Hör- und Sehstörungen, unklare Schmerzzustände, Kopf-, Gelenk- und Muskelschmerzen
- **hormonelle Störungen:** Dysmenorrhö, Fertilitätsstörungen.

Diagnostik: Zur Diagnostik gehören eine umweltmedizinische **Anamnese**, **Ortsbegehung**, **Raumluftanalysen** und **Materialproben**. Hilfreich kann ebenso ein **Biomonitoring** sein.

Differenzialdiagnostik: Siehe Differenzialdiagnostik (S. 56).

Therapie: Da es sich bei dem Sick-Building-Syndrom nicht um ein klar definiertes Krankheitsbild handelt, gibt es **keine spezifische Behandlung**. Neben der Linderung der Symptome ist die **Beseitigung der Ursache** die einzige Therapie, z. B. indem eine bessere Belüftung oder ein Luftfilter eingebaut wird. Da die Psyche auch einen Einfluss auf die Krankheit hat, kann manchen Betroffenen eine **Psychotherapie** helfen. Kurse zur **Stressbewältigung** können ebenfalls sinnvoll sein.

Häufig lässt sich aber keine objektivierbare Ursache finden. Eine ausführliche Diagnostik ist wichtig, damit sich die Betroffenen ernst genommen fühlen und sich beim Ausschluss von objektivierbaren Faktoren auf alternative psychologische Behandlungskonzepte einlassen können. Gegebenenfalls kann eine bessere Absprache betreffend Lüftung, Geräuschbelastung und Arbeitsabläufen hilfreich sein, da in diesen Bereichen häufig Konflikte entstehen.

10.3.2 Multiple Chemikalien-überempfindlichkeit (MCS)

> **DEFINITION** Die MCS ist eine erworbene Überempfindlichkeit gegen zahlreiche Chemikalien und durch rezidivierende Symptome an verschiedenen Organsystemen charakterisiert.

Das Krankheitsbild wird heiß diskutiert und bis heute von wissenschaftlichen Gesellschaften mangels Validierung nicht anerkannt. Die Patienten leiden an unspezifischen Befindlichkeitsstörungen, die keiner bestimmten Noxe zuzuordnen sind. Entsprechend einem deutschen Konsensus wurde folgende Klassifikation gefunden:

- Die Symptome sind durch (wiederholte chemische) Exposition reproduzierbar.
- Die Symptome werden durch geringe Konzentration der Noxen ausgelöst.

- Die Symptome betreffen multiple Organsysteme.
- chronische Bedingungen
- Expositionsmeidung führt zur Besserung bis Genesung.

Ätiologie: Der Pathomechanismus ist unbekannt. Diskutiert werden 2 konträre Hypothesen, von denen eine die MCS als **umweltbedingte Störung** mit Auswirkung auf Körper mit Fehlfunktion von Nerven-, Immun- und Hormonsystem und Psyche sieht, die andere als **psychosomatische** oder **psychiatrische Störung** (Depression, Zwangsneurose, Ökochondrie oder Chemophobie).

Klinik: Die Klinik ähnelt der des SBS (S. 60). Auffällig ist jedoch eine **Geruchsempfindlichkeit** gegenüber chemischen Emissionen, die jene von Nichterkrankten übertrifft. Bereits niedrigste Dosen bestimmter Schad- bzw. Reizstoffe können im Einzelfall Krankheitsreaktionen auslösen, die mit der klassischen toxikologischen Dosis-Wirkung-Beziehung nicht vereinbar sind.

Holzschutzmittel, Fungizide, Pestizide, Aldehyde, Lösemittel und Schwermetalle können die Symptome triggern bzw. auslösen. Physischer und psychischer Stress, Allergien und Infekte haben modulierenden Charakter. In einer neuen „Münchner MCS-Studie" wurde ein **nukleärer Transkriptionsfaktor κB (NF-κB)** untersucht, der durch Bakterien, Viren und Schadstoffe aktiviert werden kann und die zelluläre Produktion entzündungsauslösender **Zytokine**, insbesondere von Interferon γ, ankurbelt. Der MCS-Patient befände sich bei dauerhafter Schadstoffexposition demnach in einer permanenten proinflammatorischen Reaktionslage, was zu systemischen Gesundheitsstörungen führte (oxidativer Stress und Inflammation).

Diagnostik: umweltmedizinische Anamnese, Erfassen von Ernährungs- und Genussgewohnheiten, Dauermedikation und Körperpflegemittel, (Human-)Biomonitoring und Umweltmonitoring.

Therapie: Ist die auslösende Noxe bekannt, werden Maßnahmen zur **Expositionsminderung** entwickelt. Ernährungsumstellung und **Herdsanierung** (z. B. Nasennebenhöhlen, Zähne, Tonsillen) können hilfreich sein. **Psychotherapie** und **kognitive Verhaltenstherapie** können dem Patienten Bewältigungsstrategien vermitteln.

Zur **Expositionsprophylaxe** sind die Vorschriften und Richtlinien u. a. des Bundesumweltamtes einzuhalten.

10.3.3 Chronic-Fatigue-Syndrom (CFS)

> **DEFINITION** CFS ist eine chronische Krankheit, die durch **lähmende geistige und körperliche Erschöpfung bzw. Erschöpfbarkeit** charakterisiert ist, die mehr als 6 Monate anhält und nicht mit einer bekannten medizinischen Ursache erklärt werden kann.

Klinik: Die US-amerikanischen Centers for Disease Control and Prevention (CDC, Atlanta, USA) definieren Haupt- und Nebenkriterien wie folgt:

Hauptkriterium: medizinisch nicht erklärte Erschöpfungszustände von > 6 Monaten Dauer, die
- neu aufgetreten sind
- durch Pausen bzw. Ruhe nicht wesentlich verbessert werden
- zu einer deutlichen Verringerung der früheren Aktivität führen
- nicht Folge einer Anstrengung sind.

Nebenkriterien:
- subjektive Gedächtnisstörungen
- schmerzhafte Lymphknoten
- Muskelschmerzen
- Gelenkschmerzen
- Kopfschmerzen
- nichterholsamer Schlaf
- > 24 h Krankheitsgefühl nach Anstrengungen.

Die Diagnose CFS wird gestellt, wenn das Hauptkriterium und 4 der Nebenkriterien erfüllt sind.

Therapie: Eine kausale Therapie ist nicht bekannt. Auf den Krankheitsverlauf haben kognitive Verhaltenstherapien einen günstigen Effekt. Spontanheilungen nach mehreren Jahren sind wahrscheinlich, es werden allerdings auch lang anhaltende chronische Verläufe beschrieben. Eine mittelfristige Besserung ist nur bei ⅓ der Patienten zu erwarten.

10.3.4   Umweltangst

Die **Umweltangst** ist ein gut untersuchtes Phänomen, das viele unspezifische Symptome verursachen kann. Die Psychodynamik unterscheidet sich nicht von der anderer Angsterkrankungen, der Betroffene filtert unbewusst seine Wahrnehmung und verknüpft schnell Erlebtes mit seinem subjektiven Angstkonstrukt, dass z. B. die Umwelt ihn erkranken ließ. Dies führt zu einer **zentralnervösen Angstreaktion**, die wiederum die Körperwahrnehmung beeinflusst und somit weitere Ängste schürt.

Typische **Symptome** sind Kopfschmerzen, Müdigkeit, Atemnot, Muskel- und Gelenkschmerzen, Schwindel, Juckreiz und Magen-Darm-Störungen. Anders als bei anderen Ängsten spielen die psychischen Symptome nur eine untergeordnete Rolle.

10.4 Die Rolle der Medien

Die Medien haben einen enormen Einfluss auf die Meinungsbildung der Menschen, sie sind die Quelle unserer Informationen, ob in geschriebener, elektronischer oder gesprochener Form. Man kann sich zu jeder Zeit an jedem Ort über alles informieren, doch birgt dies auch viele Risiken. Die mangelnde Objektivität vieler Medien stellt eine besondere Anforderung an den (Umwelt-)Mediziner, denn selten war die Angst bzw. Verunsicherung hinsichtlich der Umwelt und ihres Einflusses auf die Gesundheit größer als zu Beginn des 21. Jahrhunderts.

Viele Zeitungen und andere Medien neigen dazu, diese Ängste durch einen gewissen Sensationsjournalismus zu schüren, um damit ihre Auflage zu steigern. Gerne werden dann in Artikeln über „skandalöse" Umweltentgleisungen namhafte und renommierte Ärzte zitiert, die allem Anschein nach die Meinung der Autoren bestätigen. Dabei werden solche Aussagen oft aus dem ursprünglichen Kontext genommen und an Stellen eingefügt, die den Sinn des Gesagten entfremden. Dies kann jeden Arzt in seiner Laufbahn treffen, der zu einem Interview gebeten wird. Daher sollte man folgende Regeln befolgen:
- objektiv bleiben, Kritik während des Interviews aufnehmen und sachlich argumentieren
- lange Sätze benutzen, da diese schwerer zu schneiden sind und mehr Informationen transportieren können
- nicht spekulieren, sondern sich an die Faktenbasis halten
- „Was wäre, wenn …"-Fragen immer mit Vorsicht beantworten
- seine eigene wissenschaftliche Meinung erst äußern, wenn sie z. B. durch Studien belegt ist.

Als praktizierender Arzt wird man oft von Patienten mit Fragen zu verschiedenen Umweltgiften konfrontiert. Dabei gilt, sich gewissenhaft über das Thema zu informieren, um dann gezielt und fachlich kompetent den Patienten zu beraten und ihm seine Angst zu nehmen.

11   Auswahl spezieller Umweltnoxen und ihre Toxikologie

11.1 Noxen und ihre Toxizität

> **LERNTIPP**   !
>
> Im Frühjahr 2020 stellte das IMPP im Rahmen der Arbeitsmedizin einige Fragen zur **Exposition gegenüber chemischer Noxen**, wie z. B. **Arsen** in der Glasindustrie, **Chrom** in der Galvanotechnik oder **Asbest** auf Baustellen.

11.1.1   Arten von Noxen bzw. Stoffen

Man kann umweltmedizinische und toxikologische Noxen bzw. Stoffe nach Art und Weise der Schädigung grob in 4 Kategorien einteilen:

Kanzerogene Noxen: Bei den krebserregenden Noxen unterscheidet man Einwirkungen, die über **genotoxische Mechanismen** wirken, von solchen, die über **nichtgenotoxische Mechanismen** wirken (z. B. Immunsuppression oder Enzyminduktion). Die Einteilung erfolgt in 3 Klassen:

- **Klasse 1:** Noxen, die erwiesenermaßen beim Menschen Krebs hervorrufen können (z. B. ionisierende Strahlung, Asbest, Benzol, bestimmte aromatische Amine)
- **Klasse 2:** Stoffe, die z. B. aufgrund von Tierversuchen vermuten lassen, dass sie auch beim Menschen karzinogen sind
- **Klasse 3:** Substanzen, bei denen ernst zu nehmend Hinweise auf ein mögliches karzinogenes Potenzial vorliegen.

Bei vielen kanzerogenen Noxen lässt sich aktuell **keine Wirkschwelle** definieren, man geht vielmehr von einem Wirkungskontinuum ohne Schwellenwert aus. Aus medizinischer Sicht kann daher keine unbedenkliche Dosis angegeben werden; welche Exposition toleriert werden soll, ist somit keine medizinisch-wissenschaftliche, sondern eine gesellschaftspolitische Entscheidung.

Teratogene Noxen: Sie verursachen **Fruchtschädigungen**, die von Variationen ohne Krankheitswert über Fehlbildungen unterschiedlicher Ausprägung bis hin zum Fruchttod reichen können.

Sensibilisierende Stoffe: Sie führen zu **allergischen Reaktionen**. Auch für Allergene lassen sich **keine Schwellenwerte** definieren, unterhalb deren eine Sensibilisierung ausgeschlossen wäre.

Endokrin wirksame Stoffe („endocrine disruptors"): Sie stören potenziell die hormonellen Regelkreise. Die im menschlichen Körper nur in sehr niedrigen Konzentrationen vorliegenden Umweltchemikalien wirken jedoch weit schwächer als die natürlichen Hormone. Ob sie eine tatsächlich schädigende Wirkung entfalten können, wird kontrovers diskutiert. Beispiele sind Bisphenol A, PCB (polychlorierte Biphenyle), Methylquecksilber und Phthalate (spezielle Weichmacher).

11.1.2 Toxizität einer Noxe bzw. eines Stoffes

Die Toxizität eines Stoffes ist abhängig von:
- Dosis und Löslichkeit
- Art und Dauer der Einwirkung (akute bzw. chronische Zufuhr)
- Konzentration am Wirkort (Gefahr der Stoff- oder Wirkungskumulation bei chronischer Exposition)
- Aufnahmeweg (enteral, parenteral, inhalativ, transdermal, transmukosal, neuronal)
- individueller Vulnerabilität (Alter, Geschlecht, Gewicht, Enzympolymorphismen und -defekte, Gewöhnung, Krankheit).

Auch an sich ungiftige Substanzen können als Gifte wirken, z. B. Zucker bei Menschen mit Diabetes.

Satz von Paracelsus: „Alle Dinge sind Gift. Und nichts ist ohne Gift. Allein die Dosis macht, dass ein Ding ein Gift ist."

Haber-Regel: Die Wirkung von Substanzen hängt ab von
- Einwirkzeit (t) und
- Dosis bzw. Konzentration (c).

Für eine bestimmte Wirkung einer Substanz kann das Produkt aus Konzentration (c) und Einwirkzeit (t) als annähernd konstant angesehen werden: **c × t = konstant**.

Dabei kann die Reaktion biologischer Systeme sehr unterschiedlich ausfallen, je nachdem, ob die Dosis fraktioniert in kleinen Teilen einwirkt oder eine kurzzeitige Exposition gegenüber einer hohen Dosis vorliegt.

Es ist genau anzugeben, für welche der **Wirkungen** einer Noxe die Dosis-Wirkungs-Beziehung gilt. Die meisten Befunde werden im Tierversuch erhoben und sind nur eingeschränkt auf den Menschen übertragbar. Auch kann je nach Suszeptibilität die Wirkung bei einer definierten Dosis durchaus unterschiedlich sein. Grundsätzlich ist zu entscheiden, ob einer festgestellten Wirkung tatsächlich ein Krankheitswert beizumessen ist.

Im Alltagsleben gibt es i. d. R. keine Exposition gegenüber einer einzelnen Noxe, vielmehr wirken unterschiedliche chemische, physikalische und biologische Einflüsse über verschiedene Umweltmedien (Luft, Wasser, Nahrung) gleichzeitig auf den Menschen ein. Durch solche **Kombinationen mehrerer Noxen** kann es zu gegenüber den Einzelexpositionen sehr veränderten Wirkungen kommen:
- **unabhängigen Wirkungen:** Die einzelnen Noxen beeinflussen sich weder direkt noch indirekt (z. B. Asbest und chlorierte Kohlenwasserstoffe).
- **Antagonismus:** Die Wirkung einer Noxe wird durch eine zweite abgeschwächt (z. B. Methanolwirkung durch Ethanol).
- **Synergismus:** Die Wirkung einer Noxe wird durch eine zweite verstärkt. Dies kann additiv oder sogar überadditiv geschehen (z. B. Asbest und PAKs = polyzyklische aromatische Kohlenwasserstoffe, die bei Verbrennungsprozessen wie auch dem Rauchen freigesetzt werden).

11.2 Physikalische Noxen

11.2.1 Mechanische Einwirkungen

Eine Übersicht gibt **Tab. 11.1**.

Tab. 11.1 Übersicht über mechanische Noxen

Noxe	gefährdete (Berufs-)Gruppen	Erkrankung
mechanische Überbelastung	einseitig ausgeübte Belastungen: • intensive und langjährige Fließband- oder Computerarbeit • Tennisspieler, Radfahrer, Kraftsportler	Sehnenscheidenerkrankungen (Tendosynovialitis)
	• Bergarbeiter, Fliesenleger • Profisportler (Fußball, Alpinski, Tennis)	Meniskusschäden
Vibrationen (8–50 Hz)	• Arbeiten mit Presslufthämmern oder Bohrmaschinen • Hoch- und Tiefbau, Gleisbau, Bergbau, Schiffsbau	Erkrankungen durch Erschütterungen bei Arbeit mit Druckluftwerkzeugen an den Handgelenken
Vibrationen (20–1000 Hz)	• Arbeiten mit hochtourigen Bohrern, Poliermaschinen, Fräsen, Sägen • Hoch- und Tiefbau, Forstwirtschaft, Metallindustrie	vibrationsbedingte Durchblutungsschäden an den Händen
lang andauernde Stoßbelastungen	• Bergarbeiter, Bodenleger, Straßenbauer, Schleifer, Reinigungskräfte	chronische Erkrankungen der Schleimbeutel durch ständigen Druck
mechanischer Druck, Überbeanspruchung der Muskulatur, Schläge, Reibungskräfte, Zugbelastungen	• Schleifer, Metzger, Bodenleger, Kassierer • Profisportler (Golf, Reiten) • Musiker	Druckschädigungen der Nerven
ruckartige Torsionsbewegungen	• Arbeiten mit schweren Gewichten • Bauarbeiter (Schaufelarbeiten), Packer • Kraftsportler	Abrissbrüche der Wirbelfortsätze
vorwiegend vertikale Einwirkung von Ganzkörperschwingungen	• Fahrer von Baggern, Baustellen-LKW, Militärfahrzeugen, Gabelstaplern etc. in unebenem Gelände	bandscheibenbedingte Erkrankungen der Lendenwirbelsäule

Mechanische Überbelastung

Durch einseitige, lang dauernde mechanische Beanspruchung und ungewohnte Arbeiten aller Art können **Erkrankungen der Sehnenscheiden** oder des Sehnengleitgewebes sowie der Sehnen- oder Muskelansätze entstehen. Dabei sind überwiegend die oberen Extremitäten, insbesondere die **Unterarme**, betroffen.

Bei einer überdurchschnittlichen Belastung der Kniegelenke im Berufsleben (z. B. im Bergbau unter Tage, Fliesen- oder Parkettleger, Rangierarbeiter, Berufssportler und bei Tätigkeiten unter besonders beengten Raumverhältnissen) können chronische **Meniskopathien** entstehen.

> **LERNTIPP** !
>
> Stichwörter, die in einer Prüfungsfrage auf mechanische Überlastung hindeuten, sind z. B. einseitige Einstellarbeiten, Arbeit am Fließband, als Putzfachkraft oder als Straßenarbeiter. Betroffene Stellen meist an Händen oder Unterarmen, Schmerzen bei Druckausübung. Das darüberliegende Gewebe ist geschwollen.

Vibrationen

> **DEFINITION** Vibrationen sind meist mittel- bis höherfrequente und niederamplitudige Schwingungen.

Vorkommen:

Periodische Schwingung: sich nach einer bestimmten Dauer wiederholender Bewegungsablauf. Differenzierung zwischen harmonischer (Pendelbewegung) und unharmonischer Schwingung (laufender Motor).

Aperiodische Schwingung: ständige Änderung der Frequenz oder Amplitude bei sich wiederholenden Bewegungsabläufen, z. B. adaptive Dämpfungssysteme.

Stochastische Schwingung: dem Zufall unterliegende Schwingungen ohne erkennbare Regelmäßigkeit, z. B. Fahrt mit einem Motorboot über ein Gewässer mit mäßigem Wellengang.

Gesundheitsgefährdung:

Schädigungen an Ellenbogen-, Schulter und Handgelenken bzw. degenerative Erkrankungen am Skelett: Sie entstehen durch Arbeiten mit vibrierenden Werkzeugen (Übertragung der Schwingungen auf die Hand und den Arm). Sie sind anerkannt als „Erkrankungen durch Erschütterungen" bei der Arbeit mit Druckluftwerkzeugen oder gleichartig wirkenden Werkzeugen oder Maschinen" mit der BK-Nr. 2103:

- **Pathologie:** Reizung des Knochengewebes mit Mikrotraumata und teils fibrosierender Knochenneubildung, Entzündungen der Sehnen und Sehnenscheiden
- **Symptome:** schnelle Ermüdung, Bewegungseinschränkung, nächtlicher Ruheschmerz, neuromotorische Symptome wie Tremor oder Paresen, muskuläre Verspannungen z. B. an der HWS
- **Expositionsdauer:** mindestens 2 Jahre Arbeit mit vibrierenden Geräten.

Durchblutungsstörungen der Finger: BK-Nr. 2104: „Vibrationsbedingte Durchblutungsstörungen an den Händen, die zur Unterlassung aller Tätigkeiten gezwungen haben, die für die Entstehung, Verschlimmerung oder das Wiederaufleben der Krankheit ursächlich waren oder sein können."

- **Pathologie:** Die hypertrophierte Gefäßmuskulatur führt zu Lumenverengung. Zudem kommt es zu Schädigungen der peripheren Nerven.
- **Symptome:** Typisch ist das VVS (**vibrationsbedingtes vasospastisches Syndrom**), das in seiner Klinik dem Raynaud-Syndrom ähnlich ist:
  - Kälteempfinden, Kribbeln, Taubheit sowie Schmerzen und Störungen der Feinmotorik
  - Tricolore mit Zyanose und Rotwerden ist nicht obligat.
  - distaler Beginn, Ausbreitung nach proximal
  - Dauer der Symptomatik wenige Minuten bis mehrere Stunden, teils mehrfach am Tag.
- **Klassifikation des Schweregrades:** von 0V (kein Weißwerden der Finger) bis 4V (Weißwerden fast aller Finger beider Hände mit trophischen Veränderungen der Fingerkuppen)
- **Expositionsdauer:** mehrjährige Exposition nötig; Kälteeinwirkung begünstigt die Entwicklung.
- **Diagnostik:** Fingerdurchblutung kann mit dem Kälteprovokationstest beurteilt werden.

Schäden der Wirbelkörper im Lendenwirbelbereich: Sie entstehen insbesondere durch sitzende Tätigkeiten auf fahrbaren Arbeitsgeräten oder Maschinen, insbesondere solchen ohne gefederte Sitze (Baustellenfahrzeuge, Gabelstapler, Fahren auf forstwirtschaftlichen Fahrzeugen im Gelände). Anerkannt als „Bandscheibenbedingte Erkrankungen der Wirbelsäule durch langjährige, vorwiegend vertikale Einwirkung von Ganzkörperschwingungen" mit der BK-Nr. 2110:

Pathologie: Mikrotraumata und degenerative Schädigungen der Bandscheiben (Osteochondrose) bis hin zu Prolaps oder Protrusion.

- **Symptome:** Lumbalgie oder Lumboischialgie mit Mono- oder Polyradikulitis, Cauda-equina-Syndrom mit sensiblen und motorischen Ausfällen
- **Exposition:** für die Anerkennung als BK mindestens 10 Jahre. Risikoabschätzung mit der Berechnung der Belastungsdosis nach Dupuis.

Andere Schädigungen: Weiterhin können auftreten:

- **Ablatio retinae** bei Frequenzen von 20–40 Hz im augapfelnahen Bereich
- **Innenohrschäden** bei gleichzeitiger Lärmbelastung mit möglicher Schädigung der apikalen Haarzellen in der Cochlea
- **funktionelle Magen- und Darmbeschwerden** ohne eindeutige Befunde

Druckluft (Über- und Unterdruck)

Definition und Vorkommen:

> **DEFINITION** Mit Über- und Unterdruck werden Luftdrücke bezeichnet, die ober- oder unterhalb des atmosphärischen Normaldrucks auf Meereshöhe liegen. Der Normaldruck beträgt 1 bar = 1000 hPa gemäß IUPAC oder 1,013 bar = 1013 hPa gemäß STP nach DIN 1343.

Unterdruck: Wird angenommen bei Arbeiten ab einem Druck von **< 0,73 bar** oder Arbeiten in einer Höhe **über 2500 m ü. M.** Er tritt z. B. in Flugzeugen auf, da in der üblichen Flughöhe von 10–12 km ein Druck von 0,27–0,19 bar herrscht. Um dem entgegenzuwirken, werden hier Druckkabinen mit Druckverhältnissen von etwa 0,76 bar verwendet. Ferner sind Beschäftigte im Gebirge, z. B. Bergführer, Bergretter, Skiliftbetreiber und ggf. Bauarbeiter, einem Unterdruck ausgesetzt.

Überdruck: Er gilt für Arbeiten bei einem Druck von **> 1,1 bar** oder bei Arbeiten unter Wasser, bei denen der Arbeiter über ein Tauchgerät mit Atemluft versorgt werden muss. Überdruck kann künstlich erzeugt werden, z. B. im Tiefbau, um Wasser zu verdrängen und trockenes Arbeiten in sog. **Caissons** (Taucherglocken) zu ermöglichen. Im Tunnel- und Bergbau herrschen natürlicherweise Überdruckverhältnisse, ebenso wie beim Tauchen.

Gesundheitsgefährdung:

Druckausgleichsstörungen: Ein ausbleibender oder zu langsamer Druckausgleich kann zu Schmerzen oder einem **Barotrauma** führen. Die Symptome bzw. Folgen sind:

- **Mittelohr:** fehlerhafter Druckausgleich über die Tuba auditiva, Perforation oder Ruptur des Trommelfells und Einblutungen in den Mittelohrraum oder in die Paukenhöhle (Hämatotympanon, z. B. bei zu schnellem Abtauchen auf 30 m bzw. während der Kompressionsphase). Heftige Ohrschmerzen, Tinnitus, Schallleitungsschwerhörigkeit.
- **Innenohr:** bei schnellem Druckausgleich Druckerhöhung in der Perilymphe mit Rissen des runden oder ovalen Fensters. Folgen sind Schwerhörigkeit, Schwindel, Nystagmus.
- **Nasennebenhöhlen:** Einrisse und Blutungen durch Sogwirkung nach Verlegung
- **Lunge:** v. a. in geringer Wassertiefe Bildung von Lungenödemen.

Gasaustauschstörungen: Durch den niedrigeren Umgebungsdruck beim Auftauchen aus dem Wasser dehnt sich die Luft in den Lungen aus. Wird nicht ausgeatmet, erreicht die Elastizität des Lungengewebes irgendwann ihre Grenzen, es kommt zu einem **Pleurariss.** Gelangt Luft in die Blutgefäße der Lunge, können **Gasembolien** im arteriellen Kreislauf die Folge sein. Außerdem bilden sich im Blut Gasbläschen aus überschüssigem Inertgas (meist Stickstoff: **Caissonkrankheit** oder **Dekompressionskrankheit**). Die Symptome sind:

- Dyspnoe, Zyanose
- Bends in Gelenken und Muskulatur durch lokale Gasbläschen bis hin zu aseptischer Knochennekrose
- je nach Lokalisation der Embolie Störungen der inneren Organe (Koliken, Diarrhö)
- periphere- und zentralnervöse Symptome (Paresen, Schwindel, Krämpfe, Sprachstörungen, Erbrechen, Schwerhörigkeit, Skotome, Koma).

Taucherflöhe: bezeichnen den Juckreiz bei einer leichten Dekompressionskrankheit.

> **LERNTIPP** !
>
> Zu beachten ist, dass Taucher, die sich in große Tiefen bewegen, beim Auftauchen Zwischenstopps einlegen müssen, um den Stickstoff abzuatmen. Adipöse Taucher benötigen dafür u. U. mehr Zeit, da der Stickstoff aus den Fettdepots nur langsam zurückströmt.

> **PRAXIS** Therapeutisch müssen die Betroffenen sofort mit reinem O_2 beatmet und in eine Druckkammer gebracht werden, in der sie rekomprimiert werden können.

Störungen unter Drucklufteinwirkung:

- narkotische Wirkung mit Tiefenrausch durch Stickstoff oder CO_2: Euphorie, Angst, Schwindel, Konzentrationsschwierigkeiten, Apathie
- Gewebeschäden durch O_2 mit Lungenödemen oder zerebralen Krampfanfällen.

Höhenkrankheit: Die auch als D'Acosta-Krankheit bezeichnete Höhenkrankheit tritt auf bei rascher Überwindung großer Höhenunterschiede im Gebirge, v. a. bei unzureichender Adaptation. Mögliche Symptome, je nach Schweregrad, sind:

- O_2-Armut mit Hyperventilation und respiratorischer Alkalose
- starke Kopfschmerzen, Übelkeit und Erbrechen, Verwirrtheit, Apathie, Atemnot und Oligurie
- Hirn- und Lungenödem.

Chronische Schäden: Vor allem bei langjährigen Tauchern können im Schädel-CT herdförmige Veränderungen im Hirngewebe nachgewiesen werden, die zu unterschiedlichen zentralnervösen Störungsbildern führen können.

Schallwellen und Lärm

> **DEFINITION** Als **Lärm** werden Geräusche bezeichnet, die subjektiv als störend empfunden werden oder gesundheitsschädlich sind. Von einer **Lärmbelästigung** wird gesprochen, wenn der Geräuschpegel eine Aktivität unterbricht oder behindert.

Beurteilungsmaße:

Schalldruckpegel: Er ist ein Maß für die **Intensität** eines Schallereignisses (Lautstärke). Der Schalldruckpegel wird in **Dezibel (dB)** gemessen. Zur Beurteilung von Schall für den Menschen wird die **dB(A)-Skala** verwendet, in der die physikalischen Schalldruckpegel entsprechend der Frequenzempfindlichkeit des menschlichen Ohres gewichtet sind. Schalldruckpegel über 120 dB(A) können vom Ohr nicht mehr verarbeitet werden (Schmerzgrenze ca. 600 N/m²) und lösen i. d. R. ein Schalltrauma aus (s. u.).

Aufgrund der logarithmischen Charakteristik der Dezibelskala entspricht eine Erhöhung des Schalldruckpegels um 3 dB einer Verdopplung der Schallintensität, eine Erhöhung um 10 dB entspricht einer Verzehnfachung der Schallintensität. Das bedeutet, 2 Schallquellen mit je 50 dB erzeugen zusammen 53 dB. Zehn Quellen mit jeweils 50 dB erzeugen zusammen 60 dB.

Wahrnehmbarer Frequenzbereich: Die frequenzabhängige **Hörschwelle** liegt bei 2 kHz bei einem Schallpegel von 0 dB(A) und ist sowohl bei tieferen als auch bei sehr hohen Frequenzen zu höheren Schallpegeln hin verschoben. Die größte Sensitivität hat das Gehör bei Frequenzen von 3500–4000 Hz. Hier können auch minimale Änderungen des Schalldruckpegels registriert werden. Bei Frequenzen < 1 kHz und > 5 kHz sind immer höhere Schalldrücke nötig, damit sie noch wahrgenommen werden. Die höchste Frequenz, die wahrgenommen werden kann, ist vom Alter und Gesundheitszustand abhängig. Mit zunehmendem Alter steigt die Hörschwelle vor allem bei höheren Frequenzen an (Presbyakusis).

Äquivalenter Dauerschallpegel: Der energieäquivalente Dauerschallpegel L_{eq} ist das Maß für eine gemittelte Schallbelastung. Aus Häufigkeit, Dauer und Intensität einzelner Schallereignisse

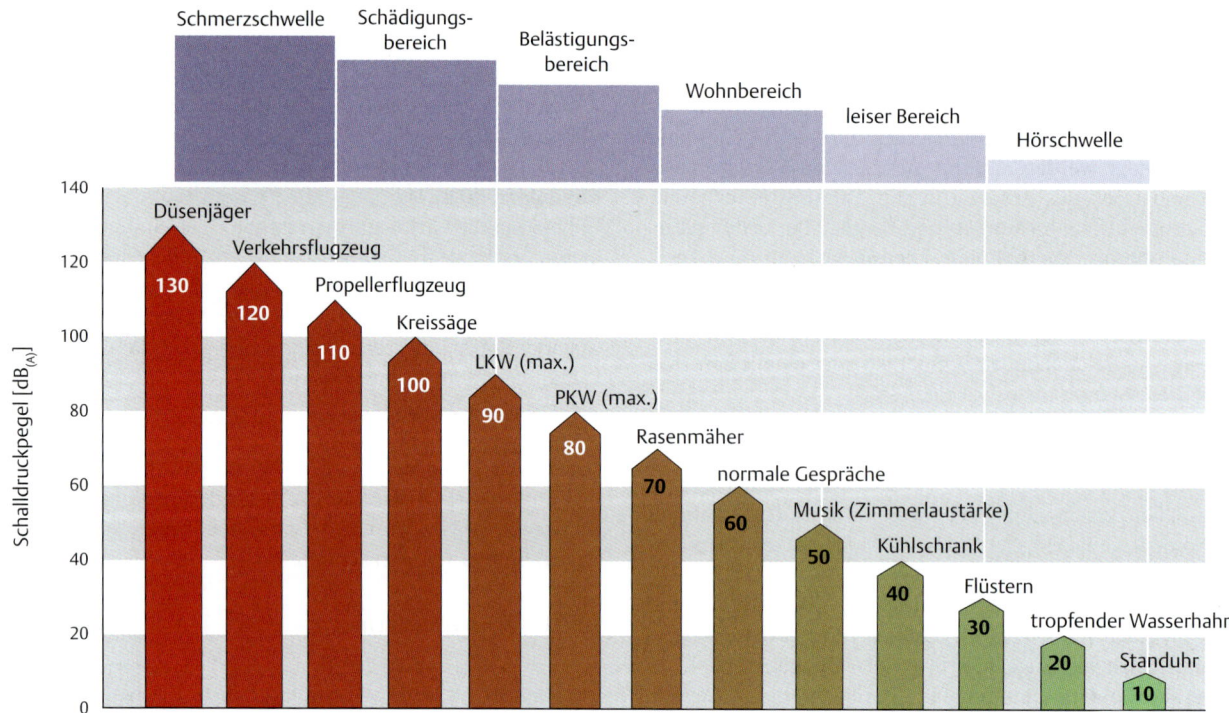

Abb. 11.1 Schalldruckpegel von typischen Geräuschen. Flüstern oder das Tropfen aus dem Wasserhahn befindet sich nahezu an der Hörschwelle, Geräusche zwischen 60 und 80 dB sind typisch für den Wohnbereich, die Schmerzschwelle beginnt bei etwa 120 dB. [aus Reichl, Taschenatlas der Toxikologie, Thieme, 2002]

wird an einem bestimmten Ort über eine bestimmte Zeit ein Dauerschallpegel gemittelt. Er wird ebenfalls in dB(A) angegeben und ist ein international anerkanntes Maß.

Beispiele für verschiedene Schalldruckpegel (Abb. 11.1):
– Hörschwelle: 0 dB(A)
– Flüstern: 30 dB(A)
– Umgebungssprache: 60 dB(A)
– MP3-Player: durchschnittlich 89 dB(A)
– Diskothek: durchschnittliche Beschallung mit 100 dB(A).
– Kreissäge: 100 dB(A)
– Gewehrschuss: 160 dB(A).

Schallwahrnehmung: Die Wahrnehmung des Schalls wird durch mehrere Faktoren beeinflusst:
- **physikalisch:**
  – Tonhöhe: Höhere Töne sind unangenehmer als tiefere Töne.
  – Schalldruckpegel
  – Lautstärkeschwankungen
  – Tonhaltigkeit: Einzelne Töne mit definierten Frequenzen sind unangenehmer als ein Geräusch mit einem breiten Frequenzband.
- **subjektiv:**
  – Im Schlaf oder während Konzentrationsphasen werden Geräusche schneller als unangenehm empfunden.
  – subjektive Bewertung der Lärmquelle als angenehm (Musik) oder störend
  – persönliche Befindlichkeit, z. B. verändert bei Erkrankungen.

Vorkommen und Gesundheitsgefährdung:

Lärmschwerhörigkeit: Sie kann sich bei einer mehrjährigen Exposition gegenüber Schalldruckpegeln **> 85 dB** entwickeln und macht sich durch ein Absinken der Hörschwelle bemerkbar. Diese ist entweder zeitweilig (TTS = temporary threshold shift), also eine akute Lärmschwerhörigkeit oder dauerhaft (PTS = per-

manent threshold shift), was einer chronischen Lärmschwerhörigkeit entspricht.
- **PTS** ist typisch für Berufsgruppen, die über Jahre hinweg, mind. 8 h pro Tag in lauter Umgebung arbeiten. Nach Beendigung der Lärmarbeiten schreitet die Schwerhörigkeit nicht weiter fort, bessert sich aber auch nicht. Pathophysiologisch kommt es zu einem erhöhten Energieverbrauch und damit zum Sauerstoffmangel in den Sinneszellen – vor allem in den äußeren Haarzellen (4000 und 6000 Hz).

Tinnitus:

> **DEFINITION** Auditorische Empfindungsstörung, die Ausdruck einer veränderten Hörwahrnehmung ist und in unterschiedlichen Formen auftreten kann.

- **subjektiver Tinnitus** (nicht messbar, nur der Patient selbst hört das Geräusch). Ein objektiver, vom Arzt wahrgenommener Tinnitus ist selten.
- Unterscheidung zwischen **Tinnitusqualität** – Sausen oder Rauschen (Mittelohrerkrankung, Hörsturz), Pfeifen (Innenohrerkrankung, Erkrankung des N. vestibulocochlearis), Pulsieren (Arterielle Hypertonie, Gefäßerkrankungen)
- weitere Ursachen: **Kiefermalokklusion**, HWS-Syndrom, Myoklonie des weichen Gaumens, **psychogen**.

Akute Veränderungen: Hierzu zählen das Knall- und Explosionstrauma, der akustische Unfall und der akute Lärmschaden.
- **Knalltrauma**: **> 150 dB** mit kurzer (< 2 ms) Druckspitze. Direkte Schädigung der Haarzellen innerhalb von Millisekunden z. B. durch Schüsse. Folge: einseitige Schwerhörigkeit mit Hochtonverlust im Frequenzbereich von 4000 Hz.

- **Explosionstrauma**: **> 150 dB** mit längerer (> 2 ms) Druckspitze. Folge: Hochtonverlust mit Tinnitus, Trommelfellzerreißung, Hämatotympanum, vestibuläre Störungen.
- **akustischer Unfall**: kurze Exposition gegenüber niedrigen Schallpegeln (**< 90 dB**) bei gleichzeitig von der HWS ausgehender Mangeldurchblutung des Ohres (Presslufthammer). Folge: einseitiger Hochtonverlust, Ohrrauschen. Oft reversibel.

Extraaurale Beeinträchtigungen:
- Schlafstörungen
- Absinken der Leistungsfähigkeit
- vermindertes Sprachverständnis
- hormonelle Störungen.

Ein Anstieg der Kortikosteroidkonzentration durch Stressreize kann z. B. zu Herz-Kreislauf-Erkrankungen, arterieller Hypertonie, Herzinfarkt oder Magengeschwüren führen.

Therapie: Zeigen sich körperliche Auswirkungen einer **Lärmbelastung**, sollte man sich zur Erholung von jeder größeren Lärmquelle fernhalten, bis die Symptome zurückgehen. Bei einem **akuten Lärmtrauma** sollte die Durchblutung gesteigert werden, z. B. per Infusionsbehandlung oder medikamentös. Gleichzeitig sollte das Blut mithilfe von Plasmaersatzstoffen verdünnt werden, da dies die Zirkulation in den kleinen Gefäßen erleichtert. Bei **irreversiblen Lärmschädigungen** kann ein **Hörgerät** sinnvoll und hilfreich sein.

Prävention: Nach der Verordnung zum Schutz der Beschäftigten vor Gefährdungen durch Lärm und Vibrationen (Lärm- und Vibrations-Arbeitsschutzverordnung, LärmVibrationsArbSchV) sind bei einer arbeitsbedingten Lärmbelastung von **> 80 dB(A)** muss der Arbeitgeber einen **Gehörschutz** (Gehörstöpsel, Kapselgehörschutz) zur Verfügung stellen, bei einer Lärmbelastung > 85 dB(A) sind Lärmbereiche zu erfassen, zu kennzeichnen und falls technisch möglich abzugrenzen und die Verwendung von Gehörschutz sicher zu stellen. Bei den Gehörstöpseln unterscheidet man Einweglösungen von individuell angepasstem Gehörschutz (Otoplastik).

Da eine Erhöhung der Lärmbelastung von 80 auf 83 dB(A) etwa eine Verdopplung des Schalldrucks bedeutet, sind 8 h Arbeit bei 80 dB(A) nach dem Energieäquivalenzprinzip genauso schädlich wie 4 h bei 83 dB(A). 100 % der relativen Wochendosis von 85 dB(A) werden bei Diskotheken mit durchschnittlicher Beschallung von 100 dB(A) bereits nach 1 ¼ Stunden erreicht. Eine ausreichende Prävention ist unumgänglich, wenn man sich eine gute Hörfähigkeit bis ins Alter sichern möchte. Möglichkeiten sind:
- Orte mit hoher Lärmbelastung meiden
- Ruhepausen zwischen Phasen erhöhter Lärmbelastung
- Gehörschutz bei privater und berufsbedingter Lärmexposition
- verantwortlicher Umgang mit der Kopfhörerlautstärke
- ruhige Wohnlage wählen.

Während Erkrankungen ist das Ohr noch vulnerabler, deshalb sollte man sich bei Fieber, Sauerstoffmangel oder bei Einnahme ototoxischer Medikamente besonders vor Lärm schützen.

Ruhezeiten: Lärmpegel < 35 dB(A):
- werktags: 6–8 Uhr und 20–22 Uhr
- sonn- und feiertags: 7–9 Uhr, 13–15 Uhr, 20–22 Uhr.

Tag/Nacht: Nachts darf der Lärmpegel 25 dB(A) nicht überschreiten.
- werktags: Tag gilt von 6 bis 22 Uhr, Nacht von 22 bis 6 Uhr
- sonn- und feiertags: Tag gilt von 7 bis 22 Uhr, Nacht von 22 bis 7 Uhr.

> **PRÜFUNGSHIGHLIGHTS**
> - **!!!** Vibrationen
> - **!!** Druck- und Gasaustauschstörungen.

11.2.2   Strahlung

Radioaktive Strahlung durch Radon

Quellen: Radon (Rn) ist ein natürlich vorkommendes radioaktives Edelgas. Es wird unterirdisch gebildet (in Deutschland v. a. im Schwarzwald, Bayerischen Wald, Fichtelgebirge und Erzgebirge) und entsteht, wenn Uran (z. B. im Uranbergbau) zerfällt. Einmal in die Umwelt gelangt, kann es durch Undichtigkeiten in Gebäude eindringen und auch Innenräume belasten. Dort können durch Kumulation besonders hohe Radonkonzentrationen auftreten. Radon hat am gesamten Strahlungsaufkommen auf der Erdoberfläche den größten Anteil.

Strahlungsaufkommen auf der Erdoberfläche (durchschnittliche effektive Dosis pro Person und Jahr in Deutschland):
- Radon: ca. 1,1 mSv
  direkte terrestrische Strahlung: ca. 0,4 mSv
  direkte kosmische Strahlung: ca. 0,3 mSv
- natürlicherweise in der Nahrung vorkommende radioaktive Stoffe: ca. 0,3 mSv.

Gesundheitsgefährdung: Eine langjährige hohe Radonbelastung führt zu einem Anstieg des Lungenkrebsrisikos. Eine statistische Signifikanz des Lungenkrebses durch Radon ist dabei im Bereich von 100–200 Bq/m³ nachgewiesen worden. Radon wird als **zweitwichtigste Ursache für Lungenkrebserkrankungen** in Deutschland angesehen (häufigste Ursache: Zigarettenrauch). Beispiel ist die „Schneeberger Lungenkrankheit", ein Lungenkrebs, der durch Inhalation von radioaktivem Material (Radon) im Bergbau der „Wismut" in Schneeberg im Erzgebirge, hervorgerufen und als Berufskrankheit in der DDR anerkannt wurde (bösartige Neubildungen oder ihre Vorstufe durch ionisierende Strahlen).

Durch seine entzündungshemmenden und schmerzlindernden Effekte wird Radon in niedrigen Dosen in medizinischen Bereichen angewandt (Radonbäder, Radoninhalationen). Aus Sicht des Strahlenschutzes ist diese Anwendung v. a. bei Kindern und Jugendlichen sowie Schwangeren kritisch zu betrachten. Die Belastung kann durch Radonmessung (Dosimetrie) ermittelt werden.

Prävention: In Deutschland trat am 31.12.2018 das Gesetz zur Neuordnung des Rechts zum Schutz vor ionisierender Strahlung (**Strahlenschutzgesetz**) in Kraft. Es enthält erstmalig verbindliche Regelungen zum Schutz des Menschen vor **Radon** in **Wohn- und Aufenthaltsräumen** sowie an **Arbeitsplätzen** und nennt Referenzwerte: Als gesundheitlich unbedenklich gilt der Bereich von 100 bis 300 Becquerel pro Kubikmeter (Bq/m³). Der **Referenzwert** für Radon liegt laut Strahlenschutzgesetz bei **300 Bq/m³**.

Bei Messwerten von über 100 Bq/m³ sollten deshalb immer Maßnahmen zur Senkung der Radonkonzentration in Betracht gezogen werden (z. B. häufigeres und intensives Lüften, Abdichtung von Rissen und Fugen, Anbringen radonhemmender Beschichtungen).

Ergeben die Messungen am **Arbeitsplatz** eine Radon-Konzentration von mehr als 300 Bq/m³, müssen sofort Maßnahmen eingeleitet werden, um die Radon-Konzentration zu senken. Darüber hinaus empfiehlt die deutsche Strahlenschutzkommission, den Referenzwert von Radon im Trinkwasser auf 100 Bq/l zu begrenzen.

UV-Strahlen

DEFINITION UV-Strahlen sind für das menschliche Auge **nicht sichtbare**, elektromagnetische Strahlen mit einer Wellenlänge von **1–380 nm:**

Ionisierende UV-Strahlen < 200 nm:
– 1–100 nm: extremes UV-Licht (EUV)
– 100–200 nm: Vakuum-UV-Licht (UV-C-VUC)

Nichtionisierende UV-Strahlen > 200 nm:
– 200–280 nm: fernes UV-Licht (UV-C-FUC)
– 280–315 nm: mittleres UV-Licht (UV-B, Dornostrahlung)
– 315–380 nm: nahes UV-Licht (UV-A, Schwarzlicht).

Quellen: UV-Strahlung kann natürlichen oder künstlichen Ursprungs sein:

Natürliche Quellen: Sonnenstrahlung (insbesondere UV-A, der größte Anteil UV-B wird durch die Ozonschicht gefiltert), Polarlichter, Gewitterblitze.

Künstliche Quellen: Quecksilberdampflampen (zur Aushärtung von Lacken, bei der Wasserdesinfektion), Quecksilberniederdrucklampen in Solarien, Schwarzlichtlampen (Diskotheken, Dekoration), UV-Leuchtdioden, Excimerlaser (LASIK-Behandlung zur Therapie von Kurzsichtigkeit).

Gesundheitsgefährdung:

Haut: Langwellige **UV-A-Strahlung** (Abb. 11.2) ändert die räumliche Anordnung des Melanins und führt innerhalb weniger Stunden zu einer Pigmentierung. Sie schädigt Kollagene in der Haut und beschleunigt damit eine vorzeitige **Hautalterung**. Zudem kommt es zu einer vermehrten Bildung von freien Radikalen, was zu DNA-Schäden führen und die Melanomentstehung begünstigen kann. Sie führt kaum zu einer Lichtadaption der Haut und birgt nur eine geringe Sonnenbrand-(Erythem-)Gefahr.

Die kurzwelligere **UV-B-Strahlung** ermöglicht durch eine um etwa 72 h verzögerte **Melaninbildung** die Lichtadaption der Haut und begünstigt die lang anhaltende Bräune, birgt jedoch eine **hohe Sonnenbrand-** und **Hautkrebsgefahr** (z. B. aktinische Keratose nach dem 50. Lebensjahr) mit dem Risiko für Verbren-

nungen 1. bis 2. Grades. Statistiken zeigen ein steigendes Hautkrebsrisiko v. a. bei hellhäutigen Menschen, die sich häufig ungeschützt intensiver Sonneneinstrahlung aussetzen. Besonders kritisch sind Sonnenbrände in der Kindheit.

UV-A-Strahlung löst eine **unmittelbare Bräunung** der Haut aus, wirkt nur schwach erythembildend und fördert kaum den nachhaltigen Lichtschutz.

UV-B-Strahlung ist stark erythembildend, löst die indirekte Pigmentierung aus und führt damit zu einem **langfristigen Eigenschutz** der Haut. Zudem ist sie wichtig für die **Bildung von Vitamin D$_3$** und damit für die Rachitisprophylaxe.

UV-C-Strahlung ist sehr kurzwellig, sehr energiereich und wird von den obersten Luftschichten der Erdatmosphäre (Ozonschicht) rasch absorbiert. Sie gelangt daher nicht bis zur Erdoberfläche und ist unterhalb einer Wellenlänge von 242 nm durch Fotolyse des Luftsauerstoffs ozongenerierend.

Augen: Bindehautentzündung, Eintrübungen, Katarakt, Erblindung.

Prävention: Eine wirksame Prävention besteht generell in der **Meidung von UV-Strahlung** durch entsprechende Kleidung, Kopfbedeckung, Sonnenschirm etc. Wirken UV-Strahlen direkt auf die Haut ein, kann die Anwendung eines **Sonnenschutzmittels** begrenzten Schutz bieten. Es werden unterschieden:
- **physikalisch wirkende Sonnenschutzmittel:** Hierzu zählen Titandioxid und Zinkoxid – zunehmend auch Nano-Titandioxid und Nano-Zinkoxid – die reflektierende Eigenschaften besitzen.
- **chemisch wirkende Sonnenschutzmittel:** Cinnamate, Benzoate oder auch Sulfonate dringen in die Haut ein und absorbieren dort die UV-Strahlen.

Die Wirksamkeit der Sonnenschutzmittel ist von vielen Faktoren abhängig (rechtzeitiges Auftragen, angewendete Menge, Kontakt mit Wasser etc.). Nebenwirkungen können Irritationen, allergische oder fotoallergische Reaktionen der Haut sein.

Die Wirkstärke des Sonnenschutzmittels wird durch den **Lichtschutzfaktor** (**LSF** oder SPF für „sun protection factor") ausgedrückt. Dieser gibt an, um wie viel länger man sich – im Vergleich zur ungeschützten Haut – in der Mittagssonne (hoher UV-Index, s. u.) aufhalten kann, ohne dass ein Sonnenbrand entsteht. Wichtig für die Interpretation des LSF ist die **Eigenschutzzeit** der

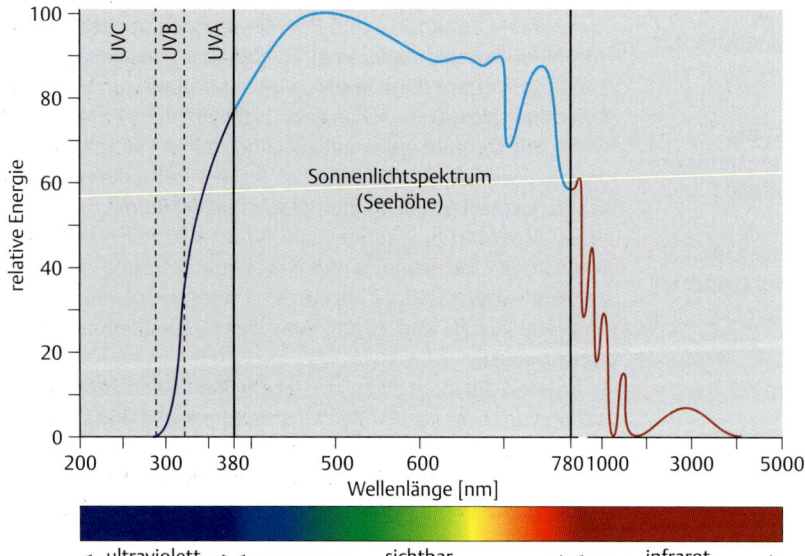

Abb. 11.2 UV-Spektrum. Bei Wellenlängen von 1–380 handelt es sich um kurzwelliges Licht (UV-Strahlen). Der sichtbare Bereich liegt zwischen 380 und etwa 780 nm. Alles darüber liegt im Infrarot-Bereich (langwelliges Licht). [nach Moll et. al., Duale Reihe Dermatologie, Thieme, 2005]

Haut. Sie macht eine Aussage darüber, wie lange sich eine ungebräunte Person in der Sonne aufhalten kann, bevor es zu einer Hautreaktion kommt, und ist abhängig vom **Hauttyp** und vom **UV-Index** (Intensität der UV-Strahlung abhängig von Tageszeit, Höhenlage, Äquatornähe u. a.). Für helle Hauttypen (Hauttyp I) liegt sie bei etwa 5 min, bei dunklen Hauttypen (Hauttyp IV) dagegen bei 40 min. Eine Person vom Hauttyp I kann sich also mit einer Sonnencreme mit LSF 20 anstatt 5 min etwa 100 min in intensiver Sonne aufhalten, ohne dass ein Sonnenbrand entsteht.

Infrarotstrahlung

> **DEFINITION** IR-Strahlen sind teils sichtbare, elektromagnetische Strahlen im Spektralbereich des Lichts von 780 nm bis 1 mm:
> – 0,78–3 µm: nahe Infrarotstrahlung (IR-A)
> – 3–6 µm: mittlere Infrarotstrahlung (IR-B)
> – 6–15 µm: ferne Infrarotstrahlung (IR-C)
> – 15–1000 µm: extreme Infrarotstrahlung.

Quellen: Hierzu zählen Sonnenlicht (v. a. IR-A) und von glühenden Oberflächen oder offenen Flammen ausgehende Strahlung. Schädliche IR-Strahlung wird insbesondere von gelb, hellrot oder weiß glühenden Massen ausgesandt. Diese kommen vor bei der **Verhüttung von Eisen**, bei der **Glasherstellung** oder auch der Produktion von Blechen (insbesondere Weißblech). Auch zur **Aushärtung von Kunststoffen** (u. a. beim Zahnersatz) kommen IR-Strahlen zum Einsatz.

Gesundheitsgefährdung: IR-Strahlung von sehr hoher Energiedichte kann zu Erythemen und Verbrennungen führen.

Feuer- oder Glasbläserstar (BK-Nr. 2401): IR-Strahlung im Bereich von 750–2400 nm schädigt insbesondere die Augenlinse und erhöht das Risiko, an einem grauen Star zu erkranken. Die Katarakt entwickelt sich meist zunächst einseitig bei einer Exposition gegenüber der IR-Strahlung von mehr als 20 Jahren. Die differenzialdiagnostische Abgrenzung vom klassischen Altersstar ist nicht ganz einfach. Oftmals tritt die Erkrankung relativ früh auf. Beim Feuerstar finden sich häufig spezifische Veränderungen im Bereich der vorderen Linsenkapsel, wo eine Ablatio der oberflächlichen Lamelle auftritt und als **Feuerlamelle** bezeichnet wird. Zusätzlich ist häufig eine rötlich-bräunliche Pigmentierung der Gesichtshaut ein kennzeichnendes Merkmal für einen Feuerstar.

Laut dem Fachverband für Strahlenschutz e. V. kann das Tragen von Kontaktlinsen in der Nähe von IR-Quellen zur zusätzlichen Reizung der Bindehaut und einer Reduktion der Tränenflüssigkeit führen.

Elektrische Felder mit hoher Feldstärke

> **DEFINITION** Elektrische bzw. elektromagnetische Felder entstehen überall dort, wo Strom fließt oder Spannungen generiert werden. Man unterscheidet niederfrequente Felder bis 300 kHz (z. B. Computer, Lampen) und Hochfrequenzfelder (Hochspannung).

Die Stärke eines ruhenden elektrischen Feldes wird in V/m gemessen, die Stärke eines elektromagnetischen Feldes in T (Tesla).

Quellen: Es gibt sowohl natürliche als auch künstliche Quellen elektromagnetischer Strahlung (**Tab. 11.2**).

Tab. 11.2 Feldstärken einiger Strahlenemittenten[1]

Emittent	Feldstärke
Kühlschrank	0,01–0,25 µT
LCD-Bildschirm	> 0,04 µT
Haarfön	0,01–7 µT
Elektrorasierer	0,08–9 µT
Mikrowellengerät	4–8 µT
Staubsauger	2–20 µT
Erde (Europa)	48 µT
MRT-Geräte (medizinischer Einsatz)	1,5–3 T[2]
MRT-Geräte (Forschungszwecke)	7–9,4 T[3]

[1] repräsentative Werte der Haushaltsgeräte nach dem Bundesamt für Strahlenschutz, gemessen in 30 cm Abstand
[2] Bereits in 30 cm Abstand von den meisten Geräten wird die Grenzwertempfehlung von 100 µT deutlich unterschritten.
[3] Bei Feldstärken ab 7 T können Schwindel oder Übelkeit auftreten.

Künstliche Strahlenemittenten: Hierzu zählen:
- verschiedene Haushaltsgeräte
- Fernseh- und Computerbildschirme
- Informationsübertragung durch Funkwellen: WLAN, Mobiltelefone, Bluetooth, schnurlose Telefone
- elektrotechnische oder elektronische Anlagen
- Starkstromanlagen und Hochspannungsleitungen (die Feldstärke nimmt mit Entfernung von der Leitung rapide ab)
- Radar- und Richtfunkanlagen
- medizinische Apparate wie Röntgengeräte und Magnetresonanztomografen.

Natürliche Strahlenemittenten: Unsere Erde besitzt ein im Vergleich zu künstlichen Quellen recht starkes Magnetfeld.

Gesundheitsgefährdung: Die Frage nach gesundheitlichen Beeinträchtigungen durch elektromagnetische Felder am Arbeitsplatz oder im häuslichen Bereich wird kontrovers diskutiert. Nach In-vitro-Versuchen ist unstrittig, dass es zur Beeinflussung des Zellstoffwechsels, auch auf molekularer Ebene, kommen kann. **Thermische Effekte**, die hauptsächlich durch die elektrische Komponente des Feldes erzeugt werden, können zu abnorm hohen Temperaturen im Gewebe und nachfolgend zu teils irreversiblen Schäden führen. **Nichtthermische Effekte** werden v. a. durch die magnetische Komponente verursacht.

In Zellkulturen wurden Störungen der intrazellulären Signalübertragung, Immunfunktion, Elektrofusion von Membranen und eine Beeinflussung von Ca^{2+}-Kanälen nachgewiesen. Dabei reagieren Zellen des zentralen Nervensystems und endokrine Zellen besonders empfindlich. Inwieweit die Ergebnisse der in vitro durchgeführten Experimente auf den Menschen übertragbar sind, ist noch nicht endgültig geklärt.

Derzeit gibt es keinen wissenschaftlichen Nachweis für gesundheitliche Schäden unterhalb der derzeit geltenden Grenzwerte. Auch **Herzschrittmacher** können durch elektromagnetische Störsignale beeinflusst werden, weshalb Herzschrittmacherträger keiner MRT-Untersuchung unterzogen werden dürfen. Es gibt aber bereits Herzschrittmacher der neuesten Generation (2016), die dieser Einschränkung nicht mehr unterliegen, da sie extrem störunanfällig sind.

Beim elektrischen Lichtbogenschweißen entstehen intensive elektrische und elektromagnetische Felder, die die Funktion von implantierbaren Schrittmachern unter Umständen beeinträchtigen können. Vor einer Wiedereingliederung von Mitarbeitern mit Herzschrittmachern sollten entsprechende Messungen durchgeführt werden, um eine Gesundheitsgefährdung auszuschließen. Da Maschinen mit starken Magnetfeldern wie Turbinen gekennzeichnet werden müssen, hat man einen Hinweis auf eine potenzielle Gefährdung.

> **PRAXIS** Ab einer Magnetfeldstärke von 1 Tesla kann es zu Extrasystolen und Kammerflimmern kommen.

> **DEFINITION** „**Elektrosmog**" (E-Smog) ist ein umgangssprachlicher Ausdruck für die Gesamtheit der Immissionen elektrischer, magnetischer und elektormagnetischer Felder, von denen die Öffentlichkeit annimmt, dass sie unerwünschte biologische Wirkungen haben.

Einige Personen verspüren gesundheitliche Beeinträchtigungen, die sie auf den sog. Elektrosmog zurückführen (Elektrosensitivität). Zur Disposition stehende **Symptome** von Reaktionen auf „Elektrosmog" (v. a. im Zusammenhang mit Mobilfunk) sind u. a.:
- Stressreaktionen mit erhöhter Kortisolausschüttung
- erhöhte Infektanfälligkeit
- Schlafprobleme und Müdigkeit
- Nervosität
- EEG-Veränderungen
- DNA-Doppelstrangbrüche (Kanzero- und Teratogenität).

Grenzwerte: Die „**mittlere zivilisatorische Belastung**" durch Magnetfelder in Europa beträgt ca. **0,06 µT**. In der Nähe von Hochspannungsleitungen kann die Belastung einige 10 µT betragen.

In Deutschland gelten unterschiedliche Grenzwerte für verschiedene Bereiche des elektromagnetischen Spektrums. Dies ist aufgrund der unterschiedlichen Eigenschaften und gesundheitlichen Wirkungen der Felder erforderlich.

Arbeitsplatz: Empfohlene Richtwerte zur Begrenzung der Exposition am Arbeitsplatz liegen bei magnetischen Feldstärken von:
- 2 T für Kopf und/oder Rumpf
- 5 T für Extremitäten.

Bundesimmissionsschutzverordnung (BImSchV): Ziel der VO über elektromagnetische Felder (26. BImSchV) ist der Schutz der Bevölkerung vor wissenschaftlich nachgewiesenen gesundheitlichen Beeinträchtigungen durch hoch- und niederfrequente elektromagnetische Felder. Die dort festgelegten Grenzwerte (**Tab. 11.3**) umfassen neben elektromagnetischen Feldern in der Umgebung von Stromversorgungs- und Bahnstromanlagen, Hochspannungsleitungen, Erdkabeln und Transformatoren auch den Bereich der Mobilfunkfrequenzen. Für Mobilfunkgeräte wird der SAR-Wert (SAR: spezifische Absorptionsrate) angesetzt, für den ein Grenzwert von **2 W/kg** empfohlen wird. Er ist jedoch nicht gesetzlich vorgeschrieben.

Prävention: Laut Bundesamt für Strahlenschutz lässt sich eine Minimierung der Exposition der Bevölkerung durch verschiedene Maßnahmen erreichen. Die Zuständigkeit dafür liegt bei Behörden, Bauherren und Geräteherstellern:

Tab. 11.3 In der VO über elektromagnetische Felder (26. BImSchV) festgelegte Grenzwerte

Frequenz f	Elektrische Feldstärke* E	Magnetische Flussdichte* bzw. Feldstärke** H
niederfrequenter Bereich		
50 Hz	5 kV/m	100 µT
16⅔ Hz	10 kV/m	300 µT
hochfrequenter Bereich		
10–400 MHz	27,5 V/m	0,073 A/m
400–2000 MHz	$1,375 \times f^{1/2}$ V/m	$0,0037 \times f^{1/2}$ A/m
2000–300 000 MHz	61 V/m	0,16 A/m

* Effektivwerte
** Effektivwerte, gemittelt über 6-Minuten-Intervalle

- Bei der Planung und Genehmigung von Gebäuden sollte auf einen ausreichenden **Abstand** zu Hochspannungsleitungen und anderen Anlagen der Stromversorgung geachtet werden.
- Durch eine **optimierte Leitungsführung** der Elektroinstallationen kann die Exposition der Bewohner oder Nutzer von Gebäuden reduziert werden.
- Gerätehersteller und Anlagenbauer können durch ein entsprechendes technisches Design **möglichst niedrige Feldstärken** in der Umgebung der Geräte und Anlagen erreichen. Wünschenswert wäre auch eine geeignete Kennzeichnung der Geräte, die den Verbrauchern ermöglicht, beim Kauf eines Gerätes auf niedrige Feldintensitäten zu achten.

Auch jeder Bürger kann durch 2 einfache Regeln eine Verringerung der Feldexposition erreichen:
- möglichst großen Abstand zu den Feldquellen einhalten
- Dauer der Exposition so gering wie möglich halten (auch nächtliche Expositionen beachten, z. B. Handy neben dem Bett!).

> **PRÜFUNGSHIGHLIGHTS**
>
> – **!** Die **zweitwichtigste Ursache für Lungenkrebserkrankungen** ist eine langjährige hohe **Radonbelastung**.
> – **!** Die typische Berufskrankheit bei Glasbläsern in einer Glasfabrik ist eine Katarakt.

11.3 Schadstoffe in der Luft

11.3.1 Schadstoffe in der Außenluft

Zu den Schadstoffen der Außenluft gehören gasförmige und partikelförmige Stoffe. Insbesondere in städtischen Gebieten – und dort v. a. an stark durch Verkehr und Industrie geprägten Orten – ist die Belastung der Luft mit diesen Schadstoffen besonders hoch. Die einzuhaltenden Grenzwerte werden vielerorts in Deutschland überschritten.

Gasförmige Schadstoffe: Zu den wichtigsten gasförmigen Schadstoffen in der Außenluft zählen:
- Kohlenmonoxid = CO (S. 73): Hauptquellen sind unvollständige Verbrennungsvorgänge und der Straßenverkehr.
- Stickoxide = NOx (S. 73): Hauptquellen sind der Straßenverkehr und die Verbrennung von Gas.
- Schwefeldioxid (SO_2): Hauptquelle ist die Verbrennung fossiler Brennstoffe, z. B. von Braunkohle.

- Schwebstaub (< 100 μm): Die luftgetragenen Partikel in Aerosolgröße entstehen hauptsächlich durch Verbrennung fossiler Stoffe, Straßenverkehr, Vulkanasche, Erdarbeiten.
- Fluorkohlenwasserstoffe (FKW) und Fluorchlorkohlenwasserstoffe (FCKW): Sie dienen als Treibgase, Kälte-, Verschäumungs- und Feuerlöschmittel.
- Kohlendioxid = CO_2 (S. 73): Treibhausgas.
- Ozon = O_3 (S. 72): Das Gas entsteht durch Zusammenwirken von UV-Licht und Kohlenwasserstoffen bei entsprechendem Stickoxidaufkommen, z. B. Sommersmog.
- flüchtige organische Verbindungen = VOC (S. 71): Die Quellen für VOC sind vielfältig.

Partikelförmige Schadstoffe: Die wichtigsten partikelförmigen Schadstoffe in der Außenluft sind:

- Dieselruß: überwiegend fein und ultrafein, Hauptquelle sind Dieselmotoren.
- Pollen: von Blüten und Gräsern
- Schimmelpilzsporen: durch Pflanzen oder totes Pflanzenmaterial, Erdboden.

11.3.2 Schadstoffe in Innenräumen

Schadstoffe in Innenräumen können direkt aus einer im Raum lokalisierten Quelle stammen oder über Windbewegungen, Tür- und Fensterlüftungen aus der Außenluft in die Innenräume gelangen (z. B. Feinstaub). Hier können sie sich – abhängig von Standort-, Bau- und Einrichtungsbedingungen und nutzungsbedingten Aktivitäten – anreichern. So sind z. B. in ungenutzten Räumen etwa 50 % der Staubkonzentration auf den Austausch mit der Außenluft zurückzuführen; wird der Raum aber genutzt, ist mit zusätzlichen Quellen für Feinstaub und damit erhöhten Konzentrationen zu rechnen.

Mögliche Schadstoffe und ihre Quellen in Innenräumen sind:
- Tabakrauch; s. Arbeitsmedizin (S. 141)
- die Anwendung von Bioziden (S. 85)
- der Einsatz von Reinigungs-, Pflege- und Desinfektionsmitteln einschließlich Duftstoffen
- das Ausdünsten von Lösemitteln (S. 77) und Weichmachern (S. 81) aus Bauprodukten oder Möbeln, Teppichen und Tapeten
- Schimmelpilze aufgrund von Feuchtigkeit und Wärme in Innenräumen
- Feinstaub als Eintrag von außen oder aus interner Quelle (S. 74)
- Anwendung von Kopierern und Laserdruckern, wobei ultrafeine Partikel (< 100 nm) möglicherweise eine wichtige Rolle spielen.

11.3.3 Flüchtige organische Verbindungen (VOC)

DEFINITION Volatile Organic Compounds (VOC) sind flüchtige organische Verbindungen, die im Retentionszeitfenster zwischen n-Hexan und n-Hexadecan auf einer unpolaren Trennsäule in der Gaschromatografie aufgetrennt werden; das entspricht einem Siedebereich von 70 °C bis 290 °C.

Zu den VOCs zählen gasförmige Verbindungen organischen Ursprungs in der Luft, z. B. Lösemittel, Flüssigbrennstoffe oder synthetisch hergestellte Verbindungen. Aus chemischer Sicht handelt es sich bei VOC vorwiegend um Kohlenwasserstoffe, Alkoho-

Tab. 11.4 Beispiele für VOC und ihre Richtwerte für Innenräume (Umweltbundesamt 2011; 2016 überarbeitet)

Verbindung	Richtwert II* [mg/m³]	Richtwert I* [mg/m³]
Phenol	0,2	0,02
Benzaldehyd	0,2	0,02
Benzylalkohol	4	0,4
Aldehyde (C 4 bis C 11, gesättigt, azyklisch, aliphatisch)	2	0,1
Alkane/Isoalkane (C 9 bis C 14, aromatenarm)	2	0,2
Naphthalin	0,03	0,01
Quecksilber (S. 92)	0,00035	0,000035
Styrol (**Tab. 11.11**)	0,3	0,03
Stickstoffdioxid (S. 73)	0,35 (30-min-Wert)	–
	0,06 (7-Tage-Wert)	–
Dichlormethan (**Tab. 11.10**)	2 (24 h)	0,2
Kohlenmonoxid (S. 73)	60 (½ h)	6 (½ h)
	15 (8 h)	1,5 (8 h)
Pentachlorphenol (S. 85)	0,001	0,0001
Toluol (**Tab. 11.11**)	3	0,3

* Üblicherweise handelt es sich um Langzeitwerte. Davon abweichende Mittelungszeiträume sind in Klammern angegeben.

le, Aldehyde und organische Säuren. Bis zu tausend verschiedene Einzelverbindungen können in der Luft gemeinsam auftreten.

Vorkommen: Quellen für VOC können biologische Vorgänge (z. B. Pflanzenstoffwechsel-, Fäulnis- und Abbauprozesse) oder technische Prozesse (z. B. Kraftverkehrsabgase bei unvollständiger Verbrennung oder flüchtige Nebenprodukte aus industriellen und gewerbemäßigen Vorgängen) sein (**Tab. 11.4**).

Gesundheitsgefährdung: Mögliche Innenraumquellen von VOC sind Baumaterialien oder Produkte zur Innenraumausstattung (Farben, Lacke, Klebstoffe wie z. B. Teppichkleber, Möbel und Dekormaterialien). Bedeutsam sind zudem Pflege-, Reinigungs- und Hobbyprodukte, Tabakrauchen, Nahrungsmittelzubereitung sowie der menschliche Stoffwechsel. Auch das Versprühen von Desinfektions- und Schädlingsbekämpfungsmitteln oder Kosmetika wie Haarspray, Deodorant oder Parfüm belastet die Atemluft.

Gegenüber Außenluft- haben Innenraumquellen in Mitteleuropa i. d. R. eine deutlich größere gesundheitliche Bedeutung, da sich die Menschen überwiegend (bis zu 90 % der Zeit) in Gebäuden aufhalten. Zudem ist der Abstand zu den VOC-Quellen innen meist geringer. VOC aus der Außenluft können auch in den Innenraum gelangen. In der Regel werden jedoch beim richtigen Lüften die ursprünglichen Innenraumkonzentrationen vermindert.

Grenzwerte: Man unterscheidet VOC von den sehr flüchtigen organischen Verbindungen (Very Volatile Organic Compounds, VVOC) und den schwerflüchtigen organischen Verbindungen (Semivolatile Organic Compounds, SVOC). Die Summe der Kon-

Tab. 11.5 Leitwerte für TVOC in der Innenraumluft nach dem Umweltbundesamt (2007)

Stufe	Konzentrations-bereich [mg TVOC/m³]	Hygienische Bewertung
1	≤ 0,3	hygienisch unbedenklich
2	> 0,3–1	hygienisch noch unbedenklich, sofern keine Richtwertüberschreitungen für Einzelstoffe bzw. Stoffgruppen vorliegen
3	> 1–3	hygienisch auffällig
4	> 3–10	hygienisch bedenklich
5	> 10	hygienisch inakzeptabel

zentrationen sämtlicher VOC ergibt den **TVOC-Wert** (Total Volatile Organic Compounds). Für die Bewertung von TVOC-Werten wurden 5 Stufen definiert und für die einzelnen Stufen bestimmte Maßnahmen empfohlen (**Tab. 11.5**).

Klinik: Auswirkungen von VOC können **Kopfschmerzen, Schwindel, Konzentrationsstörungen**, hochgradige, bronchitisähnliche Reizungen der Atemwege und unspezifische Augenreizungen sein. Als chronische Wirkung werden für einzelne Verbindungen auch krebserzeugende, erbgutverändernde und fortpflanzungsgefährdende Wirkungen beschrieben.

Prophylaxe: Expositionsmeidung, ausreichende Lüftung.

11.3.4 Gase

Grundsätzlich kann man zwischen Reiz- und Erstickungsgasen unterscheiden:

Reizgase: Reizgase (z. B. Ozon, Phosgen, Nitrosegase, Fluorgas) entstehen überwiegend bei Bränden und in chemischen Labors, aber auch im Haushalt oder in der Atmosphäre. Sie führen allgemein zur Reizung der Schleimhaut von Auge, Nasen- und Rachenraum, zu Husten und Bronchokonstriktion. Es besteht die Gefahr eines Lungenödems.

Erstickungsgase: Erstickungsgase werden in 2 Kategorien eingeteilt, je nachdem, ob sie ein äußeres (z. B. N_2, Methan oder verdichtete Luft) oder inneres (z. B. CO- oder Zyanidvergiftungen) Ersticken auslösen.

Äußeres Ersticken: Hierbei kommt es durch eine Verlegung der Atemwege oder eine unzureichende Sauerstoffkonzentration in der Atemluft zu einer mangelhaften Belüftung der Alveolen bzw. einem zu geringen Sauerstoffpartialdruck. Es entsteht eine Hypoxämie.

Inneres Ersticken: Es ist bedingt durch eine Transport- oder Verwertungsstörung von O_2. Auch eine immunologisch bedingte Zerstörung der Alveolen kann zu innerem Ersticken führen.

Als **Berufskrankheiten** können nur Erkrankungen durch Kohlenmonoxid und durch Schwefelwasserstoff anerkannt werden.

Ozon (O_3)

Ozon ist ein farbloses, giftiges und chemisch sehr reaktives Gas. Es trägt als Treibhausgas zur Erwärmung der Erdatmosphäre bei.

Vorkommen: Bodennahes Ozon wird nicht direkt freigesetzt, sondern bei intensiver Sonneneinstrahlung durch komplexe fotochemische Prozesse aus Vorläuferstoffen – überwiegend Stickstoffoxiden und VOC – gebildet. Es wird deshalb als sekundärer Schadstoff bezeichnet. Hohe Lufttemperaturen und starke Sonneneinstrahlung sind typische meteorologische Bedingungen während sommerlicher Hochdruckwetterlagen. Die höchsten Ozonwerte treten daher überwiegend von Mai bis September, vereinzelt auch im April auf.

Gesundheitsgefährdung: Die individuelle Empfindlichkeit gegen Ozon ist sehr unterschiedlich ausgeprägt und betrifft etwa 10–15 % der Bevölkerung. Gesundheitliche Beeinträchtigungen sind umso eher zu erwarten, je höher die Ozonkonzentration der Atemluft ist, je länger man dem Ozon ausgesetzt ist und je höher das Atemvolumen ist. Von gesundheitlichen Auswirkungen des Ozons besonders betroffen sind deshalb diejenigen Menschen, die während hoher Ozonwerte bei Spiel, Sport oder Arbeit häufig längere, anstrengende körperliche Tätigkeiten im Freien ausüben. Aus Vorsorgegründen müssen außerdem grundsätzlich alle Säuglinge und Kleinkinder als Risikogruppe eingestuft werden, da sie, bezogen auf ihre Körpergröße, ein relativ erhöhtes Atemvolumen aufweisen.

Grenzwerte: Für Ozon liegen aktuell keine Grenz-, sondern Zielwerte vor. Ab einem Ozonwert von 180 Mikrogramm/m³ (1-h-Mittelwert) werden dazu vom Umweltbundesamt Verhaltensempfehlungen an die Bevölkerung ausgesprochen, die dem Schutz der Gesundheit besonders empfindlicher Bevölkerungsgruppen dienen. Bei Überschreitung des **Alarmschwellenwertes** von 240 µg/m³ (auch bei kurzfristiger Spitzenbelastung), gemittelt über eine Stunde, besteht ein Risiko für die Gesundheit der Gesamtbevölkerung.

Langfristig soll der maximale 8-h-Mittelwert 120 Mikrogramm/m³ nicht mehr überschreiten (**Tab. 11.6**).

Klinik: Erhöhte Ozonkonzentrationen können beim Menschen Reizung der Atemwege, Husten, Kopfschmerzen und Atembeschwerden bis hin zu Einschränkungen der Lungenfunktion und Lungenkrankheiten hervorrufen. Ihr Ausmaß wird hauptsächlich durch die Dauer des Aufenthalts in der ozonbelasteten Luft bestimmt.

Prophylaxe: Nach Möglichkeit sollte körperliche Anstrengung bei erhöhten Ozonwerten vermieden werden.

Tab. 11.6 Zielwert, Informations- und Alarmschwelle für Ozon (33. BImSchV)

	Wert	Bemerkung
Zielwert (2010)	120 µg/m³ als höchster 8-Stunden-Mittelwert eines Tages	darf an höchstens 25 Tagen pro Kalenderjahr überschritten werden, gemittelt über 3 Jahre
langfristiges Ziel (2020)	120 µg/m³ als höchster 8-Stunden-Mittelwert eines Tages während eines Kalenderjahres	–
Informationsschwelle	180 µg/m³ als 1-Stunden-Mittelwert	aktuelle Information bei Überschreitung
Alarmschwelle	240 µg/m³ als 1-Stunden-Mittelwert	aktuelle Warnung der Bevölkerung

Kohlenmonoxid (CO)

Vorkommen und Gesundheitsgefährdung: Das geruchlose Gas CO („Rauchgas") entsteht bei **unvollständiger Verbrennung** von organischem Material, z. B. bei ungenügender Luftzufuhr (alter Gasdurchlauferhitzer, Wohnungsbrand, Abgase von Fahrzeugen ohne Katalysatoren). Gefahr besteht bei Arbeiten an Heizanlagen, in Kokereien, an Hochöfen, offenen Feuerstellen, im Bergbau und bei der Eisenverhüttung.

> **LERNTIPP** !
>
> Das Tückische an CO ist der fehlende Geruch. Nicht zuletzt deshalb ist Kohlenmonoxid so gefährlich. Prägen Sie sich das gut ein, das IMPP könnte danach fragen.

Richtwerte (RW):

- RW I:
  - 6 mg/m³ (0,5 h)
  - 1,5 mg/m³ (8 h).
- RW II:
  - 60 mg/m³ (0,5 h)
  - 15 mg/m³ (8 h).

Klinik: CO besitzt eine bis zu 300-mal höhere Affinität zu Hämoglobin als Sauerstoff. Es verdrängt den Sauerstoff vom Hämoglobin, inneres Ersticken ist die Folge. Erste Symptome sind eine verminderte körperliche Leistungsfähigkeit, Kopfschmerzen, Übelkeit, Brechreiz, Schwindel, leichte Sehschwäche, Konzentrationsschwäche und eine Rosafärbung der Haut, bei höheren CO-Konzentrationen Tachykardie, Zyanose, Krämpfe, Bewusstseinsstörung, Bewusstlosigkeit bis hin zum Tod.

Diagnostik: Blutgasanalyse. Cave: Bei der Diagnostik der Kohlenmonoxidvergiftung ist zu beachten, dass Tabakraucher einen höheren Anteil von CO-Hämoglobin im Blut haben als Nichtraucher. Nichtraucher: 0,4-1,6 % (Anteil am Gesamthämoglobin) Raucher: 3-6 % (Anteil am Gesamthämoglobin).

Therapie Sauerstoffgabe, Verbringung in CO-freie Atmosphäre, symptomatische Therapie, Körpertemperatur normalisieren, ggf. Übersäuerung (Azidose) korrigieren.

Kohlendioxid (CO₂)

Vorkommen und Gesundheitsgefährdung: CO_2 entsteht bei **Verbrennung** kohlenstoffhaltiger Verbindungen sowie bei Gärungs- und Zersetzungsprozessen. Aufgrund seines hohen spezifischen Gewichts reichert es sich in tiefer gelegenen Räumen an (z. B. Silos, Weinkeller, Brunnen, Bergwerke).

Grenzwerte: Die lange Zeit gültige „Pettenkoferzahl" sah einen Kohlendioxidgehalt von höchstens 0,1 Volumenprozent vor (entsprechend 1000 ppm oder 1 l Kohlendioxid in einem Kubikmeter Luft). Hygienisch begründete Leitwerte für Kohlendioxid in der Raumluft nach Umweltbundesamt (2008) sind:

- Stufe 1: < 1000 ppm: hygienisch unbedenklich
- Stufe 2: 1000–2000 ppm: hygienisch auffällig
- Stufe 3: > 2000 ppm: hygienisch nicht akzeptabel.

Klinik: Konzentrationsabhängig führt CO_2 zu Symptomen wie Müdigkeit und Konzentrationsschwäche („verbrauchte Luft"). Bei sehr hohen Konzentrationen kann Ersticken eintreten.

Diagnostik: Blutgasanalyse.

Tab. 11.7 NO₂-Grenzwerte zum Schutz der menschlichen Gesundheit (39. BImSchV, 2010)

	Zeitraum	Grenzwert
1-Stunden-Mittelwert	1 h	**200 µg/m³** (darf nicht öfter als 18-mal/Jahr überschritten werden)
Jahres-mittelwert	Kalenderjahr	**40 µg/m³**
Alarm-schwelle	1 h	**400 µg/m³** (1-Stunden-Mittelwert, gemessen in 3 aufeinanderfolgenden Stunden)

Therapie: ausreichende Lüftung, Sauerstoffgabe bei Vergiftung

> **PRAXIS** Bei Vergiftungsfällen ist bei Rettungs- oder Bergungsversuchen an die Eigensicherung zu denken und zunächst für Sauerstoffzufuhr zu sorgen!

Schwefelwasserstoff (H₂S)

Vorkommen und Gesundheitsgefährdung: Schwefelwasserstoff entsteht bei **Fäulnisprozessen** (Abwasseranlagen, Abfallgruben, Gärschlamm, Zuckerfabriken), beim Rösten schwefelhaltiger Erze und bei der Schwefelsäure-, Zellstoff- und Viskosefaserherstellung. Gefahr besteht bei Arbeiten in Abwasserkanälen und Klärgruben, in Hochöfen und Erdölraffinerien.

Klinik: Vergiftungssymptome sind Atemwegsreizung, Atemlähmung, Dyspnoe, Azidose und Lungenödem.

Diagnostik: Anamnese auf Exposition und Symptomatik.

Therapie: Ein Antidot existiert nicht.

Stickstoffdioxid (NO₂)

Stickstoffdioxid ist ein Luftschadstoff, der insbesondere in Kraftwerken, Feuerungsanlagen und im Straßenverkehr entsteht. Es ist Vorläuferstoff für bodennahes Ozon und Feinstäube. Auch im Zigarettenrauch ist Stickstoffdioxid enthalten. In der Industrie wird NO_2 zur Herstellung von Salpetersäure (S. 102) verwendet, außerdem als nichtwässriges Lösemittel.

Eine hohe Konzentration in der Umgebungsluft führt zu Hustenreiz, Augenreizungen, einer erhöhten Anfälligkeit für Atemwegsinfektionen und einem Anstieg von Atemwegserkrankungen wie z. B. chronischer Bronchitis. Zu den Grenzwerten s. **Tab. 11.7**.

11.3.5 Feststoffe

Feinstäube und synthetische Nanopartikel

> **DEFINITION** Feinstäube (**PM**, particulate matter) sind eine komplexe Mischung aus mikroskopisch kleinen, festen und/oder flüssigen, in die Luft ausgestoßenen, organischen und anorganischen Schadstoffen. Sie sinken nicht sofort zu Boden, sondern verweilen eine gewisse Zeit in der Atmosphäre.

Die wichtigsten Bestandteile des Feinstaubs sind Sulfate, Nitrate, Ammoniak, Natriumchlorid, Kohlenstoff, Mineralstaub und Wasser. Es werden unterschieden:

Primäre Feinstäube: Die Primärpartikel werden von der menschlichen Zivilisation (anthropogene Prozesse) oder der Natur direkt an die Atmosphäre abgegeben. Anthropogene Quellen sind z. B. Verbrennungsmotoren (Diesel und Benzin), die Verfeuerung von Festbrennstoffen (Kohle, Braunkohle, Biomasse), die Industrie (Baugewerbe, Bergbau, Zement-, Keramik-, Ziegelindustrie, Schmelzöfen), die Abnutzung der Straßenbeläge, der Abrieb von Bremsen und Reifen sowie Tunnel- und Grubenarbeiten.

Sekundäre Feinstäube: Dabei handelt es sich um Partikel, die durch komplexe chemische Reaktionen erst in der Atmosphäre aus gasförmigen Substanzen (z. B. Schwefel- und Stickstoffoxiden, Ammoniak oder Kohlenwasserstoffen) entstehen. Sie sind Transformationsprodukte der hauptsächlich durch Verkehr und Industrie ausgestoßenen Stickstoffoxide sowie des aus der Verbrennung schwefelhaltiger Brennstoffe stammenden Schwefeldioxids. Sekundärpartikel zählen überwiegend zu den feinsten Partikeln.

Partikelgrößen: Feinstäube variieren nach Größe, Zusammensetzung und Herkunft und werden anhand der Partikelgröße bzw. des aerodynamischen Durchmessers beschrieben (**Tab. 11.8**). **Synthetische Nanopartikel (NP)** sind solche Partikel, die in mindestens einer Dimension kleiner als 100 nm sind, herstellungsbedingt monodisperse Größenverteilung und regelmäßige Formen sowie – daraus resultierende – besondere „nano(material)spezifische" Eigenschaften aufweisen (beispielsweise Nano-Röhrchen, kratzfeste nanobeschichtete Oberflächen, besondere Farbgebung nanobasierter Pigmente). Sie können in die Dimension ultrafeiner Stäube fallen.

Synthetische Nanopartikel werden in einer ganzen Reihe von Produkten schon seit geraumer Zeit eingesetzt:

- Cremes, Zahnpasta, Kosmetika
- Sonnenschutzmittel
- Farben, Lacke, Kleber
- Autoreifen
- Nahrungsmitteladditiva
- Oberflächenimprägnierung.

Die Größe der Partikel bestimmt auch deren Verweildauer in der Atmosphäre. Während PM_{10} binnen Stunden durch Ablagerung und Niederschlag aus der Atmosphäre verschwinden, können $PM_{2,5}$ Tage und Wochen schweben. Folglich können diese Partikel über weite Strecken transportiert werden.

Quellen: Wichtige vom **Menschen** geschaffene Feinstaubquellen sind:

- Straßenverkehr (v. a. in Ballungsgebieten)
- Tierhaltung
- Öfen und Heizungen in Wohnhäusern
- Kraft- und Fernheizwerke
- Abfallverbrennungsanlagen
- Schüttgutumschlag
- Industrieprozesse
- Zigarettenrauch.

Als **natürliche Quellen** für Feinstaub sind Emissionen aus Vulkanen und Meeren, die Bodenerosion, Wald- und Buschfeuer sowie bestimmte biogene Aerosole (Viren, Sporen von Bakterien und Pilzen, Algen, Zellteile, Ausscheidungen usw.) zu nennen.

Durch offene und undichte Fenster gelangt die belastete Außenluft auch in Innenräume. **Emissionsquellen in Innenräumen** (Rauchen, brennende Kerzen, Kochen, Braten, Grillen, Staubsaugen ohne Feinfilter im Luftauslass, Bürogeräte wie Drucker und

Tab. 11.8 Feinstaubpartikel

Partikel	aerodynamischer Durchmesser	Eindringtiefe
PM_{10} (grobkörnig)	2,5–10 µm	bis in die oberen Atemwege und zur Lunge
$PM_{2,5}$ (feinere und feinste Partikel)	0,1–2,5 µm	bis tief in die Lunge und in die Lungenbläschen
$PM_{0,1}$ (ultrafeine Partikel)	< 100 nm	evtl. über die Lungenbläschen in den Blutkreislauf

Kopierer, Heimwerkerarbeiten, offener Kamin usw.) können die Konzentration v. a. der ultrafeinen Partikel erheblich erhöhen. Wegen der unterschiedlichen Herkunft der Feinstaubpartikel in der Außenluft und im Innenraum sind Feinstäube in ihrer Wirkung nicht direkt vergleichbar.

Gesundheitsgefährdung: Staubpartikel stellen nicht nur eine Gesundheitsgefährdung dar, wenn sie an ihrer Oberfläche gefährliche Stoffe wie z. B. Schwermetalle oder polyzyklische aromatische Kohlenwasserstoffe (PAK) binden. Auch die Staubpartikel selbst bergen ein Gesundheitsrisiko, und je kleiner sie sind, desto tiefer können sie in den Organismus eindringen (**Tab. 11.8**).

Die Weltgesundheitsorganisation (WHO) hat festgestellt, dass bei **jeder** Feinstaubkonzentration eine schädigende Wirkung zu erwarten ist. Hierin unterscheidet sich Feinstaub von vielen anderen Schadstoffen (z. B. Schwefeldioxid oder Stickstoffdioxid), für die man Werte angeben kann, unterhalb deren keine schädlichen Auswirkungen auf die menschliche Gesundheit zu erwarten sind. Nicht nur kurzzeitig erhöhte Konzentrationen führen zu negativen gesundheitlichen Auswirkungen, gerade längerfristig vorliegende geringere Konzentrationen wirken gesundheitsschädigend. Die Feinstaubbelastung sollte also so gering wie möglich sein.

Grobkörnigerer Feinstaub (PM_{10}) führt zu einer erhöhten Morbidität durch Atemwegserkrankungen.

Feinster Staub ($PM_{2,5}$) führt zu einer ernsthaften Gesundheitsbeeinträchtigung. Bei erhöhten Konzentrationen nimmt die Frequenz von Akuteinweisungen aufgrund von Herz-Kreislauf- und Atemwegsbeschwerden zu. Bei Patienten mit bereits bestehenden Herz-Kreislauf- und Atemwegserkrankungen sowie Lungenkrebs lässt sich ein Anstieg der Todesrate beobachten. Die Verbindung zwischen Feinstaubbelastung und erhöhtem Lungenkrebsrisiko ist bereits gut dokumentiert und auch ein Zusammenhang von Luftverschmutzung und anderen Krebserkrankungen wird diskutiert.

Die Toxizität von **synthetischen Nanopartikeln** hängt sehr von den chemischen Eigenschaften, wie Oberfläche, Form und Größe der Partikel ab. Nanopartikel können bronchiale und pulmonale Entzündungsreaktionen verursachen, bei Nanopartikeln, die ihrer Form nach Asbestpartikeln ähneln, wurden Lungenfibrosen beschrieben. Beobachtet wurden auch adverse Effekte auf Herz, Gefäße und andere Organsysteme.

Grenzwerte: Seit 1. Januar 2005 gilt EU-weit ein Grenzwert von **50 µg/m³** für Feinstaub in der Atemluft, der allerdings mehrmals pro Jahr überschritten werden darf (**Tab. 11.9**). Für Grenzwertüberschreitungen muss ein Luftreinhalte- oder Aktionsplan vorliegen.

Der Leitwert für Feinstaub in der **Innenraumluft** liegt nach Angaben des Umweltbundesamtes bei **25 µg/m³**. Dieser 24-Stun-

Tab. 11.9 Feinstaub-Grenzwerte der EU für den Schutz der menschlichen Gesundheit (01.01.2005)

	Zeitraum	Grenzwert
24-Stunden-Grenzwert	24 h	**50 µg/m³** PM$_{10}$ (darf nicht öfter als 35-mal/Jahr überschritten werden)
Jahresgrenzwert	Kalenderjahr	**40 µg/m³** PM$_{10}$

den-Mittelwert gilt nur in reinen Wohninnenräumen in Abwesenheit innenraumspezifischer Staubquellen

Prävention: Jeder Einzelne kann etwas zur Verringerung der Feinstaubbelastung beitragen, z.B. Fahrten mit dem eigenen PKW einschränken, Altfahrzeuge mit vollwertiger Partikelabscheidung nachrüsten, Holzverbrennung in Kleinfeuerungsanlagen (z.B. in offenen Kaminen und Einzelöfen) nur mit Abgasreinigung betreiben und nur zulässigen Brennstoff (abgelagertes, unbehandeltes Holz) verwenden, auf Laub- und Holzverbrennung im Garten verzichten, energiesparende und emissionsarme Gebäudeheizungen einsetzen usw.

Tonerpulver

Vorkommen: Laserdrucker, Laserfaxgeräte und Kopiergeräte (laserbasierte Drucksysteme, kurz LDS) setzen während ihres Betriebs neben Fein- und Feinststäuben u.a. auch flüchtige organische Verbindungen (VOC), Ozon und bei Verwendung magnetithaltiger Tonerpulver auch Metalle frei.

Gesundheitsgefährdung: Eine umfassende Risikobewertung ist aufgrund der Komplexität der Symptome und der möglichen Auslöser bisher nur sehr schwer möglich. Möglicherweise reagieren Personen mit einem unspezifisch-hyperreagiblen Bronchialsystem (UHB) empfindlicher auf eine Exposition gegenüber diesen Stoffen. Es gibt auch Hinweise auf eine vermehrte Allergiebereitschaft bei empfindlichen Personen. Belegt ist, dass die in Tonern enthaltenen Schwermetalle auf Haut und Schleimhaut allergisierend wirken können.

Klinik: Durch Tonerstaub- bzw. Laserdruckeremissionen beeinträchtigte Personen klagen häufig über eine laufende Nase, Bindehaut- und Rachenschleimhautentzündung, Hautreizung, Husten, Atemnot, Kopfschmerzen und allergische Reaktionen.

Therapie und Präventivmaßnahmen: Bis zur Klärung möglicher Wirkungszusammenhänge sind Präventivmaßnahmen sinnvoll, wie etwa die Verbringung von Laserdruckern und Kopierern in einen separaten, gelüfteten Raum. Geräte im Büroraum sollten nicht direkt auf oder neben dem Arbeitsplatz positioniert sein. Beim Kauf auf das Umweltzeichen „Blauer Engel" achten.

Es gab eine Studie der Verwaltungs-Berufsgenossenschaft und des Berufsgenossenschaftlichen Instituts für Arbeitsschutz (BIA) in einer 9 m² großen Versuchskammer, bei der keine Schwermetallionen im Staub nachgewiesen wurden. Die Ozonwerte lagen bei maximal 30 ppb. Der Luftgrenzwert am Arbeitsplatz liegt bei 100 ppb. Die Werte für die aromatischen Kohlenwasserstoffe Benzol, Toluol, Xylol, Ethylbenzol und Styrol lagen bei wenigen µg/m³ und somit um den Faktor 1000 unter den derzeit geltenden Luftgrenzwerten für die genannten Stoffe (lt. Info BGRCI). Wichtig ist die regelmäßige Wartung der Drucker durch Fachpersonal und das vorsichtige Wechseln von Tonerkartuschen, bei dem Handschuhe getragen werden sollten.

Asbest

Siehe Arbeitsmedizin (S.129).

Künstliche Mineralfasern (KMF)

> **DEFINITION** Künstliche Mineralfasern sind anorganische Synthesefasern, die unterteilt werden in:
> - **kristalline Fasern:** polykristalline Fasern (Kohlefaser, Metallfaser), Whisker (Endlosfaser)
> - **glasartige Fasern:** Textilglasfasern (Keramikfasern, Glasfasern), Wollen (Glas-, Stein-, Schlackenwollen).

Vorkommen und Verwendung: Glas- und **Steinwollen** werden zur Dämmung, als Kälte- und Brandschutz und zur Schallisolation eingesetzt. Es gibt sie als Platten, Filze, Schüttmaterial oder Schichtung in Decken, Wänden, Dächern oder um Lüftungs- oder Rohrleitungen. Um das vorzeitige Absplittern von Fasern zu vermeiden, ist es heute üblich, die Mineralwolle mit Binde- und Schmälzmitteln zu versehen (v.a. Phenolharze und Harnstoff-Formaldehyd-Harze). Das hat auch positive Auswirkungen auf die Griffigkeit, die Verarbeitung und die Fähigkeit, Wasser abzuweisen. **Keramikfasern** sind sehr wärmebeständig und finden daher Anwendung in Bereichen, in denen mit hoher Temperatur gearbeitet wird (feuerresistente Textilien, Hochöfen, Brennöfen). Sie enthalten meist kein Bindemittel und werden auf Basis von Aluminiumsilikaten hergestellt. **Textilglasfasern** werden zur Verstärkung von Kunststoffen oder bei der Dämmung verwendet. **Whisker** und **polykristalline Fasern** sind sehr zugfest und werden deshalb oft zum Verstärken anderer Verbundstoffe gebraucht.

> **PRAXIS** Im Vergleich mit Asbest sind die KMF eher länger (5–8 µm) und dicker. Deswegen sinken die Fasern schneller ab (geringere Belastung der Atemluft) und können schwerer inhaliert werden.

Gesundheitsgefährdung: Auch KMF setzen – wie Asbest – Fasern frei (lungengängig sind Fasern einer Länge von < 250 µm und einer Dicke von < 3 µm). Aktuell liegen noch keine gesicherten Studien zur Kanzerogenität von KMF vor, bis auf die Textilglasfasern werden jedoch alle anorganischen synthetischen Fasern als kanzerogen Kategorie 2 oder 3 eingestuft. Es ist davon auszugehen, dass das Potenzial je nach Zusammensetzung und Faserform unterschiedlich groß ist. Wichtige Faktoren sind:

- **Fasergröße:** Fasern < 3 µm Dicke oder > 5 µm Länge oder solche, bei denen das Verhältnis Länge : Durchmesser > 3 ist, gelten als besonders kritisch für die Gesundheit.
- **Biobeständigkeit:** Sie ist ein Maß für die Verweildauer der Faser im Organismus und hängt im Wesentlichen von der Mineralstoffzusammensetzung ab. An biolösliche Mineralfasern wird das **RAL-Gütezeichen** verliehen. Der Handel mit Mineralwoll-Dämmstoffen ohne dieses Zeichen ist in Deutschland seit 2006 verboten.

Für Glasfasern wird ein **Kanzerogenitätsindex** (KI) angegeben, der sich u.a. aus der chemischen Zusammensetzung errechnet. Dabei gilt: Je kleiner der KI-Wert, desto größer ist das kanzerogene Potenzial.

Klinik: Akut kann es durch große, dicke Fasern zu Haut- und Schleimhautreizungen kommen. Chronische Schädigungen konnten bisher weder bewiesen noch ausgeschlossen werden.

Prävention: Beim Umgang mit KMF sollte möglichst **staubarm** gearbeitet, die Materialien sollten schon im Betrieb und nicht an der Baustelle geschnitten und bei der Verarbeitung Schutzkleidung und Handschuhe getragen werden. Mit geeigneten **Bindemitteln** kann der Anteil feiner, freisetzbarer Fasern deutlich gesenkt werden. Der Kanzerogenitätsindex kann eine **Änderung der Mineralzusammensetzung** positiv beeinflussen (Ziel: KI > 40).

Passivrauch

Unter Passivrauch versteht man den durch Nichtraucher inhalativ aufgenommenen Tabakrauch. Er besteht aus dem Nebenstromrauch, der durch das Glimmen der Zigarette entsteht, und dem von Rauchern ausgeatmeten Hauptstromrauch, der durch das Ziehen an einer Zigarette aktiv aufgenommen wurde. Im Englischen ist die Abkürzung ETS für „Environmental Tobacco Smoke" gebräuchlich.

Vorkommen: Passivrauch besteht – wie der Tabakrauch auch – aus einer Vielzahl unterschiedlicher Chemikalien (s. Arbeitsmedizin (S. 141)). **Kohlenmonoxid** macht dabei mit bis zu 22 000 µg/Zigarette den größten Anteil aus. **Nikotin** (S. 98) findet sich mit 1330–1830 µg/Zigarette. **Cotinin** gilt als Hauptmetabolit des Nikotins und wird, auch bei Kindern, als spezifischer Biomarker für die Exposition gegenüber Tabakrauch eingesetzt.

Gesundheitsgefährdung: Passivrauch wird über die Atmung aufgenommen. Besondere Bedeutung kommt dem darin enthaltenen Feinstaub zu, welcher tief in die Lungen eindringt. Der Durchmesser der Partikel im Hauptstromrauch liegt etwa bei 0,4 µm, der Nebenstromrauch besteht aus feineren Partikeln von etwa 0,2 µm. Die Partikel erreichen nicht nur den Bronchialbaum, sondern auch die Lungenbläschen. Es kann zu einer Entzündung des Lungenepithels kommen.

Grenzwerte: Grenzwerte existieren nicht. Die Konzentration von **Cotinin** im Plasma und im Speichel bei Nichtrauchern beträgt 0,5–15 ng/ml.

Klinik: Auf Basis der verfügbaren Daten wurde abgeschätzt, dass in Deutschland ca. 3300 Todesfälle pro Jahr dem Passivrauchen zuzuschreiben sind. Die IARC (International Agency for Research on Cancer) hat Passivrauchen als krebserzeugend eingestuft. Daher haben Arbeitnehmer einen Anspruch auf Schutz vor Passivrauch, z. B. getrennte Pausenräume für Raucher und Nichtraucher.

Kinder, die Passivrauch ausgesetzt sind, haben eine höhere Anfälligkeit für Asthma, Lungenentzündung, Bronchitis, Mittelohrentzündung und „plötzlichen Kindstod" (SIDS). Bei Schwangeren steigt das Risiko von Fehlbildungen, Fehl-, Früh- oder Totgeburten.

Erwachsene leiden häufiger unter Atemwegsbeschwerden. Sie zeigen eine verminderte Lungenfunktion, ein um 24 % erhöhtes Risiko von Lungenkrebs und ein um 25 % erhöhtes Risiko einer koronaren Herzkrankheit. Irritationen von Augen und Nase treten bereits bei äußerst geringen Konzentrationen auf.

Prävention: Rauchverbote z. B. in Verkehrsmitteln des öffentlichen Personenverkehrs, an Hochschulen, Schulen, Krankenhäusern und in der Gastronomie.

PRÜFUNGSHIGHLIGHTS
– **!!!** Gesundheitsgefährdung und klinische Auswirkung durch VOC
– **!!** Kohlenmonoxid – Klinik.

11.4 Duft- und Geruchsstoffe

Vorkommen: Duft- und Geruchsstoffe sind komplizierte Gemische aus verschieden flüchtigen Verbindungen. Sie kommen in der Außenluft und in der Innenluft sowie in Kosmetika und Waschmitteln oder als ätherische Öle in Arzneimitteln vor. In der Außenluft erfolgt ihre Freisetzung vorwiegend als Nebenprodukt landwirtschaftlicher oder industrieller Anlagen, z. B.:

- **Ölraffinerien:** Ethylmercaptan und Schwefelwasserstoff
- **Kaffee- und Kakaoröstereien:** Acetaldehyd, aromatische Kohlenwasserstoffe, Mercaptane, Phenole
- **Fischverarbeitung:** Trimethylamin, Ammoniak
- **Mülldeponien, Kompost- und Klärwerke:** Ammoniak, Schwefelwasserstoff, Chlorwasserstoff, Dichlor- und Tetrachlormethan und organische Schwefelverbindungen
- **Tierkörperverwertung:** Buttersäure, Schwefelwasserstoff, Mercaptane
- **Nutztierhaltung:** Ammoniak, Schwefelwasserstoff, Amine, Aldehyde.

Grenzwerte: Duftstoffe in Kosmetika müssen deklariert werden, sobald ihr Gehalt im Gesamtprodukt einen bestimmten Schwellenwert übersteigt:

- > 0,001 % bei „Leave-on"-Produkten (Produkt verbleibt auf der Haut)
- > 0,01 % bei „Rinse-off"-Produkten (Produkt wird abgespült).

Im Allgemeinen werden Duftstoffe mit den Sammelbezeichnungen „Parfum", „Fragrance", „Aroma" oder „Flavour" gekennzeichnet. Eine Ausnahme bilden Duftstoffe mit besonders hohem Allergiepotenzial (z. B. Citronellol, Limonen). Sie müssen auf der Verpackung einzeln aufgeführt werden. Üblicherweise wird der INCI-Name (International Nomenclature of Cosmetic Ingredients) angegeben.

Gesundheitsgefährdung: Spezifische Erkrankungen durch Duft- und Geruchsstoffe sind bei den in Wohnräumen üblichen Konzentrationen nicht zu erwarten. Sie treten eher bei hohen Arbeitsplatzbelastungen wie z. B. in einer Parfümerie auf. Für Menschen mit sensibler Haut oder für Allergiker können Duftstoffe in Waschmitteln, Kosmetika oder Hygieneprodukten problematisch sein.

Klinik: Es kann zu Reizungen der Schleimhäute von Augen und Atemwegen kommen. Auch neurovegetative Wirkungen wie Kopfschmerzen, Müdigkeit, Konzentrationsstörungen werden häufiger mit Gerüchen in Zusammenhang gebracht. Extreme Gerüche können Ekel erregen und mittelbar zu Übelkeit und Erbrechen führen.

Therapie und Prävention: Patienten mit einer Duftstoffallergie und Asthmatiker sollten vorsichtshalber die Inhalation von großen Duftstoffmengen vermeiden und auf Raumsprays, Duftbäume, Duftstoffe bei Saunaaufgüssen etc. verzichten.

11.5 Lösemittel

> **DEFINITION** Lösemittel sind flüchtige organische und flüssige Stoffe sowie deren Mischungen mit einem Siedepunkt bis max. 200 °C, die verwendet werden, um andere Stoffe zu lösen, ohne sie chemisch zu verändern.

Die meisten Vergiftungen mit Lösemitteln sind Unfälle mit Haushaltschemikalien (s. Rechtsmedizin **Tab. 4.2**). Im Folgenden wird – abgesehen von den Alkoholen – hauptsächlich auf Lösemittel für den industriellen Einsatz und daher von arbeitsmedizinischer Relevanz eingegangen.

11.5.1 Aliphatische und chlorierte Kohlenwasserstoffe

Bei diesen Lösemitteln handelt es sich – mit Ausnahme von Heptan und Octan – um **halogenierte** aliphatische Kohlenwasserstoffe (**Tab. 11.10**).

Tetrachlorethen (Per)

Synonyme: Polychlorethylen, Ethylentetrachlorid, Tetrachlorethylen

Verwendung: Tetrachlorethen wird als **Lösemittel** in der chemischen Reinigung angewendet. Chemisch gereinigte Kleidung kann im Innenraum zu einer Luftbelastung führen.

Klinik: Tetrachlorethen kann die Atemwege, Verdauungsorgane und Augen reizen. Es kann zu Rauschzuständen mit Schwindel, Kopfschmerzen, Benommenheit bis zur Bewusstlosigkeit oder anderen Hirnfunktionsstörungen führen. PER ist außerdem potenziell kanzerogen.

Grenzwerte:
- BGW: 1 mg/l
- BAT-Wert:
  - im Blut vor nachfolgender Schicht: 1 mg/l
  - in der Alveolarluft vor nachfolgender Schicht: 9,5 ml/m^3
- Geruchsschwelle: 8,3–469 mg/m^3

PER ist krebserzeugend Kategorie 3 (EG). Es ist von der MAK-Kommission (Ständige Senatskommission zur Prüfung gesundheitsschädlicher Arbeitsstoffe) in die Gruppe H (Hautresorption) und Y (bei Einhaltung der Grenzwerte braucht eine Schädigung

LERNPAKET 2

Tab. 11.10 Wichtige umwelt- und arbeitsmedizinisch relevante aliphatische und chlorierte Kohlenwasserstoffe, die als Lösemittel im Einsatz sind

Lösemittel	Einsatzbereich	Grenzwert	Vergiftungssymptome	Diagnostik
Heptan, Octan	• universelle Löse- und Extraktionsmittel • Heptan: Verdünnungsmittel in Lacken und Klebstoffen • Octan: Bestandteil von Motorbenzin	Heptan AGW: 2100 mg/m^3 Octan AGW: 2400 mg/m^3	• Schleimhautreizung • Übelkeit • Sedierung • Atemlähmung	• Anamnese
Dichlormethan (Methylenchlorid)	• Löse- und Extraktionsmittel • Metallentfettung • Textilreinigung • Abbeizer, Farben, Lacke, Klebstoff • Gummiindustrie	AGW: 180 mg/m^3	Methämoglobinbildung mit: • ZNS-Symptomatik • Dyspnoe bis hin zur Atemlähmung • Müdigkeit • Krämpfe • Leber- und Nierenschäden	• Gaschromatografie
Trichlormethan (Chloroform)	• Lösemittel (Labor) • FCKW-Herstellung • früher: Schädlingsbekämpfung und Narkosemittel	AGW: 2,5 mg/m^3	• Benommenheit bis Bewusstlosigkeit • Kammerflimmern • Leberschäden bei chronischer Exposition	• Chloroformgeruch in der Atemluft • Gelbfärbung von Vollblut bei Zusatz von Alkohol und Pyridin • Fujiwara-Probe (Urin)
Chlorethan (Ethylchlorid)	• Ethylierungs-, Löse- und Extraktionsmittel • Lokalanästhetikum in der Zahnmedizin (Vereisung)	AGW: 110 mg/m^3 krebserzeugend Kategorie 3	• Schleimhautreizungen • ZNS-Störungen • Erbrechen • Leber- und Nierenschädigung	• Anamnese
Trichlorethan (Ethenyltrichlorid)	• Lösemittel in Farben, Klebstoffen • Metall- und Glasreinigung • Zwischenprodukt in der Herstellung anderer Chemikalien	AGW: 1100 mg/m^3	• Schleimhautreizungen • ZNS-Störungen • Leber- und Nierenschäden (z. B. Nierenzellkarzinom)	• Anamnese
Tetrachlorethen (Perchlorethylen, PER)	• Lösemittel in der Textilreinigung • Metallentfettung • früher: Kältemittel in Kühlaggregaten und Treibmittel in Kunststoffschäumen	AGW: 138 mg/m^3 (entspricht 20 ml/m^3) krebserzeugend Kategorie 3	• Übelkeit • Bewusstlosigkeit • motorische und sensible Störungen • Dyspnoe • Nephritis, Hepatitis	• Anamnese

des ungeborenen Lebens nicht befürchtet zu werden) eingestuft (AGS).

11.5.2 Aromatische Kohlenwasserstoffe

Einen Überblick über die wichtigsten Lösemittel auf Basis von aromatischen Kohlenwasserstoffen bietet **Tab. 11.11**.

Benzol

Verwendung und Gesundheitsgefährdung: Früher wurde Benzol hauptsächlich als **Lösemittel** in Lacken, Farben oder Verdünnungsmitteln verwendet. Bei der Destillation von Kohle und Erdöl sowie als Beimischung zu Motorkraftstoffen ist es immer noch in Gebrauch. Innenräume können insbesondere durch Tabakrauch mit Benzol belastet sein. Nach Schätzungen beträgt die inhalative Aufnahme von Benzol bis zu 30 μg pro Zigarette.

Benzol hat im Körper eine Halbwertszeit von 4–8 h. Es wird entweder per **Biotransformation** in **Phenol** umgewandelt und ausgeschieden oder abgeatmet. Andere Metaboliten sind **Catechol** und Quinol. Zu beachten ist, dass Toluol die Ausscheidungszeit verlängern kann und damit die gesundheitsschädliche Wirkung verstärkt. Die individuelle Arbeitsstoffbelastung wird durch Biomonitoring ermittelt: Benzol im Vollblut, S-Phenylmerkaptursäure im Urin, t,t-Muconsäure im Urin (jeweils am Expositionsende).

Klinik: Die Aufnahme kann über die Atemwege sowie über die Haut erfolgen. Die akut toxischen Wirkungen betreffen vorwiegend die Lunge. Es kommt zu Trunkenheit, Bewusstlosigkeit,

Tab. 11.11 Wichtige umwelt- und arbeitsmedizinisch relevante aromatische Kohlenwasserstoffe, die als Lösemittel im Einsatz sind

Lösemittel	Einsatzbereich	Grenzwert	Vergiftungssymptome	Diagnostik
Benzol	<ul><li>Beimischung zu Kraftstoffen (Antiklopfmittel)</li><li>Lösemittel für Lacke, Wachse, Öle</li><li>Chemieindustrie (Ausgangsstoff für viele Aromaten, z. B. für Anilin, Phenole, Kunststoffe oder Insektizide)</li><li>Destillation von Kohle und Erdöl</li></ul>	TRK: 3,2 mg/m³	akute Vergiftung:<ul><li>Erbrechen</li><li>Schwindel, ZNS-Störungen, Bewusstlosigkeit</li><li>Atemlähmung</li></ul>chronische Vergiftung:<ul><li>Polyneuro- und Enzephalopathie</li><li>Leukämie, aplastische Anämie</li><li>Agranulozytose, Müdigkeit</li><li>Panzytopenie, Nasenbluten</li></ul>	<ul><li>Anamnese</li><li>klinische Befunde</li><li>hämatologische Befunde (Heinz-Innenkörperchen)</li></ul>
Toluol (Methylbenzol)	<ul><li>Lacke, Farben, Möbelpflege</li><li>Chemieindustrie (Grundchemikalie)</li><li>Druckfarbe</li></ul>	AGW: 190 mg/m³	<ul><li>Augen- und Atemwegsreizung</li><li>ZNS-Störungen</li><li>Kreislaufstillstand</li><li>Nierenschäden</li></ul>	<ul><li>Anamnese</li><li>Toluolnachweis im Vollblut</li><li>Kresolnachweis im Urin</li></ul>
Xylol	<ul><li>universelles Lösemittel</li><li>Ausgangssubstanz für Kunststoffe</li></ul>	AGW: 440 mg/m³ (für Isomerengemisch)	<ul><li>ähnlich Toluol</li></ul>	<ul><li>Anamnese</li><li>Xylolnachweis im Oxalatblut</li><li>Methylhippursäurenachweis im Urin</li></ul>
Nitrobenzole	<ul><li>Zwischenprodukt der Chemikalienherstellung, insbesondere bei der Anilinproduktion</li></ul>	AGW: 1 mg/m³	akute Vergiftung:<ul><li>ZNS-Störungen</li><li>Organschäden durch Methämoglobinbildung</li><li>Tod</li></ul>chronische Vergiftung:<ul><li>Haut-, Nieren- und Leberschäden</li><li>Anämie (KM-Schädigung)</li></ul>	s. Benzol
Chlorbenzole	<ul><li>breit eingesetztes Lösemittel</li><li>Zwischenprodukt der Farbstoff-, Insektizid-, Pharmazeutika- und Duftstoffproduktion</li></ul>	AGW: 47 mg/m³	akute Vergiftung:<ul><li>Reizung der Atemwege</li><li>ZNS-Störungen</li></ul>chronische Vergiftung:<ul><li>ZNS-Schädigung</li><li>Leber- und Nierenschäden</li><li>Anämie</li></ul>	<ul><li>Anamnese</li></ul>
Styrol	<ul><li>Speziallösemittel</li><li>Kunststoff- und Latexherstellung</li></ul>	AGW: 86 mg/m³	akute Vergiftung:<ul><li>Reizung der Augen und Atemwege</li><li>ZNS-Störungen</li></ul>chronische Vergiftung:<ul><li>Dermatitis</li><li>ZNS-Schäden</li></ul>	<ul><li>Anamnese</li></ul>

Atemlähmung und Gesichtsrötung. Bei chronischer Aufnahme zeigen **Benzol** und seine weniger giftigen Homologe **Toluol** und **Xylol** eine **myelotoxische Wirkung** und beeinträchtigen damit die Erythro-, Thrombo- und Leukopoese. Sie können **Leukämien** und **Lymphome** induzieren. Verantwortlich für die karzinogene Wirkung ist das **Benzolepoxid**, ein weiteres Stoffwechselprodukt, dessen Konzentration von der metabolischen Kompetenz des Körpers abhängt.

> **PRAXIS** Die benzolinduzierte Leukämie ist als Berufskrankheit anerkannt.

Weitere gesundheitsschädigende Auswirkungen sind:
- Lunge: Reizung der Atemwege, zentrale Atemlähmung
- Herz: Tachykardie, absolute Arrhythmie
- ZNS: Krämpfe, Dämpfung bis hin zur Bewusstlosigkeit.

Bei chronischer Exposition kommt es zu einer Mangelfunktion der autonomen Regelzentren, die das Risiko der Ausbildung sekundärer Krankheiten erhöht.

Grenzwerte: Für die Außenluft gilt in der EU für Benzol ein Grenzwert von $5\,\mu g/m^3$.
  AGW (2004/37/EG): $3{,}25\,mg/m^3$
  AK (Akzeptanzwert, TRGS 910): $0{,}2\,mg/m^3$
  TK (Toleranzwert, TRGS 910): $1{,}9\,mg/m^3$
  Benzol ist krebserzeugend beim Menschen: Kategorie 1A (EG).

Therapie: Bei akuter Benzolvergiftung ist die Gabe von Sauerstoff indiziert.

Prävention: Die Verarbeitung von Benzol ist heute weitestgehend gesetzlich untersagt. Die größte Gefahr der Exposition besteht im **Straßenverkehr**, da in Deutschland die Beimischung von Benzol zu Kraftstoff erlaubt ist. Der Benzolgehalt ist jedoch auch in Kraftstoffen auf < 1 Vol.-% beschränkt. Am Arbeitsplatz dürfen aufgrund der krebserzeugenden Wirkung nur noch Zubereitungen verwendet werden, die weniger als 0,1 % (Masse/Gesamtmasse) Benzol enthalten.

Toluol (Methylbenzol)

Verwendung: Toluol findet als **Grundchemikalie** in der chemischen Synthese und als **Lösemittel** breite Verwendung. Es wird in Klebern und Lacken sowie Möbelpflegemitteln verwendet, außerdem in Druckfarben (frische Printmedien).

Grenzwerte:
- RW I: $0{,}3\,mg/m^3$
- RW II: $3\,mg/m^3$
- AGW: $190\,mg/m^3$ bzw. $50\,ml/m^3$ (50 ppm)
- BGW:
  - Vollblut: $600\,\mu g/l$
  - Urin: $1{,}5\,mg/l$ (als o-Kresol über Harn ausgeschieden)
- BAT-Wert: $1{,}70\,mg/l$ Toluol im Vollblut nach Schichtende
- Geruchsschwelle: $0{,}6–263\,mg/m^3$.

Klinik: Es können Reizerscheinungen oder Schädigungen der Augen, Atemwege, Verdauungsorgane und Nieren auftreten. Auch Rauschzustände mit Schwindel, Kopfschmerzen, Benommenheit bis zur Bewusstlosigkeit oder andere Hirnfunktionsstörungen sind möglich. Intoxikationen bei Jugendlichen durch das absichtliche Einatmen Toluol-verdünnter Farben und Lacke sind bereits mit großer Häufigkeit vorgekommen. Bei chronischer Exposition kann es zu Entzündungen der Haut kommen.

Ein Risiko der Fruchtschädigung ist bei Einhaltung des Grenzwertes unwahrscheinlich. Daher wurde Toluol von der MAK-Kommission (Ständige Senatskommission zur Prüfung gesundheitsschädlicher Arbeitsstoffe) in die Gruppe Y eingestuft. Da es über die Haut resorbiert werden kann, wird es der Gruppe H zugeordnet. Entsprechende Arbeitsschutzmaßnahmen sind zu berücksichtigen (z. B. chemikalienbeständige Schutzhandschuhe).

Styrol

Verwendung und Gesundheitsgefährdung: Hauptsächlich wird Styrol bei der **Herstellung von Polystyrolen** (z. B. Styropor) oder Latex verwendet. Styrol wird aus Bodenbelägen oder latexhaltigen Baumaterialien freigesetzt. Die Aufnahme erfolgt über die Atemwege. Im Körper wird Styrol nahezu vollständig zu **Styroloxid** oxidiert und in eine Vielzahl von **Metaboliten** umgewandelt (u. a. in Mandelsäure, Benzoesäure, Phenylethylenglykol, Hippursäure).

Grenzwerte:
- RW I: $0{,}03\,mg/m^3$
- RW II: $0{,}3\,mg/m^3$
- AGW: $86\,mg/m^3$
- BGW: $600\,mg/g$ Kreatin (als Mandelsäure + Phenylglyoxylsäure im Urin nach Schichtende)
- BAT-Wert (Urin):
  - Mandelsäure: $2\,g/l$ nach Schichtende
  - Mandelsäure + Phenylglyoxylsäure: $2{,}5\,g/l$ nach Schichtende.
- MAK Y: Bei Einhaltung der Grenzwerte braucht das Risiko einer Fruchtschädigung nicht befürchtet zu werden.

Klinik: Eine **akute Exposition** mit Werten $> 200\,mg/m^3$ führt zur Reizung der Augen und Atemwege. Neurologisch können Müdigkeit, Schwindel, Konzentrationsschwäche, Verwirrtheit, Veränderungen im EEG und eine Verminderung der Nervenleitungsgeschwindigkeit festgestellt werden.
  Bei **chronischer Exposition** mit $> 23\,mg/m^3$ sind Chromosomenaberrationen möglich.

> **PRAXIS** In größeren Mengen wirkt Styrol fruchtschädigend.

11.5.3 Alkohole

Ein Überblick über die wichtigsten alkoholischen Lösemittel bietet **Tab. 11.12**.

Methanol

Verwendung: Methanol wird in der chemischen Industrie als **Lösemittel** verwendet. Außerdem kommt es in unzureichend destillierten Alkoholika (v. a. selbst gebrannten Schnäpsen) und in vergällten Lösemitteln (z. B. Brennspiritus) vor.

Grenzwerte: Siehe **Tab. 11.12**.

Gesundheitsgefährdung: Methanol ist stark toxisch, da es durch die Alkoholdehydrogenase zu den toxischen Metaboliten **Formaldehyd** und **Ameisensäure** metabolisiert wird.

Klinik: Nach 18–24 h treten die ersten Vergiftungserscheinungen in Form einer **narkotischen Phase** mit Übelkeit, Erbrechen und neurologischen Symptomen auf. Im Verlauf kommt es zu einer **metabolischen Azidose**, die eine Tachypnoe sowie ein Hirn- und Lungenödem begründet. Schließlich kann Methanol (ab 10 ml!)

Tab. 11.12 Wichtige umwelt- und arbeitsmedizinisch relevante Lösemittel auf Alkoholbasis

Lösemittel	Einsatzbereich	Grenzwert	Vergiftungssymptome	Diagnostik
Ethanol	▪ Farben, Lacke ▪ alkoholische Getränke ▪ Bestandteil von Desinfektions- und Reinigungsmitteln	AGW: 960 mg/m³	▪ Ataxie ▪ Übelkeit ▪ Sehstörungen ▪ Exzitation, Rauschzustände ▪ Sedierung, Koma	▪ Anamnese ▪ Bestimmung des Blutalkohols
Methanol	▪ chemische und pharmazeutische Industrie ▪ alkoholische Getränke (unzureichende Destillation), Brennspiritus	AGW: 270 mg/m³ BGW: 30 mg/l (Urin)	▪ Rausch, Brechreiz ▪ metabolische Azidose ▪ Sehstörungen bis Erblindung ▪ periphere Polyneuritis	▪ Methanol in Blut und Urin, s. auch Rechtsmedizin (S. 32)
2-Propanol	▪ Desinfektions- und Reinigungsmittel ▪ Frostschutzmittel und Enteiser	AGW: 500 mg/m³	▪ Schädigung meist durch Dämpfe ▪ Reizung der Augen und Atemwege (Husten, Atemnot) ▪ Kopfschmerzen, Übelkeit, Schwindel	▪ Anamnese
Ethylenglykol	▪ Farben, Lacke ▪ Papierherstellung (Weichmacher) ▪ Frostschutz-, Desinfektions- und Reinigungsmittel	AGW: 26 mg/m³	▪ toxische Metaboliten, Substanz selbst ungiftig ▪ metabolische Azidose ▪ Bewusstseinsstörungen, Koma ▪ Nierenversagen	▪ Schnellnachweis in Giftresten ▪ Chromatografie mit Mageninhalt, Serum, Urin

über die toxischen Metaboliten (Formaldehyd) zur Erblindung infolge einer irreversiblen, toxischen **Optikusatrophie** führen. Bei nicht richtig destilliertem Alkohol, der noch Methanolreste enthält, kommt es bei Schnapskonsum in Ländern wie z. B. Russland, der Türkei und Indien häufiger zu Methanolvergiftungen. Bei der chronischen Vergiftung stehen Schädigungen des Zentralnervensystems und der peripheren Nerven im Vordergrund.

Therapie: Bei der Therapie steht neben der schnellen Magenentleerung v. a. die Gabe von Ethanol im Vordergrund. Es besitzt eine höhere Affinität zur Alkoholdehydrogenase als Methanol. Dies reduziert den Methanolmetabolismus, Methanol kann vermehrt abgeatmet werden. **Folsäure** beschleunigt den Abbau von Formaldehyd. Es dient zur Prophylaxe von Augenschäden.

4-Methylpyrazol ist ein synthetischer Inhibitor der Alkoholdehydrogenase und wird vielfach als Mittel erster Wahl betrachtet: Unverzügliche intravenöse Infusion der Anfangsdosis von 15 mg/kg Körpergewicht über 30 Minuten. Insbesondere bei Ingestionsmengen über 100 ml kann eine Hämodialyse zur Elimination des Methanols und seiner Metaboliten notwendig sein. Eine frühzeitige Gabe von 4-Methylpyrazol reduziert wahrscheinlich die Häufigkeit notwendiger Dialysebehandlungen.

Ethanol

Ethanol wird zu 100 % im Gastrointestinaltrakt resorbiert und verteilt sich in Geweben mit hohem Wasseranteil. In der Leber wird Ethanol durch die Alkoholdehydrogenase zu Acetaldehyd und mittels der Acetaldehyddehydrogenase zu Acetat abgebaut.

Der Brennwert von 1 g Ethanol entspricht übrigens 30 kJ (7,2 kcal).

Grenzwerte: Siehe Tab. 11.12.

Klinik: Typische Symptome der akuten Vergiftung sind Übelkeit, Erbrechen, Bauchschmerzen, heiße und trockene Haut, Ataxie, Bewusstseinsstörungen, Koma und Krämpfe. Zu den Obduktionsbefunden s. Rechtsmedizin (S. 31).

Therapie: Die Therapie der Ethanolintoxikation erfolgt vorrangig **symptomatisch**. Einer Auskühlung des Patienten muss vorgebeugt werden, Glukose wird bei Hypoglykämie, Diazepam bei Aggressivität verabreicht. Bei schweren Ethanolintoxikationen kann eine Intensivüberwachung und Hämodialyse erforderlich werden.

PRAXIS Über neurotoxische Metaboliten führen aromatische Kohlenwasserstoffe (Benzol), Alkohole (Methanol und Ethanol), aliphatische Kohlenwasserstoffe (n-Hexan und n-Heptan), aber auch Ketone (Butanon-2) zu toxischen Polyneuro- und Enzephalopathien. Die Polyneuropathie tritt meist symmetrisch an den Armen oder Beinen mit strumpf- oder handschuhförmiger Verteilung auf und geht mit Reizerscheinungen wie Kribbeln und Brennen einher. Symptome einer toxischen Enzephalopathie sind Antriebsschwäche, Merkfähigkeits- und Konzentrationsstörungen, Reizbarkeit, Affektstörungen und später auch Persönlichkeitsveränderungen.

11.5.4 Mischsubstanzen und weitere Lösemittel

Neben den oben bereits genannten Lösemitteln sind noch andere Substanzen von Bedeutung (**Tab. 11.13**).

PRÜFUNGSHIGHLIGHTS

- !!! Überblick über die wichtigsten Lösemittel auf Basis von aromatischen Kohlenwasserstoffen
- ! Berufskrankheit durch Trichlorethen: Nierenzellkarzinom
- !! **Benzol**: myelotoxische Wirkung → Leukämien, Lymphome
- !! Ethanol
- ! Methanol
- ! Klinik aliphatischer Kohlenwasserstoffe

Tab. 11.13 Weitere umwelt- und arbeitsmedizinisch relevante Lösemittel

Lösemittel	Einsatzbereich	Grenzwert	Vergiftungssymptome	Diagnostik
Testbenzin („Waschbenzin")	• Gemisch aus vorwiegend aliphatischen Kohlenwasserstoffen • Verdünnungs-, Löse- und Reinigungsmittel • Industrie und Haushalt • Farben, Lacke, Klebstoffe • Kraft- und Heizstoffe	*AGW: 100–1500 mg/m^3	• Hautreizung bei wiederholtem Kontakt • Lungenödem bei Aspiration • Sedierung, Übelkeit, Atemlähmung	• Anamnese
Petroleum (Kerosin mit Flammpunkt < 55 °C)	• Gemisch aus aromatischen und aliphatischen Kohlenwasserstoffen • Lampenöl, Brennstoff • Reinigungs- und Lösemittel	*AGW: 100–1500 mg/m^3	s. Testbenzin	• Anamnese
Aceton (2-Propanon)	• Keton • Löse-, Extraktions- und Reinigungsmittel • Farben, Lacke etc.	AGW: 1200 mg/m^3	• Augenreizung • Kopfschmerz, Schwindel, Bewusstlosigkeit	• Anamnese
Schwefelkohlenstoff (Kohlenstoffdisulfid)	• Löse- und Extraktionsmittel • Viskoseindustrie, Gummiindustrie, Kohleveredlung • Pflanzenschutzmittel	AGW: 30 mg/m^3	lokale Schädigung: • Hautschäden akute Intoxikation: • Kopfschmerzen, Erregungszustände • Bewusstlosigkeit chronische Intoxikation: • Polyneuropathien • Psychosen • Optikusneuritis • Parkinson-Symptomatik • Anstieg des Herzinfarktrisikos	• Anamnese • TTCA-Bestimmung im Urin (2-Thio-1,3-thiazolidin-4-carboxylsäure)

* je nach Zusammensetzung; Berechnung nach RCP-Methode (RCP = reciprocal calculation procedure)

11.6 Weichmacher und Ausgangsstoffe der Kunststoffindustrie

11.6.1 Allgemeines

Kunststoffe werden generell durch das schrittweise Aneinanderfügen von Monomeren (z. B. Vinylchlorid) zu langen Ketten (Polymeren) hergestellt. Weichmacher sind Chemikalien, die Kunststoffen beigemischt werden, um sie elastisch und gut verarbeitbar zu machen (z. B. können 100 g PVC bis zu 70 g Weichmacher enthalten). Weitere wichtige Stoffe in der Kunststoffindustrie sind Zusatzstoffe wie Farbstoffe, Pigmente, Stabilisatoren oder Flammschutzmittel.

11.6.2 Verbindungen und Stoffgruppen

Tab. 11.14 gibt einen Überblick über die arbeits- und umweltmedizinisch wichtigsten Weichmacher und Ausgangsstoffe der Kunststoffindustrie.

Bisphenol A

Vorkommen: Bisphenol A (BPA) ist der Grundbaustein für die Herstellung von polymeren Kunstoffen (Polyester, Polysulfone, Polycarbonate, Epoxidharze). Ferner dient es als Antioxidans in Weichmachern, um z. B. die Polymerisation von Polyvinylchlorid (PVC) zu verhindern. Halogenierte Derivate des BPA wie TBBPA werden auch als Flammschutzmittel eingesetzt.

Gesundheitsgefährdung: BPA wird hauptsächlich über Lebensmittel aufgenommen. Die tägliche Aufnahmemenge wird auf 0,03–0,07 µg/kg KG und Tag geschätzt. Demnach würde ein 70 kg schwerer Erwachsener täglich 2–5 µg Bisphenol A aufnehmen. BPA kann z. B. freigesetzt werden bei:
- zu warmer Lagerung von Trinkwasser, das in Polycarbonat-Flaschen abgefüllt ist.
- der Speisenzubereitung in Behältern aus Polycarbonat und nachfolgendem heißem Abwaschen.

Mit Expoxidharzen beschichtete Konservendosen enthalten zwischen 5 und 38 µg/kg Doseninhalt. Bei Dialysepatienten und bei Neugeborenen auf Intensivstationen kann es über Medizinprodukte (Infusions- und Transfusionsbeutel usw.) zu einer erhöhten Belastung kommen.

Grenzwerte:
- AGW: 5 mg/m^3 (einatembare Fraktion)
- TDI (tolerierbare tägliche Aufnahme): 0,05 mg/kg KG

Klinik: Die akute Exposition kann reizend auf Augen, Atemwege und Haut wirken, außerdem kann es zu einer Sensibilisierung kommen. Bei chronischem Kontakt können Hauterkrankungen auftreten.

BPA wirkt als endokrin aktive Substanz (endokriner Disruptor) außerdem östrogenartig. In Versuchen an Fröschen, Fischen und Vögeln wurde gezeigt, dass BPA an den Östrogenrezeptor bindet und zur Verweiblichung, zu Fehlbildungen der Fortpflanzungsorgane und anderen Effekten führt. Allerdings sind hierfür sehr hohe Konzentrationen erforderlich. BPA wirkt etwa 100- bis

Tab. 11.14 Umwelt- und arbeitsmedizinisch relevante Weichmacher und Ausgangsstoffe der Kunststoffindustrie

Substanz	Einsatzbereich	Grenzwert	Vergiftungssymptome	Diagnostik
Bisphenol A (2,2'-Bis-(4-hydroxyphenyl-)propan)	• Herstellung polymerer Kunststoffe • Bestandteil von Weichmachern	AGW: 5 mg/m³ (einatembare Fraktion) TDI: 0,05 mg/kg KG	• Augen- und Atemwegsreizungen • Hauterkrankungen	• Anamnese
Vinylchlorid (Monochlorethen)	• PVC-Herstellung • Kühlaggregate	EU-AGW: 7,77 mg/m³ krebserzeugend Kategorie 1 (EG)	• Kälteschäden • Rausch, Atemstillstand • VC-Krankheit (BK-Nr. 1302; s. Text)	• Anamnese • Thiodiglykolsäure im Urin
Diethylhexylphthalat (DEHP)	• PVC-Weichmacher • Farben, Lacke, Klebstoffe • Schädlingsbekämpfung • Kosmetika	AGW: 10 mg/m³ HBM-I-Wert: 750 µg/l	• relativ geringe Toxizität • bei Aufnahme großer Mengen gastrointestinale Störungen	• Anamnese
Stoffgruppe der polychlorierten Biphenyle (PCB)	• früher Einsatz als Weichmacher und Flammschutzmittel in Anstrichen, Kunststoffen, Dichtungsmassen u. a. • heute verboten	AGW (42 % Chlor): 1,1 mg/m³ AGW (54 % Chlor): 0,7 mg/m³ Vorsorgewert für Schwangere: 300 ng/m³ (LASI 2002)	• Chlorakne, Hyperpigmentierung • Auswirkungen auf die menschliche Gesundheit bei langfristiger niedriger Exposition umstritten	• PCB-Konzentration in Vollblut, Plasma, Serum, Muttermilch oder Fettgewebe
Epichlorhydrin (1-Chlor-2,3-epoxypropan)	• Ausgangsstoff für Epoxidharzkunststoffe	krebserzeugend Kategorie 2 (EG)	• Verätzungen von Schleimhaut, Haut und Augen • Husten, Müdigkeit, Lungenödem • neuro- und nephrotoxisch • Sensibilisierung möglich	• Anamnese
Stoffgruppe der Isocyanate (wichtige Vertreter: TDI, MDI, HMDI, PMDI, IPDI)	• Ausgangsstoffe in der Polyurethanherstellung • Schaumstoff, Hartschaumplatten und andere Kunststoffe • Klebstoffe, Lacke	AGW (für MDI): 0,05 mg/m³	• Husten • asthmaähnliche Atemnot mit trockenen Nebengeräuschen, Pfeifen und Giemen • retrosternales Engegefühl • Alveolitis • Symptomeintritt kurz nach Expositionsbeginn	• Anamnese

10 000-mal schwächer als das natürliche Sexualhormon Östradiol. Schäden am Erbgut und Probleme in der Schwangerschaft sind möglich. Eine krebserzeugende Wirkung wird angenommen. Seit 1. März 2018 ist BPA als besonders besorgniserregender Stoff der Kategorie 1B (reproduktionstoxisch) eingestuft.

Diethylhexylphthalat (DEHP)

Vorkommen: Diethylhexylphthalat (DEHP) ist ein wichtiger Vertreter der Stoffklasse der Phthalate. Phthalate dienen als Weichmacher für PVC-Kunststoff (bei Weich-PVC beträgt der Weichmachergehalt durchschnittlich 30–35 %) und als Zusatzstoff in Farben und Lacken, Druckfarben, Klebstoffen und Schädlingsbekämpfungsmitteln. Weiterhin werden sie Körperpflegemitteln und kosmetischen Produkten (Parfüm, Nagelmodellierung) zugesetzt oder dienen als Schmier- und Antischaummittel oder als Zusatzstoff in Spielzeug (Weichplastik, Leuchtstäbe usw.). Man findet DEHP auch in Modelliermassen sowie in Sport- und Freizeitartikeln.

Gesundheitsgefährdung: Die wichtigsten Quellen für DEHP und Weichmacher im Wohnumfeld sind **PVC-Böden** und **Vinyltapeten**. Andere mögliche Quellen sind z. B. Kunstleder, Regenbeklei-

dung, Gummistiefel, Dicht- und Dämmfolien, Wasserbetten, Tischdecken, Duschvorhänge und Kinderspielzeug. Man findet sie auch in Schuhsolen, Parfüms und Duftölen. Durch das langsame Ausgasen aus diesen Quellen sind Phthalate allgegenwärtig.

DEHP wird inhalativ, oral und dermal aufgenommen, den Hauptaufnahmepfad dürften Lebensmittel darstellen (z. B. DEHP-haltige Verpackungsmaterialien). Da sich DEHP inzwischen als umwelt- und gesundheitsschädlich herausgestellt hat, will die Industrie weitgehend auf seinen Einsatz verzichten.

Grenzwerte: Der **AGW** liegt bei 10 mg/m³.

Der **HBM-I-Wert** für DEHP wird angegeben als Summe der beiden DEHP-Stoffwechselprodukte 5OH-MEHP und 5oxo-MEHP pro Liter (Morgen-)Urin:

- für Kinder (6–13 Jahre): 500 µg/l
- für Frauen im gebärfähigen Alter: 300 µg/l
- für die restliche Allgemeinbevölkerung: 750 µg/l

Klinik: DEHP besitzt eine sehr geringe Toxizität, erst nach oraler Aufnahme hoher Dosen kann es zu gastrointestinalen Störungen kommen. Das Einatmen von Dämpfen und die Aufnahme über die Haut begünstigen das Entstehen von Allergien. Über die Folgen einer chronischen DEHP-Exposition für den Menschen liegen noch keine ausreichenden Angaben vor. Es wird angenommen, dass es zu Störungen des Immun- und Nervensystems kommen kann.

Einige Phthalate zeigen im Tierversuch eine Wirkung als endokriner Disruptor. Im Nagetierversuch beeinträchtigte DEHP die Fortpflanzungsfähigkeit und führte zu Störungen an den Geschlechtsorganen männlicher Nachkommen (Phthalat-Syndrom).

Prävention: Wegen seiner möglichen gesundheitsgefährdenden Wirkung wird DEHP in jüngster Zeit immer mehr durch Gemische isomerer Diisononylphthalate (DINP), z. T. auch durch Diisodecylphthalate (DIDP) oder durch aliphatische Dicarbonsäuren, z. B. Di(2-ethylhexyl)adipat (DEHA, Synonym: Dioctyladipat DOA) sowie Dibutylmaleinat ersetzt.

Vinylchlorid

> **DEFINITION Synonym:** Chlorethen, Monochlorethen, Monochlorethylen

Vorkommen: Das farblose Gas wird hauptsächlich in der Produktion des Kunststoffs Polyvinylchlorid (PVC) eingesetzt. Es ist weitestgehend geruchslos, sodass bei Geruchswahrnehmung (schwach süßlich) bereits gesundheitsgefährdende Konzentrationen vorliegen. Bei Kontakt mit Sauerstoff besteht Explosionsgefahr.

Grenzwerte: Siehe Tab. 11.14.

Klinik: Bei **Hautkontakt** mit Vinylchlorid kann es durch Verdunstung zu Kälteschäden kommen. Die **akute Intoxikation** durch eine hohe Dampfkonzentration resultiert in Rauschzuständen mit nachfolgender Bewusstlosigkeit und Atemstillstand.

Chronische Expositionen führen zur **Vinylchlorid-Krankheit** (VC-Krankheit, BK-Nr. 1302). Sie geht einher mit:
- Neuroenzephalopathie
- Sklerodermie
- Akroosteolyse (Auflösung der Akren)
- Leberschäden, Ösophagusvarizen
- Hämangiosarkom (Leber)
- Raynaud-Syndrom (**Abb. 11.3**)
- Thrombozytopenie.

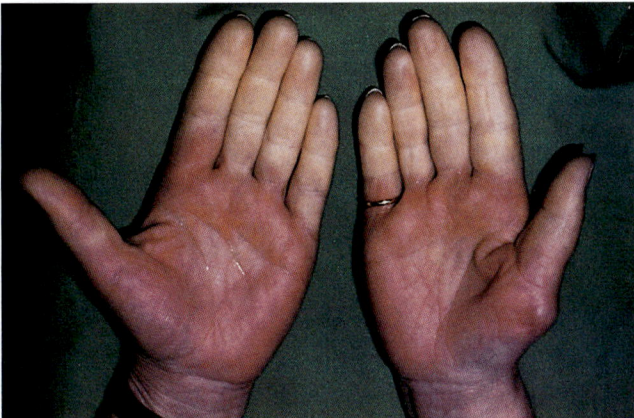

Abb. 11.3 Raynaud-Syndrom. Durch Vinylchlorid-Intoxikation bedingte Vasospasmen führen zum Erblassen der Finger aufgrund konsekutiver Durchblutungsstörungen. [aus TIM Thiemes Innere Medizin, Thieme, 1999]

Polychlorierte Biphenyle (PCB)

Polychlorierte Biphenyle (PCB) sind chlorierte Kohlenwasserstoffe mit einer ähnlichen chemischen Struktur wie der der Dioxine. Sie sind bei Zimmertemperatur flüssig oder fest und lösen sich in Wasser nur wenig. In Abhängigkeit von der Position und der Anzahl der Chloratome gibt es 209 verschiedene chlorierte Biphenyle (sog. Kongenere).

Vorkommen und Gesundheitsgefährdung: Früher wurden PCB industriell hergestellt und fanden weltweit Anwendung v. a. in Wärmeüberträgern, Transformatoren und elektrischen Kondensatoren sowie als Weichmacher in Anstrichstoffen und Kunststoffen. In Innenräumen finden sich PCB-haltige Deckenplatten, Anstriche und Dichtungsmassen.

In der Luft überwiegen die leichter flüchtigen niederchlorierten PCB (repräsentiert durch PCB-28, -52, -101), wohingegen in den für die langfristige Belastung des Menschen maßgeblichen Lebensmitteln tierischer Herkunft die höherchlorierten PCB (repräsentiert durch PCB-138, -153 und -180) dominieren. In den meisten Ländern wurde das Inverkehrbringen von PCB in den 80er-Jahren verboten. Die stärkste dioxinähnliche Wirkung zeigt das PCB-126.

Grenzwerte: Der Gesamtgehalt an PCB errechnet sich aus der Summe der 6 Leitkongeneren multipliziert mit dem Faktor 5.
- AGW (42 % Chlor): 1,1 mg/m³
- AGW (54 % Chlor): 0,7 mg/m³
- Vorsorgewert für Schwangere: 300 ng/m³ (LASI 2002)

Der **Eingriffswert** bei der Innenraumkonzentration ist auf 3000 ng PCB/m³ (Zielwert: < 300 ng PCB/m³) festgelegt.

Die in der Bevölkerung vorliegenden Konzentrationen der PCB-Kongeneren 138, 153 und 180 oder deren Summe im Blut können derzeit im Hinblick auf ihre gesundheitliche Bedeutung nicht bewertet werden. Die **Referenzwerte** im Vollblut für **Kinder von 7–14 Jahren** liegen bei:
- PCB-138: 0,3 µg/l
- PCB-153: 0,4 µg/l
- PCB-180: 0,3 µg/l
- Summe PCB-138, -153, -180: 1,0 µg/l.

Die Referenzwerte im Vollblut für **Erwachsene** (18–68 Jahre) liegen bei:
- PCB-138: 0,4–2,2 µg/l
- PCB-153: 0,6–3,3 µg/l
- PCB-180: 0,3–2,4 µg/l
- Summe PCB 138, 153, 180: 1,1–7,8 µg/l.

Klinik: Genauso wie andere chlorierte Halogenkohlenwasserstoffe (z. B. Chlorphenol) können auch PCB Chlorakne auslösen. Über Wirkungen von PCB auf den Menschen in dem Niedrigdosisbereich, dem die Bevölkerung derzeit ausgesetzt ist, liegen keine klaren Erkenntnisse über eine gesundheitliche Gefährdung vor. Zudem steht PCB im Verdacht, als endokriner Disruptor für die Entstehung von hormonell bedingten Erkrankungen (u. a.

Verweiblichung von männlichen Föten und Kindern) verantwortlich zu sein. Bei chronischer Einwirkung werden neuro-, immuno- und reproduktionstoxische Wirkung angenommen. Vermutet wird auch ein Zusammenhang mit dem Auftreten niedriger Geburtsgewichte und verschiedener Krebsarten.

Beispiele für unspezifische Symptome, die mir einer chronischen Exposition von PCB einhergehen sind:

- Müdigkeit
- Kopfschmerzen
- Übelkeit
- chronische Entzündungen der Nebenhöhlen
- Schwellungen der Augenlider.

Diagnostik: Die PCB-Konzentration kann im Vollblut, Plasma, Serum, in der Muttermilch und im Fettgewebe bestimmt werden. Von toxikologischem Interesse sind auch die Metaboliten (Hydroxyverbindungen und Methylsulfone). Da diese Umwandlungsprodukte nur in geringen Konzentrationen in den Geweben und Ausscheidungen des Menschen enthalten sind, gestaltet sich jedoch die analytische Erfassung dieser Verbindungen vergleichsweise schwierig.

Therapie und Prävention: Eine spezifische Therapie ist nicht bekannt. Strategien zur Verringerung des Vorkommens von PCBs in der Umwelt liegen vor.

PRÜFUNGSHIGHLIGHTS ✖

- ! Vinylchlorid und Vinylchlorid-Krankheit
- ! polychlorierte Biphenyle
- !!! Isocyanate.

11.7 Leime und Klebstoffe

11.7.1 Formaldehyd

Formaldehyd gehört zur chemischen Stoffklasse der Aldehyde. Bei Raumtemperatur ist es ein farbloses, stechend riechendes Gas. **Formalin** ist eine 30–37 %ige Lösung von Formaldehyd in Wasser.

Vorkommen und Gesundheitsgefährdung: Formaldehyd wird in großen Mengen industriell hergestellt und ist in zahlreichen (verbrauchernahen) Produkten enthalten, z.B. in bestimmten Möbeln, Schäumen, Farben, Reinigungs- und Desinfektionsmitteln, und wird zur Inaktivierung von Impfviren bei der Impfstoffherstellung verwendet. Laut Kosmetikverordnung ist Formaldehyd auch in **Kosmetikprodukten** zugelassen (BfR 2010):

- Nagelhärter: Zulassung als Wirkstoff bis zu 5 %
- sonstige kosmetische Mittel: Zulassung als Konservierungsstoff bis zu 0,2 %
- Mundpflegemittel: Zulassung als Konservierungsstoff bis zu 0,1 %.

Eine weitere bedeutende Formaldehydquelle ist der **Tabakrauch**.

Grenzwerte und Gefahrstoffeigenschaften:

- Formaldehyd ist rechtsverbindlich seit dem 1.4.2015 nach EG-Verordnung in Kategorie 1B eingestuft (= wahrscheinlich krebserregend beim Menschen).
- Formaldehyd ist als Gefahrstoff mit Y gekennzeichnet. Die Beschäftigung schwangerer Frauen, die bei ihren Tätigkeiten Formaldehyd ausgesetzt sind, ist grundsätzlich möglich, sofern die Einhaltung des Arbeitsplatzgrenzwertes (0,3 ppm) gewährleistet ist.

Tab. 11.15 Wirkung von Formaldehyd bei inhalativer Aufnahme

Konzentration	Auswirkungen
0,01–2 mg/m³	Schleimhaut- und lokale Reizung
2,5–3,7 mg/m³	Stechen in Nase, Augen und Rachen
5–6 mg/m³	zunehmendes Unbehagen und Tränenfluss
12–27 mg/m³	starker Tränenfluss, Dyspnoe, Husten und Brennen in Nase, Augen und Kehle
> 37 mg/m³	Lebensgefahr, toxisches Lungenödem, Pneumonie

- Expertengremien sehen zumindest den begrenzten Nachweis (limited evidence) für einen Zusammenhang von Formaldehyd-Exposition und der Entwicklung von Nasen-Rachen-Tumoren (Nasopharyngealtumoren). Der Effekt ist konzentrationsabhängig.
- Formaldehyd wirkt sensibilisierend auf die Haut (Kontaktallergen).
- Innenraumrichtwert (BfR): 0,1 mg/m³.

Klinik: Abhängig von der Konzentration verursacht Formaldehyd eine Reizung der oberen Atemwege (**Tab. 11.15**), Kopfschmerzen und Brechreiz. Es kann zur Schädigung von Leber und Niere und zu Herz-Kreislauf-Veränderungen kommen. Die Empfindlichkeit gegen Formaldehyd ist aber sehr unterschiedlich. Die Symptome verschwinden, sobald Formaldehyd nicht mehr einwirkt. Eine zytotoxische und kanzerogene Wirkung wurde erst bei höheren Konzentrationen in tierexperimentellen Untersuchungen beobachtet.

Diagnostik: Eingeatmetes Formaldehyd wird innerhalb von 1–2 min zur Hälfte metabolisiert. Eine Messung der Formaldehydkonzentration im Körper ist daher nicht sinnvoll, genauso wenig die Bestimmung der Ameisensäure im Urin als Stoffwechselprodukt des Formaldehyds. Daher sollte ein Umweltmonitoring (Raumluftmessungen) durchgeführt werden.

Therapie und Prävention: Vorbeugende Maßnahmen und Sanierungsempfehlungen richten sich nach der jeweiligen Formaldehydquelle und schließen den Verzicht auf Rauchen in der Wohnung ein. Weiterhin nützlich ist die Entfernung von belasteten Spanplatten, Stoßlüften als Sofortmaßnahme, Waschen von Textilien vor dem ersten Tragen und der Verzicht auf formaldehydhaltige Kosmetika und Desinfektionsmittel.

11.7.2 p-t-Butylphenol

Vorkommen und Gesundheitsgefährdung: Das kristallin oder gelöst vorkommende 4-tertiär-Butylphenol wird vorwiegend in der chemischen Industrie, der Automobil- und Schuhindustrie eingesetzt. Die Gefährdung in den beiden letztgenannten Industriezweigen besteht in erster Linie durch die Verwendung von Neopren- und Polychloroprenkleber.

Grenzwerte: AGW: 0,5 mg/m³.

Klinik: Nach intensivem Kontakt kann eine Kontaktdermatitis entstehen. Wichtiger sind allerdings die Auswirkungen einer langfristigen Exposition, die auch als Berufskrankheit anerkannt sind (Bk-Nr. 1314). Es kommt zu vitiligoartigen Depigmentierungen (Abb. 11.4), die auf eine verminderte Bildung von Melanin und eine Schädigung der Melanozyten zurückzuführen sind und häufig an den Händen beginnen. Außerdem werden häufig Leberschäden und eine Struma diffusa beobachtet.

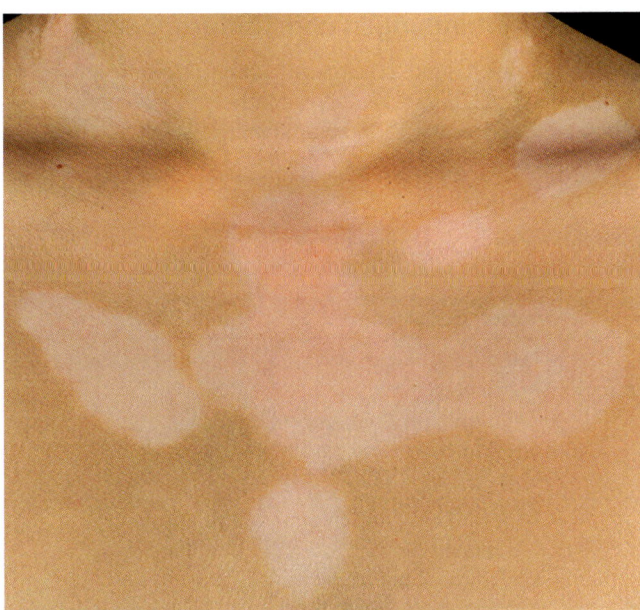

Abb. 11.4 Vitiligo. Die vitiligoartige Depigmentierung ist nicht von der durch einen Autoimmundefekt bedingten Vitiligo zu unterscheiden. [aus Sterry et al., Kurzlehrbuch Dermatologie, Thieme, 2018]

> **LERNTIPP** !
>
> In einigen Prüfungsfragen wird nach der beruflichen Exposition gefragt, die am ehesten wahrscheinlich für das hier beschriebene Krankheitsbild ist.

Diagnostik: Das typische Hautkolorit in Verbindung mit der Arbeitsanamnese ist ein deutlicher Hinweis. Die Untersuchung der Leberparameter ist angezeigt.

11.8 Holzschutzmittel

11.8.1 Allgemeines

Holzschutzmittel sind Wirkstoffe oder wirkstoffhaltige Zubereitungen, die dazu bestimmt sind, einen Befall von Holz oder Holzwerkstoffen durch holzzerstörende oder holzverfärbende Organismen zu verhindern oder einen solchen Befall zu bekämpfen. Sie unterscheiden sich nach ihrer Zusammensetzung, ihrem Anwendungszweck und dem Anwendungsverfahren. Lindan und Pentachlorphenol (PCP) sind inzwischen nicht mehr zugelassen, behandelte Hölzer sind aber noch immer in der Umwelt präsent.

11.8.2 Pentachlorphenol (PCP)

PCP ist ein farbloses Chlorphenol, bei Umgebungstemperatur fest, sehr gut fettlöslich und relativ leicht flüchtig.

Vorkommen und Gesundheitsgefährdung: Pentachlorphenol wirkt bakterizid, fungizid und insektizid. Es dient der Konservierung von Leder, Wollteppichen, Textilien und Papier. Bis zum Inkrafttreten der **PCP-Verbotsverordnung** im Dezember 1989 wurde PCP vor allen Dingen als Mittel zur Schädlingsbekämpfung in Holzschutzmitteln eingesetzt. Derart behandelte Hölzer weisen an ihrer Oberfläche auch heute noch PCP-Konzentrationen von bis zu 1000 mg/kg Holz und mehr auf.

Grenzwerte:

- RW I: 0,0001 mg/m³
- RW II: 0,001 mg/m³
- Vorsorgewert (UBA): < 1 µg/m³
- Sanierungszielwert: < 0,1 µg/m³
- HBM I:
  - Urin: 25 µg/l (20 µg/g Krea.)
  - Serum: 40 µg/l
- HBM II:
  - Urin: 40 µg/l (30 µg/g Krea.)
  - Serum: 70 µg/l
- Referenzwerte:
  - Serum: 12 µg/l
  - Morgenurin:
    - Kinder (3–14 Jahre): 2 µg/l
    - Erwachsene (18–69 Jahre): 1,0 µg/l
  - Hausstaub: < 2,3 mg/kg
  - Holz: < 5 mg/kg.

PCP ist krebserzeugend Kategorie 2 (EG).

Klinik: Pentachlorphenol gehört – wie auch Epichlorhydrin (**Tab. 11.14**), Dichlorphenol (**Tab. 11.16**) oder Dioxin (S. 100) – zu den Stoffen, die die Berufskrankheiten der Gruppen 1310 bzw. 1311 „Erkrankungen durch halogenierten Alkyl-, Aryl- oder Alkylaryloxide bzw. -sulfide" verursachen können.

Bei einer **akuten** PCP-Intoxikation treten Fieber, Schwitzen, beschleunigte Atmung, Übelkeit, Kopfschmerzen und Krämpfe auf. Es kann zu Koma, Chlorakne, aplastischer Anämie, Leukämie oder Lymphomen kommen.

Eine **chronische** Exposition hat häufig die Reizung der Schleimhäute und der Haut, eine Entzündung der Konjunktiven und der oberen Atemwege zur Folge. Die Transaminasen können erhöht sein, ferner werden von Betroffenen diffuse Symptome wie Müdigkeit, Konzentrationsschwäche und Kopfschmerz beschrieben.

Diagnostik: PCP wird in Blut und Urin bestimmt. Außerdem sind ein Umweltmonitoring von Innenraumluft sowie Analysen von Hausstaub- und Holzproben angezeigt.

Prävention: Beim Überschreiten des HBM-I-Wertes und Quellennachweis ist eine Sanierung empfehlenswert. Diese kann u. a. die Holzentfernung, ein Abkleben mit Metallfolien oder Versiegeln mit Lacken und eine Beseitigung von Sekundärkontaminationen (Bettwäsche, Vorhänge, Textilbezüge, Teppiche, Fußboden, Möbelfläche) beinhalten.

11.9 Herbi-, Pesti-, Rodenti- und Insektizide

11.9.1 Allgemeines

Pflanzenschutzmittel sind chemische oder biologische Wirkstoffe und Zubereitungen daraus, die Pflanzen und Pflanzenerzeugnisse vor Schadorganismen schützen sollen. Dazu gehören u. a.:

- Herbizide (gegen Unkräuter)
- Insektizide (gegen Schadinsekten)
- Fungizide (gegen pilzliche Krankheitserreger)
- Rodentizide (gegen Nagetiere)
- Nematizide (gegen Nematoden)
- Molluskizide (gegen Schnecken).

Weiterhin zählen zu den Pflanzenschutzmitteln auch Beizmittel zur Behandlung von Saat- und Pflanzgut. Unter **Bioziden** versteht man Wirkstoffe und Produkte, die außerhalb der Landwirtschaft schädliche Organismen bekämpfen sollen (z. B. Ratten, Insekten, Pilze, Mikroben).

11.9.2 Verbindungen und Stoffgruppen

Wichtige umwelt- und arbeitsmedizinisch relevante Pflanzenschutz- und Schädlingsbekämpfungsmittel bzw. deren Vorläufersubstanzen sind in **Tab. 11.16** zusammengefasst.

Tab. 11.16 Umwelt- und arbeitsmedizinisch relevante Biozide

Substanz	Einsatzbereich	Grenzwert	Vergiftungssymptome	Diagnostik
Brommethan (Methylbromid)	▪ Pflanzen- und Vorratsschutz (insbesondere Container-begasung)	kein AGW krebserzeugend Kategorie 3 (EG) biologischer Leitwert (BLW): 12 mg/l	▪ Reizung von Augen und Atemwegen ▪ ZNS-Störungen ▪ neuro-, nephro- und hepatotoxisch	▪ Bromid im Plasma oder Serum
2,4-Dichlor-phenol	▪ Ausgangsprodukt für Herbizide, Insektizide und Fungizide	–	▪ Augen-, Haut- und Schleimhautreizung ▪ Kopfschmerz, Schwindel, Verwirrtheit, Bewusstlosigkeit ▪ Tachykardie ▪ neuro-, nephro- und hepatotoxisch	▪ Anamnese
Monophosphin (Phosphorwasserstoff)	▪ Mäuse- und Insektenbekämpfung (insbesondere in Getreidesilos) ▪ Begasung oder Festpräparate	AGW: 0,14 mg/m³	▪ Übelkeit ▪ Müdigkeit ▪ Dyspnoe ▪ Blutdruckabfall ▪ Bewusstlosigkeit	▪ Anamnese ▪ Substanznachweis vor Ort mit Prüfröhrchen
Stoffgruppe der Organophosphate	▪ Insektizide, Herbizide, Fungizide ▪ Antiparasitika ▪ wichtigste Substanz: Parathion (s. auch Rechtsmedizin (S. 31))	AGW (Parathion; E605):[1] 0,1 mg/m³	▪ Cholinesterasehemmer (s. Text)	▪ Bestimmung der Cholinesteraseaktivität in den Erythrozyten
Stoffgruppe der chlorierten Phenoxycarbonsäuren (wichtige Vertreter: 2,4-D, 2,4,5-T)	▪ Herbizid	AGW (2,4-D): 1 mg/m³ AGW (2,4,5-T): 10 mg/m³	▪ Augen- und Schleimhautreizung ▪ Kopfschmerzen, narkoseähnlicher Zustand ▪ Muskelstarre, periphere Neuropathien ▪ Atemlähmung	▪ Anamnese
Stoffgruppe der Bispyridinium-Verbindungen	▪ Herbizide ▪ wichtigste Substanzen: Paraquat und Diquat (s. auch Rechtsmedizin (S. 31))	AGW (Paraquatdichlorid):[2] 0,1 mg/m³	▪ Verätzungen in Mund, Rachen und Speiseröhre ▪ Erbrechen und Gastroenteritis ▪ nephro- und hepatotoxisch ▪ ZNS-Störungen ▪ Anämie ▪ nach 5–10 Tagen Lungenfibrose mit Zusammenbruch der Lungenfunktion	▪ Anamnese
Oxydemeton-Methyl	▪ Insektizid ▪ wichtigste Substanz: Metasystox (s. auch Rechtsmedizin (S. 31))	–	▪ Cholinesterasehemmer (s. bei Organophosphaten)	▪ Bestimmung der Cholinesteraseaktivität in den Erythrozyten
Pyrethroide	▪ Schädlingsbekämpfungsmittel, insbesondere im Obst- und Gemüseanbau ▪ Holzschutzmittel ▪ Textilausrüstung ▪ Insektensprays	AGW (Pyrethrum, gereinigter Rohextrakt):[2] 1 mg/m³	▪ Hautreizungen ▪ Reizungen der Atemwege ▪ ZNS-Störungen und Parästhesien ▪ gastrointestinale Störungen ▪ Beschwerden klingen meist nach kurzer Zeit ab	▪ Urinuntersuchung auf Metaboliten der Pyrethroide

[1] bezogen auf die alveolengängige Fraktion
[2] bezogen auf die einatembare Fraktion

Organische Phosphorverbindungen

Bei den **Organophosphaten** handelt es sich um Ester, Amide oder Thioilderivate verschiedener Phosphorsäuren. Ein bekanntes Beispiel ist Parathion (E605).

Vorkommen und Gesundheitsgefährdung: Organophosphate werden vorwiegend als Insektizide, Herbizide, Fungizide oder veterinärmedizinische Antiparasitika eingesetzt. In der Industrie spielen sie eine gewisse Rolle als Weichmacher oder in Schmierölen, darüber hinaus können sie als chemische Kampfstoffe (Tabun, Soman, Sarin) verwendet werden.

Die Aufnahme erfolgt perkutan, inhalativ oder auch intestinal. Organophosphate reichern sich wegen ihrer Labilität nicht in Organismen an, sie werden z. T. über aktive Metaboliten abgebaut.

Grenzwerte: Zu den Grenzwerten für Parathion siehe **Tab. 11.16**. Außerdem gelten:
- Trinkwasser: 0,1 µg/l
- BAT: 500 µg/l (als p-Nitrophenol in Urin) bei Langzeitexposition
- Acetylcholin-Esterase (in Erythrozyten): Reduktion der Aktivität auf 70 % des Bezugswertes

Für die Organophosphatmetaboliten DMP (Dimethylphosphat), DMTP (Dimethylthiophosphat), DEP (Diethylphosphat) und DETP (Diethylthiophosphat) liegen ebenfalls Referenzwerte (UBA) für Kinder (3–14 Jahre) und für die Allgemeinbevölkerung im Morgenurin vor.

Klinik: Organophosphate **hemmen** die **Cholinesterase** irreversibel und wirken so als indirekte Parasympathomimetika. Es zeigen sich ZNS-Symptome, ein charakteristischer Knoblauchgeruch und eine erhöhte Bronchialsekretion. Weiterhin können Übelkeit, Krämpfe, Tremor, Miosis und Bradykardie beobachtet werden. Aufgrund der raschen Verteilung im Gewebe zeigen sich erste Symptome einer Vergiftung bereits kurz nach der Aufnahme (1–2 h).

Diagnostik: Es sollte eine Bestimmung der Cholinesteraseaktivität in den Erythrozyten erfolgen.

Therapie: Als Antidot wirkt Atropin.

Pyrethroide

Pyrethroide sind synthetische, pyrethrumähnliche Verbindungen (Ester der Chrysanthemumsäure, Pyrethrinsäure und verschiedene Ketoalkohole), die als Pestizide eingesetzt werden.

Vorkommen: Pyrethrum kommt in den Blüten mehrerer Chrysanthemenarten vor. Nach ihrer chemischen Struktur werden Pyrethroide unterteilt in:
- Typ-I-Pyrethroide, z. B. Permethrin, Allethrin, Bioresmethrin
- Typ-II-Pyrethroide, z. B. Cypermethrin, Deltamethrin.

Pyrethroide finden Anwendung in der Landwirtschaft (Obst- und Gemüseanbau), in der Holz- und Forstwirtschaft, in der Zierpflanzenproduktion sowie zur Flugzeugentwesung. Im häuslichen Bereich werden sie verwendet als Holzschutzmittel, zur Textilausrüstung gegen Fraßschädlinge, Insekten und Parasiten (Eulanisierung), in Elektroverdampfern gegen Fliegen und Mücken. Weiterhin sind sie enthalten in Insektensprays und -strips, in Flohmitteln und Mitteln gegen Kopfläuse und Skabies. Zu den bekanntesten Pyrethroiden gehören Allethrin, Bioalletrin, Cypermethrin, Deltamethrin, Permithrin und Resmethrin.

Grenzwerte: Zu den Grenzwerten von Pyrethrum (gereinigter Rohextrakt) siehe **Tab. 11.16**. Die **Referenzwerte** für die verschiedenen Pyrethroidabbauprodukte (v. a. Metaboliten des Permethrins, Cypermethrins und des Cyfluthrins) liegen bei:
- cis-cl2CA: 1 µg/l Morgenurin
- trans-cl2CA: 2 µg/l Morgenurin
- 3-PBA: 2 µg/l Morgenurin

Duldbare tägliche Gesamtaufnahme (**ADI**):
- Pyrethrum: 50 µg/kg KG/d
- Permethrin: 50 µg/kg KG/d
- Deltamethrin: 10 µg/kg KG/d.

Gesundheitsgefährdung: Freisetzung bei der Anwendung z. B. aus Elektroverdampfern oder Sprays. Nur etwa 0,5 % aller Haushalte sind frei von einer Pyrethroidbelastung.

Klinik: Pyrethroide wirken **neurotoxisch**. Bei akuter Einwirkung in entsprechend hoher Konzentration kommt es zu Reizungen und Rötungen der Haut und Schleimhaut, Kribbeln und Jucken, Augenbrennen und Atemwegsreizungen. Diese Empfindungen sind auf die exponierten Hautstellen begrenzt und bilden sich rasch wieder zurück, eine dauerhafte Schädigung wurde bisher nicht beobachtet.

Bei chronischer Einwirkung können u. a. Sensibilitätsstörungen, Kopfschmerz, Schwindel, Angst, Seh- und Hörstörungen und Beschwerden im Magen-Darm-Trakt (Übelkeit) auftreten. Auch eine Verminderung der intellektuellen Leistungsfähigkeit, Konzentrations- und Gedächtnisstörungen, Müdigkeit und depressive Verstimmung können beobachtet werden.

Therapie und Prävention: sachgemäßer Einsatz von pyrethroidhaltigen Insektiziden (Schutzkleidung); Verzicht auf die Anwendung in Innenräumen, z. B. in Elektroverdampfern.

> **PRÜFUNGSHIGHLIGHTS**
>
> - ! 4-tertiär-Butylphenol
> - !! Organophosphate.

11.10 Schadstoffe in Lebensmitteln

11.10.1 Allgemeines

In Lebensmitteln können die unterschiedlichsten Schadstoffe enthalten sein. Sie können entweder z. B. zur Geschmacksintensivierung oder Haltbarmachung dem Lebensmittel beigegeben werden, aus dem Verarbeitungsprozess stammen oder als Verunreinigung aus der Umwelt unabsichtlich in das Lebensmittel gelangen. In diesem Kapitel wird nur auf solche Schadstoffe eingegangen, die während der Zubereitung im Lebensmittel entstehen können (z. B. Acrylamid, Nitrit oder PAKs) oder von Natur aus in diesem enthalten sind (z. B. Zyanide).

11.10.2 Verbindungen

Acrylamid

Vorkommen: Acrylamid ist ein weißes, kristallines Pulver, das in der Industrie als Monomer (20 000 t pro Jahr) zur Herstellung von Polyacrylamid eingesetzt wird. In Lebensmitteln wird Acrylamid beim Backen, Rösten, Grillen, Frittieren und Braten als Nebenprodukt bei der Bräunungsreaktion (Maillard-Reaktion) gebildet. Bei starker Erhitzung von kohlenhydratreichen Lebensmitteln, die zudem noch einen hohen Gehalt an der Aminosäure

Asparagin aufweisen, kommt es zur Bildung größerer Mengen Acrylamid. Die Acrylamidbildung beginnt bei Temperaturen von über 120 °C und steigt bei 170–180 °C sprunghaft an.

Grenzwerte: nach Richtlinie 67/548/EWG gilt Acrylamid als krebserzeugend Kategorie 2. Das **Akzeptanzrisiko** (4×10^{-4}) liegt bei 0,07 mg/m^3.

Acrylamid und Glycidamid können mit Hämoglobin unter Addukatbildung reagieren. Die Quantifizierung des Adduktes AAVal wurde als Biological-Monitoring-Parameter zur Abschätzung der arbeitsbedingten Exposition gegenüber Acyrylamid vorgeschlagen. Die im **Blut** gemessenen Referenzwerte für **AAVal** sind:

- Kinder: 1,8 µg/l
- Erwachsene: 1,2 µg /l.

Raucher weisen durchschnittlich etwa 4- bis 5-mal höhere Konzentrationen des Addukts im Blut auf.

Weitere Grenzwerte sind:
- Lebensmittel (Aktionswert): 1000 µg/kg
- Kosmetikprodukte: 0,1 mg/kg.

Gesundheitsgefährdung: Den höchsten Gehalt an Acrylamid haben **Kartoffelprodukte** wie Chips (bis zu 3680 µg/kg), Pommes frites (bis zu 4000 µg/kg) sowie Getreideprodukte wie z. B. Knäckebrot, Cracker und Kekse (bis zu 2400 µg/kg). Die durchschnittliche Acrylamidaufnahme über Lebensmittel beträgt etwa 1 µg/kg KG pro Tag und etwa 4 µg/kg KG pro Tag für den Hochverzehrer. Da auch beim Rösten Acrylamid entsteht, ist Kaffee ebenfalls eine bedeutsame Acrylamid-Quelle.

Neben dem Verzehr von acrylamidhaltigen Nahrungsmitteln kann Acrylamid auch am Arbeitsplatz über die Haut und über die Atmung aufgenommen werden. Weitere Quellen sind Kosmetika, Rauchen (der Rauch einer Zigarette enthält ca. 1–2 µg Acrylamid) und Acryllacke.

Acrylamid wird im Körper verteilt und u. a. zu Glycidamid verstoffwechselt. Sowohl Acrylamid als auch die Stoffwechselprodukte können die Plazenta passieren und in die Muttermilch übergehen.

Klinik: Acrylamid kann einen nennenswerten Beitrag zum **Krebsrisiko** beim Menschen leisten (Kategorie 2). Bei akuter Exposition können Reizung von Augen, Schleimhäuten und Haut auftreten. Eine chronische Aufnahme kann zu Hautveränderungen und neurotoxischen Störungen führen, welche sich in Form von verzögerter Reizfortleitung in motorischen Nerven, Muskelschwäche, vermindertem Muskeltonus und Tremor der Hände und verminderten Reflexantworten an Händen und Füßen äußern. Außerdem kann die Berührungs-, Temperatur- und Schmerzempfindlichkeit an den Armen vermindert sein.

Therapie: Senkung der persönlichen Acrylamidaufnahme (ALARA = „as low as reasonably achievable").

Nitrite, Nitrate und Nitroverbindungen

Vorkommen: Nitrite (NO_2^-, Salze und Ester der salpetrigen Säure) werden vorwiegend in der Metallindustrie und als Lebensmittelzusätze (v. a. in Wurstwaren) eingesetzt. Als Lebensmittelzusatzstoffe dürfen Nitrite in Form von Kalium- (E 249) und Natriumnitrit (E 250) als Farbstabilisatoren im Nitritpökelsalz (zu etwa 0,3 %) verwendet werden. Bei der Wurstproduktion ist die Verwendung von Nitriten vorgeschrieben, da sie die Wurstwaren vor dem Befall mit dem Bakterium Clostridium botulinum schützen können.

Nitrit-Ionen werden im Boden, in Gewässern und in Kläranlagen von Nitritbakterien (Nitrosomonas) durch Oxidation aus Ammonium-Ionen (aerob) gebildet. Nitrite können auch unter anaeroben Bedingungen durch bakterielle Reduktion aus Nitrat-Ionen (z. B. aus der Stickstoffdüngung in der Landwirtschaft; Nitratreduktion) entstehen.

Nitrate (Salze der Salpetersäure) finden sich v. a. in Düngemitteln und können so in die Nahrungskette gelangen. Die zulässige tägliche Aufnahmemenge für Nitrat (acceptable daily intake, ADI) beträgt 3,65 mg/kg. Der ADI-Wert gilt nicht für Säuglinge unter 3 Monaten. Diese nehmen in der Regel aber auch kein Blattgemüse zu sich, das am nitratreichsten ist. Rucola ist diesbezüglich übrigens Spitzenreiter.

Gesundheitsgefährdung: Nitrit kann mit gepökeltem Fleisch- und Wurstwaren direkt aufgenommen werden. Auch pflanzliche Lebensmittel – insbesondere verschiedene Gemüsesorten – können eine Nitritquelle darstellen. Sie enthalten häufig Nitrat in vergleichsweise hohen Mengen, das durch mikrobiologische und enzymatische Einwirkungen in Nitrit umgewandelt werden kann.

Nitrite, Nitrate oder Nitroverbindungen sowie Perchlorate und andere Substanzen oxidieren das Fe^{2+} des Hämoglobins zu Fe^{3+}. Das entstandene Methämoglobin kann keinen Sauerstoff binden. Infolge der verringerten Sauerstofftransportkapazität kommt es zu **innerem Ersticken**.

Werden nitrithaltige Lebensmittel in Gegenwart von Eiweiß erhitzt (z. B. beim Überbacken von Salami), kann es zur Bildung von kanzerogenen **Nitrosaminen** kommen. Ob die entstehenden Mengen für einen kanzerogenen Effekt ausreichen, ist allerdings umstritten.

Grenzwerte: Die Grenzwerte für Nitrit liegen bei:
- Fleisch- und Wurstwaren (max.): 100 mg/kg (Fleischverordnung)
- ADI-Wert: 0,2 mg/kg/d
- Grenzwert für Trink- und Mineralwasser: 0,5 mg/l.

Klinik: Ab 10–20 % Methämoglobingehalt im Blut treten die ersten Symptome mit Zyanose, Kopfschmerzen, Müdigkeit, Dyspnoe und Tachykardie in Erscheinung. Höhere Konzentrationen führen zu Bewusstseinsstörungen, Schock und Tod (bei 60–70 % Met-Hb am Gesamt-Hb). Insbesondere Säuglinge sind gefährdet.

Die langfristige Aufnahme von Nitrat und Nitrit wird mit der Bildung von N-Nitroso-Verbindungen in Verbindung gebracht, von denen sich viele im Tierversuch als kanzerogen erwiesen haben.

Prophylaxe und Therapie: Durch eine verringerte Zufuhr nitrit- oder nitrathaltiger Lebensmittel kann die Exposition reduziert werden. Als Antidot bei der akuten Vergiftung stehen **Toloniumchlorid** (Toluidinblau), **Methylenblau** oder **Thionin** zur Verfügung. Bei Verschlucken von Nitrit ist die Zufuhr von NaCl zur Wiederherstellung des Ionengleichgewichts und evtl. Hydrocortison i. v. angezeigt.

Polyzyklische aromatische Kohlenwasserstoffe (PAK)

„Polyzyklische aromatische Kohlenwasserstoffe" (PAK) ist eine Sammelbezeichnung für eine Vielzahl aromatischer Verbindungen mit kondensierten Ringsystemen. PAK sind weit verbreitet, **Benzo(a)pyren** (BaP) dient als Leitsubstanz. Es entsteht als unerwünschtes Nebenprodukt bei unvollständigen Verbrennungsprozessen (Dieselabgase, Brandgase und Zigarettenrauch). Weiterhin findet man BaP in geräucherten Fleisch- und Fischwaren, unsachgemäß gegrilltem Fleisch, in Ölen und Fetten, geröstetem Kaffee, grünem Blattgemüse, Toastbrot und Kartoffelchips.

Grenzwerte: Nach EG gilt BaP als krebserzeugend Kategorie 2.

Als Grenzwerte für BaP in der Umwelt gelten:
- Boden: < 0,1 mg/kg Hintergrundbelastung; 1 mg/kg (Bodenschutz)
- TA-Luft: 0,05 mg/m³
- TRK: 0,002 mg/m³.

Als Referenzwert für Metaboliten der PAKs gilt:
- Morgenurin (1-OH-Pyren): 0,5 µg/l

Die Grenzwerte in Nahrungsmitteln liegen bei:
- Öle, Fette: 2 µg/kg
- Babynahrung: 1 µg/kg
- Räucherfisch: 5 µg/kg
- Schalentiere: 10 µg/kg.

Gesundheitsgefährdung: Aus der Außenluft werden je nach Gebiet und Emittenten bis zu 100 ng BaP pro Tag aufgenommen, in Innenraumluft bis zu 450 ng/d, beim aktiven Rauchen zusätzlich ca. 400 ng/d. Die Nahrung trägt erheblich zur BaP-Belastung bei. Über das Trinkwasser und die Nahrung werden täglich 4 ng bzw. bis zu 500 ng aufgenommen. BaP-belasteter Hausstaub gefährdet speziell Kleinkinder im Krabbelalter. Sie können die Schadstoffe durch direkten Hautkontakt oder durch Einatmen des besonders in Bodennähe aufgewirbelten Schwebstaubes aufnehmen.

Klinik: BaP ist akut nur gering toxisch. Es besitzt eine krebserzeugende Wirkung vornehmlich an der Lunge und der Haut. Zu den gefährdeten Risikogruppen gehören: ungeborene Kinder, ältere Menschen, Personen mit bestehenden Leber- oder Hauterkrankungen, Personen mit beeinträchtigter DNA-Reparatur (genetisch bedingt), Raucher, Teerarbeiter und Personen mit starker Sonnenexposition. Das Risiko, durch lebenslange Inhalation von 1 ng/m³ an Lungen- oder Bronchialkarzinom zu erkranken, wird mit 8,7/100 000 Exponierte angegeben.

Die Belastung mit PAK kann durch die Bestimmung von 1-Hydroxypyren im Urin gemessen werden.

Zyanide

Giftig und sehr schnell wirkend sind Blausäure (Zyanwasserstoff, **HCN**) und ihre Salze Kaliumzyanid (**KCN**, „Zyankali") und Natriumzyanid (**NaCN**). Zyanide entstehen u. a. beim Verschwelen stickstoffhaltiger Kunststoffe (z. B. Wohnungsbrand), sind aber auch in Bittermandeln enthalten. Die letale Dosis für ein 3-jähriges Kind liegt bei 10 Mandeln.

Therapie: Schnelligkeit ist bei einer Vergiftung entscheidend. Bei Vergiftungszeichen werden unmittelbar 100 %iger Sauerstoff und die empfohlenen Antidota verabreicht.

Bewusstlose Patienten mit bekannter oder anzunehmender Zyanidvergiftung werden unter ärztlicher Aufsicht mit Antidota behandelt. Wenn 4-Dimethylaminophenol (4-DMAP) zur Verfügung steht, wird es sofort i. v. injiziert. Steht 4-DMAP nicht zur Verfügung, wird umgehend Natriumnitrit i. v. infundiert. Anschließend infundiert man eine 10 %ige Natriumthiosulfat-Lösung. 4-DMAP und Natriumnitrit dürfen nur Patienten mit Bewusstseinsbeeinträchtigung verabreicht werden. Patienten ohne Bewusstseinsbeeinträchtigung mit Verdacht auf eine Cyanidvergiftung erhalten alternativ Natriumthiosulfat.

PRÜFUNGSHIGHLIGHTS ✖

– ❗ polyzyklische aromatische Kohlenwasserstoffe.

11.11 Metalle und Halbmetalle

Einen Überblick über die arbeitsmedizinisch als Giftstoffe anerkannten Metalle und Halbmetalle gibt **Tab. 11.17**.

11.11.1 Blei

Vorkommen: Das Schwermetall Blei kommt in Form von Bleierzen in der Erdkruste vor, die größten Abbaugebiete befinden sich in China, Australien und den USA. Eingesetzt wird Blei in Akkumulatoren (z. B. Autobatterien), in der Keramik- und Glasherstellung (z. B. Lasuren, Bleikristall, Bleifassungen von Fenstermosaiken). Außerdem kommt es in **alten Wasserleitungen und Trinkgefäßen** vor. Blei wird auch in Bedarfsgegenständen (z. B. in Kinderspielzeug aus Plastik) nachgewiesen, und zwar als Bestandteil der Farben, mit denen die Spielzeuge bemalt wurden. Zuweilen wird Blei auch als Kontamination von Arzneimitteln der Ayurvedamedizin gefunden. Im medizinischen Bereich wird Blei in der Nuklearmedizin als Strahlenschutz in Röntgenschürzen verwendet.

Wegen seiner hohen Dichte wird Blei auch zum Auswuchten von Rädern oder zum Tarieren beim Tauchen, in Munition und Geschossen sowie in der Löttechnik eingesetzt. Ebenso findet man Blei als Bestandteil von Korrosionsschutzfarben, Lacken und in Metalllegierungen. Kontakt mit Blei kann so auch bei der Metallverwertung bestehen, z. B. in Recyclingbetrieben. Früher wurde Blei als „Antiklopfmittel" dem Benzin beigemischt.

Grenzwerte: Zu AGW und HBM siehe **Tab. 11.17**. Weitere Werte sind:
- BGW:
  - Blut: 400 µg/l (Frauen < 45 Jahren: 300 µg/l)
  - Urin (Bleitetraethyl): 25 µg/l
  - Urin (δ-Aminolävulinsäure): 15 mg/l
- Referenzwerte im Vollblut (UBA):
  - Kinder (3–14 Jahre): 35 µg/l
  - Erwachsene (18–69 Jahre): 90 µg/l
- Grenzwert für Trink- und Mineralwasser: 0,01 mg/l (ab Dez. 2013).

Gesundheitsgefährdung: Anorganisches Blei wird über die Atemwege (ca. 90 %), den Magen-Darm-Trakt (ca. 10 %, bei Kindern bis 6 Jahre 50 %) und die Haut absorbiert. Im Blut sind 95 % an der Erythrozytenmembran gebunden. Es besteht Plazentagängigkeit. Anorganisches Blei verdrängt Kalzium aus dem Skelettsystem und lagert sich dort ab.

Organisches Blei (Bleitetraethyl, Bleitetramethyl) wird ebenfalls inhalativ, peroral und perkutan aufgenommen. Aufgrund seiner Lipophilie erfolgt die Verteilung vorwiegend in **ZNS** und **Nebennieren**.

Klinik: Genauso wie Quecksilber hemmt Blei durch Bindung an SH-Gruppen verschiedene Enzyme. Besonders betroffen davon ist der **Porphyrinstoffwechsel** und damit auch die Hämoglobinsynthese: Durch die Hemmung der δ-Aminolävulinsäuredehydratase (δ-ALA-D) wird die Umwandlung von **δ-Aminolävulinsäure** in Porphobilinogen verhindert, zudem werden durch die Inhibierung weiterer Enzyme auch die nachfolgenden Schritte der Hämsynthese gestört. Die Konzentration von Koproporphyrin III im Urin und Protoporphyrin IX in den Erythrozyten (**basophile Tüpfelung**) steigt, die Hemmung des Eisenabbaus führt zu hypochromer Anämie.

Tab. 11.17 Arbeitsmedizinisch als Giftstoffe anerkannte und umweltmedizinisch relevante Metalle und Halbmetalle

Giftstoff	gefährdete Berufsgruppen / Produktionsbereiche	Grenzwert	wichtigste Symptome	Kurzdiagnostik
Blei (S. 89) und seine Verbindungen: • Bleiweiß • Bleicyanamid • Bleitetraethyl • Bleitetramethyl	• Blei-/Zinkverhüttung und -veredelung • Werkstoffherstellung • Elektrotechnik	**AGW:** 0,15 mg/m³ **HBM I/II (Blut):** ausgesetzt	• ausgeprägte Magen-Darm-Beschwerden ("Bleikoliken") • allgemeine Schwäche, Anämie • periphere Lähmungen, Polyneuropathie, Enzephalopathie • Entwicklungsretardierung	• getüpfelte Erythrozyten • Bleigehalt in Blut, Urin, Stuhl • erhöhte δ-ALA im Urin
Quecksilber (S. 92) und seine Verbindungen: • Quecksilber-2-chlorid • Quecksilberoxid • Methyl-/Dimethyl-quecksilber	• Metallindustrie • chemische Industrie • Zahnmedizin • Pyrotechnik	**AGW:** 0,1 mg/m³ **HBM I/II (Blut):** 5/15 µg/l **HBM I/II (Urin):** 7/25 µg/l	• Übelkeit, Erbrechen, Kopfschmerzen • Stomatitis • Polyurie mit Proteinurie • periphere Neuropathie • Schwäche, Tremor (auch Lider und Zunge) • psychische Auffälligkeiten (Stimmungsinstabilität, übermäßige Erregbarkeit, nachlassende Gedächtnisleistung) • Sprachstörungen	• Quecksilbergehalt in Urin und Stuhl
Chrom (S. 92) und seine Verbindungen: • Chromit • Chromsulfat • Kaliumdichromat • Zinkchromat	• Galvanik • Lack- und Farbherstellung • Werkstoffproduktion	**AGW:** 2 mg/m³ (eF*; Chrompulver) **TRK:** 0,1 mg/m³ (Cr VI)	• Dermatitiden, Ekzeme, Chromatgeschwüre • Reizungen der Atemwege, chronische Bronchitis • gastrointestinale Beschwerden	• Chromgehalt im Blut
Nickel (S. 92)	• Metalle • Farben, Glasuren • Textildruck	zurzeit kein AGW	• Kontaktallergie	• Epikutantest
Cadmium (S. 94) und seine anorganischen Verbindungen: • Cadmiumsulfid • Cadmiumcarbonat	• Galvanik • Zinkverarbeitung • Elektrotechnik	zurzeit kein AGW **krebserzeugend:** Kategorie 2 (EG)1 **BLW (Urin):** 7 µg/l **HBM I/II (Urin):** • Kinder: 0,5/2 µg/l • Erwachsene: 1/4 µg/l	• Kopfschmerzen • Übelkeit • starker Durst • Bronchitis • Anosmie • Anämie • Proteinurie	• Cadmiumgehalt in Blut, Urin, Stuhl
Mangan (S. 94) und seine Verbindungen: • Manganoxid • Kaliumpermanganat • Mangansulfat	• Metallindustrie • Bergbau	**AGW:** 0,5 mg/m³ (eF; Manganpulver)	• Manganpneumonie • Gangstörungen (parkinsonoides Krankheitsbild), Schwäche	• Mangangehalt in Blut und Haaren
Thallium (S. 95)	• Schwermetallgewinnung • Schwefelsäurefabrikation • Glas- und Farbenindustrie • Zementherstellung	**AGW:** 0,1 mg/m³ **HBM I (Urin):** 5 µg/l	• Gastroenteritis • Polyneuropathie • Haarausfall, Mees-Nagelbänder	• Thalliumgehalt im Urin und Stuhl
Vanadium (S. 95) und Vanadinpentoxid	• Tonerdeproduktion • Stahlveredlung • Schlackenaufbereitung (Erdöl-Ruß)	**AGW:** 50 µg/m³ (V_2O_5, alveolengängige Fraktion)	• Augenbrennen • Niesen, Schleimhautreizung, Bronchitiden • Hautekzeme • grünschwarze Verfärbung der Zunge	• Arbeitsanamnese

LERNPAKET 2

Tab. 11.17 Fortsetzung

Giftstoff	gefährdete Berufsgruppen / Produktionsbereiche	Grenzwert	wichtigste Symptome	Kurzdiagnostik
Arsen (S. 95) und seine Verbindungen: • Arsenkies • Arsentrioxyd • Arsensulfide • Arsentrichlorid	• chemische Industrie • glasverarbeitende Industrie • Metallarbeiter • Gerber, Kürschner	mit Ausnahme des Arsen-wasserstoffs zurzeit kein AGW **TRK:** 0,1 mg/m^3 **BLW (Urin):** 50 µg/l **krebserzeugend:** Kategorie 1 (EG)	• Schleimhautläsionen • Arsenmelanose, multiples Basaliom • periphere Neuritiden • Anämie, Methämoglobin-bildung mit Atemnot und Hämolyse, Hämoglobinurie (Arsenwasserstoff)	• Hautkolorit, Blut-bild; Arsengehalt von Urin, Stuhl, Nägeln und Haa-ren
Beryllium (S. 95) und seine Verbindungen: • Berylliumfluorid • Berylliumoxid	• Aluminiumveredelung • Porzellanherstellung • Leuchtstoffe	zurzeit kein AGW **krebserzeugend:** Kategorie 1 (EG) **TRK:** 2 µg/m^3	• Metalldampffieber • toxische Berylliumpneumonie • Berylliose, Hautekzeme, Dermatitiden	• Hautkolorit, Röntgen-Thorax • Beryllium-Hauttest

* eF: einatembare Fraktion

Akute Bleivergiftung (starke Übelkeit und Erbrechen, Darmkoliken, Muskelkrämpfe, Enzephalopathien) sind selten, es überwiegt die chronische Form. Symptome der **chronischen Bleivergiftung** sind:

- **gastrointestinale Beschwerden:** Appetitlosigkeit, Magenschmerzen, „Bleikoliken" durch Kontraktion der glatten Muskulatur sowie Obstipation, Diarrhö und Emesis.
- **Bleikolorit und Bleisaum:** Koproporphyrin-Einlagerungen führen zu einem fahlgelben bis gräulichen Hautkolorit und zu einem Bleisaum am Zahnfleischrand.
- **Polyneuropathien:** Die herabgesetzte Leitungsgeschwindigkeit motorischer und sensibler Fasern (v. a. Nervus radialis) führt zur **Bleilähmung** mit Streckerschwäche der Hand (Pfötchenstellung) und Gesichtszucken.
- **Bleienzephalopathie:** Kopfschmerzen, Tremor, Krampfanfälle, psychomotorische Erregung, Krämpfe und Delir können beobachtet werden.
- **Blutbildveränderungen:** Neben einer **hypochromen Anämie** tritt eine basophile Tüpfelung der Erythrozyten auf.
- **Hepato- und Nephropathie:** Die anfangs noch reversible tubuläre Dysfunktion geht in eine irreversible interstitielle Nephropathie über.
- **Schleimhautulzerationen.**

Bei Kindern können irreversible Intelligenzdefizite und psychomotorische Beeinträchtigung, Gedächtnis- und Konzentrationsschwäche, Psychosen und Halluzinationen resultieren. Bei Kindern, deren Mütter während der Schwangerschaft einer Bleibelastung ausgesetzt waren, wird eine retardierte mentale Entwicklung beobachtet.

Diagnostik: Die Diagnostik der Bleiintoxikation beruht auf Anamnese (inkl. Ernährungsanamnese), Symptomatik und Blut- und Urinuntersuchung. Eine neurologische Untersuchung gibt über Nervenleitgeschwindigkeit und Reflexstatus Auskunft.

Die **direkte Bleibestimmung** kann in **Blut** und Urin (weniger aussagekräftig auch in Stuhl, Zähnen und Haaren) erfolgen.

Die Hemmung der δ-ALA-D führt zu einer **erhöhten Ausscheidung** von **δ-Aminolävulinsäure** und Koprophyrin III mit dem Urin.

Weiterhin sollten ein Differenzialblutbild (Hb, Tüpfelung der Erythrozyten) angefordert und die Harnstoff- und Kreatininkonzentration im Serum bestimmt werden.

Therapie: Bei **akuter** Ingestion sollte Erbrechen ausgelöst und eine Magenspülung mit Aktivkohle durchgeführt werden.

Bei der **chronischen** Bleivergiftung ist die Therapie problematisch, da Blei in die Knochen eingelagert wird und damit schwer zugänglich und nur schwer mobilisierbar ist. Eine Therapieoption, um Blei-Blutspiegel zu senken, sind Chelatbildner wie DMPS, CaNa$_2$-EDTA oder D-Penicillamin. Die Antidotauswahl und die Behandlung sollten nach Diagnosesicherung und unter laborchemischer Verlaufskontrolle ausschließlich in der Klinik erfolgen.

> **LERNTIPP** !
>
> Bis auf ein paar Ausnahmen gibt es praktisch in jedem Examen Fragen zu Bleivergiftungen, die zum einen auf die diagnostischen Maßnahmen abzielen, zum anderen werden eine Vielzahl von Symptomen aufgezählt, aus denen eine Diagnose abgeleitet werden soll. Es ist besonders wichtig, hierbei auf Stichworte wie Abgeschlagenheit, Leistungsminderung, Arbeit mit Metallen und einen laborchemisch erniedrigten Hämoglobingehalt zu achten. In die Irre führen können Merkmale wie starkes Rauchen oder wenn es sich bei dem Patienten um ein Kind handelt. Bei Letzterem ist ebenfalls eine Bleivergiftung möglich, dabei sollten aber Symptome wie Wachstumsstörungen und beeinträchtigte kognitive Entwicklungen auftauchen.

11.11.2 Kupfer

Vorkommen und Gesundheitsgefährdung: Kupfer ist als relativ weiches Metall gut formbar und zäh. Es findet als Wärme-, Stromleiter und Münzmetall Verwendung. Eine Gefährdung besteht bei Inhalation von Aerosol/Rauch aus festen Partikeln oder bei kontaminiertem Trinkwasser.

Grenzwerte: Referenzwerte:
- Serum:
  - Frauen: 13–25 µmol/l
  - Männer: 11–23 µmol/l.
- Urin: 5–50 µg/l

Grenzwert für Trink- und Mineralwasser: 2 mg/l.

Klinik: Bei **akuter Vergiftung** kommt es zu Übelkeit, Durchfall, Schweißausbrüchen, Krämpfen, Koma und Tod. Chronische Kupfervergiftungen sind selten. Am häufigsten beruhen sie auf einer

Stoffwechselkrankheit wie z.B. **Morbus Wilson** (autosomal-rezessiv vererbte Kupferspeicherkrankheit). Folge dieses Defekts sind eine gestörte Kupferausscheidung über die Galle und verminderte Synthese von Coeruloplasmin (Kupfertransportprotein). Durch äußere Kupferbelastung kann auch die **Indian Childhood Cirrhosis** (ICC, frühkindliche Leberzirrhose) ausgelöst werden. Das Kochen von Milch und Milchprodukten in Kupfer- oder Messingkesseln setzt große Mengen an Kupfer frei, was in Indien bei vielen Hundert Kindern zu tödlicher kupferbedingter Leberzirrhose geführt hat.

Diagnostik: Die Bestimmung von Kupfer kann im Blut oder Urin erfolgen.

11.11.3 Chrom

Vorkommen und Gesundheitsgefährdung: Chrom (Cr) ist ein weißlich graues, hartes und sehr verschleißfestes Metall. Es kommt in der Natur fast nur in Form von Oxiden vor, v. a. als Chromat. Chrom und seine chemischen Verbindungen werden in der Industrie für Legierungen verwendet. Weitere Anwendungsgebiete finden sich in der Lack-, Farben- und Kunststoffindustrie sowie in der Glasfabrikation (Chromschwefelsäure) wie auch in der Galvanik- und Gerbereiindustrie. Exponiert können daher auch Berufsgruppen sein, die viel mit Erzeugnissen dieser Industrien in Kontakt kommen (z.B. Lederhandschuhe für Gärtner). Ferner wird es zur Holzimprägnierung, in Mineralfarben sowie im Zement eingesetzt.

Grenzwerte: Zum AGW und zur TRK siehe **Tab. 11.17**. Weitere Werte sind:
- Referenzwerte im Blut:
  - < 0,5 µg/l (Cr VI)
  - < 0,9 µg/l (Cr VI in Erythrozyten)
- Referenzwerte im Urin: < 1,5 µg/l (Cr VI)
- Grenzwert für Trink- und Mineralwasser: 0,05 mg/l.

Chrom(VI)-Verbindungen sind als krebserzeugend Kategorie 1 (EG) eingestuft.

Klinik: Chrom und seine Verbindungen führen zu **Verätzungen** an der Haut mit tief gehenden Hautulzera, Magen-Darm-Ulzera und schmerzloser Perforation der Nasenscheidewand. Bei chronischer Vergiftung (z.B. bei Maurern) kommt es zu **allergischem Kontaktekzem**, Chromatstaublunge und Chromatlungenkrebs.

Diagnostik: Chromnachweis im Blut.

11.11.4 Nickel

Vorkommen: Nickel ist ein Schwermetall und kommt als Bestandteil oder Verunreinigung in Metallen, Batterien, Textildruckfarben, keramischen Farben und Glasuren, Pigment für Kunststoffe und Lacke sowie in Fassadenanstrichen, vernickelten Graphitfasern in Belägen oder Beschichtungen, chemischen Nachbeizen für Holz, Legierungen und Edelstahl vor.

Gesundheitsgefährdung: Nickel ist häufig Auslöser von **Kontaktallergien (Abb. 11.5)**. Neben vielen anderen können v. a. folgende Gegenstände Nickel enthalten: Schmuck und Piercings (selbst Weißgold besteht nur zu 33–75 % aus Gold), Verschlüsse an der Kleidung (Reißverschlüsse, Ösen), Besteck, Kochgeschirr, Küchengeräte, Münzen, Feuerzeuge, Rasierapparate, Schlüssel, Büroartikel, zahnärztliche und ärztliche Instrumente, Prothesen, Zahnspangen, Brillengestelle, Kosmetika, Haarfärbemittel, Farben, Zement und Kunstdünger.

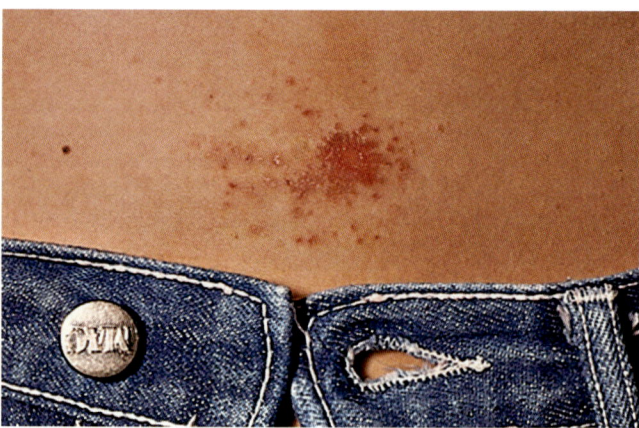

Abb. 11.5 Kontaktallergie. Allergisches Kontaktekzem bei epikutaner Sensibilisierung an typischer Prädilektionsstelle durch nickelhaltigen Jeansknopf. [aus Sterry et al., Checkliste Dermatologie, Thieme, 2014]

Nickel kann auch **Nahrungsmittelallergien** auslösen. Sehr nickelhaltig sind vor allem Kakao, Schokolade, Nougatcremes, Kaffee, Soja, Hafer, Muscheln, Hülsenfrüchte, Cashewkerne, schwarzer Tee sowie alle Getreidesorten, insbesondere Vollkornprodukte.

Nickel kann vermutlich Krebs erzeugen und ist in Kategorie 2 (EG) eingestuft.

Grenzwerte: Referenzwerte (UBA) im Morgenurin sind:
- Kinder (3–14 Jahre): 4,5 µg/l
- Erwachsene (18–69 Jahre): 3 µg/l

Grenzwert für Trink- und Mineralwasser: 0,02 mg/l.

Klinik: Nach Hautkontakt kommt es bei Nickelallergikern zu ekzemartigen Hautreaktionen wie roter Hautfärbung, Jucken, Bläschenbildung, Nässen und geschwollener Haut, einer Typ-IV-Reaktion. Nahrungsmittelallergien zeigen sich als Ekzeme an Händen, Ellenbeugen, Augenlidern, Hals, Nacken und der Innenseite der Oberschenkel.

Diagnostik: Epikutantest.

Therapie und Prävention: Expositionsstopp. Im akuten Stadium wird das Ekzem mit entzündungshemmenden kortikoidhaltigen Salben behandelt.

11.11.5 Quecksilber

Vorkommen: Das bei Raumtemperatur flüssige Schwermetall Quecksilber kommt in Form von Erzen als Zinnober weltweit vor. Metallisches Quecksilber verdampft aufgrund seines hohen Dampfdrucks leicht. In die Atmosphäre freigesetztes Quecksilber gelangt mit dem Regen in Gewässer (ca. 4000 t/Jahr), wo eine bakterielle Umwandlung in organische Quecksilberverbindungen erfolgt. Weltweit entstehen dabei in Flüssen und Meeren pro Jahr ca. 490 t Methyl-Quecksilber.

Umweltmedizinisch relevant ist die Verwendung in **Dentalamalgam** (geschätzt wegen seiner Haltbarkeit und guten Verarbeitbarkeit). Außerdem wird es als **Antiseptikum** oder Konservierungsmittel in Impfstoffen (Thiomersal) eingesetzt sowie im Instrumenten- und Apparatebau, älteren Thermo- und Barometern, Katalysatoren, Pyrotechnik, Farbpigmenten, Energiesparlampen und Pflanzenschutzmitteln. In der „Dritten Welt" wird es zur Goldextraktion benutzt.

Seit 2009 darf Quecksilber in Fieberthermometern und in anderen für Endverbraucher bestimmten Messinstrumenten nicht mehr in Verkehr gebracht werden.

Gesundheitsgefährdung: Aus der **Nahrung** wird Quecksilber v. a. über Frischwasser- und Seefische, aber auch durch Verzehr von Meeresfrüchten aufgenommen. Oral aufgenommene **anorganische Quecksilbersalze** werden resorbiert und über die Fäzes und die Niere ausgeschieden.

Amalgamfüllungen setzen in geringen Mengen elementares Quecksilber frei und sind neben Fischverzehr die Hauptquelle von Quecksilberaufnahme beim Menschen.

Von den meisten Experten werden die gesundheitlichen Risiken der sehr geringen Quecksilberexposition durch Amalgam als eher vernachlässigbar eingestuft. Es gibt aber auch gegenteilige Meinungen.

Am Arbeitsplatz am bedeutsamsten ist die Gefährdung durch **inhalative Aufnahme** von Quecksilberdämpfen (z. B. Zahnarztpraxen mit durchschnittlich 50 mg/kg und Spitzenbelastungswerten von 10 g/kg Hausstaub oder in der Chloralkaliindustrie). Die Dämpfe werden über die Lungen sehr gut resorbiert.

Grenzwerte: Zu AGW und HBM siehe **Tab. 11.17.** Weitere Werte sind:
- BGW:
  – Blut (metallisches und anorganisches Quecksilber): 25 µg/l
  – Blut (organisches Quecksilber): 100 µg/l
  – Urin (metallisches und anorganisches Quecksilber): 100 ng Hg/ml
- Referenzwerte (UBA) im Vollblut:
  – Kinder (3–14 Jahre): 0,8 µg/l
  – Erwachsene (18–69 Jahre): 2,0 µg/l
- Referenzwerte (UBA) im Morgenurin:
  – Kinder (3–14 Jahre): 0,4 µg/l
  – Erwachsene (18–69 Jahre): 1,0 µg/l
- Innenraumrichtwerte:
  – RW I: 0,000035 mg/m³
  – RW II: 0,00035 mg/m³ (als metallischer Dampf)
- Grenzwert für Trink- und Mineralwasser: 1 µg/l.

Methyl-Quecksilber-Verbindungen sind als krebserzeugend Kategorie 3B eingestuft.

Die beim Menschen gefundene durchschnittliche **tödliche Dosis** liegt bei:
- LD für Quecksilber(II)chlorid: 10–50 mg/kg KG
- LD für Methylquecksilber: 150–300 mg absolut.

Klinik: Quecksilber bindet – v. a. in Nervensystem, Niere und Leber – an SH-Gruppen, wodurch viele Enzyme blockiert werden.

Als besonders toxisch gelten **organische Verbindungen** wie **Methylquecksilber** und **Dimethylquecksilber.** Sie können aufgrund ihrer Lipophilie leichter die Blut-Hirn-Schranke passieren und verursachen daher **vorrangig zentralnervöse Symptome.** In geringem Maße erfolgt auch eine Absorption über die Haut.

Akute Vergiftungen: Erste Symptome sind Kopfschmerzen, Übelkeit, Schwindel, trockene Augen (Sicca-Symptomatik) und Entzündungen von Haut und Schleimhäuten (**Stomatitis, Gingivitis**). Weitere Symptome sind abhängig von der Quecksilberverbindung:
- **organische Quecksilbersalze:** Akute Vergiftungszeichen sind Erregung (Erethismus mercurialis), Parästhesien, Tremor (v. a. Finger und Augenlider) und Krämpfe.
- **anorganische Quecksilbersalze:** Sie verursachen **Verätzungen** in Mundhöhle, Rachen und Speiseröhre. Es folgen **Tubulusnekrosen,** die sich durch Polyurie mit Proteinurie (α_1-Mikroglobulin, N-Acetyl-β-Aminoglucosidase, β_2-Makroglobulin) äußern. Schließlich kommt es zu Oligurie bzw. Anurie. Teilweise werden auch Darmkoliken beobachtet.

- **dampfförmiges metallisches Quecksilber:** Die typischen Symptome umfassen Lungenentzündung mit Atemnot, Husten und Fieber.

Chronische Vergiftungen: Sie führen zu ulzeröser Stomatitis und einem blauvioletten Saum am Zahnfleisch. Neurologisch kommen zu den akuten Symptomen eine verwaschene Sprache und Stottern (Psellismus mercurialis), Schlaflosigkeit, Angstzustände und allgemeine Wesensveränderungen hinzu. Die chronische Quecksilbervergiftung wird auch als **Minamata-Krankheit** oder Merkurialismus bezeichnet.

> **LERNTIPP** !
>
> Das IMPP versucht Sie mit Antwortoptionen in die Irre zu führen, wenn es um die Bestimmung von Quecksilber anhand der beim Patienten beobachteten typischen Symptome geht. Dabei werden Ihnen Maßnahmen angeboten, die bei anderen Vergiftungen eine Rolle spielen. Es ist daher empfehlenswert, sich die unterschiedlichen Vorgehensweisen gut einzuprägen.

Diagnostik:

Anamnese: Von anamnestischem Interesse sind insbesondere die **berufliche Exposition** sowie die Häufigkeit und Art des **Fischkonsums.** Zur Anamnese bzgl. **Amalgamfüllungen** gehören folgende Fragen:
- Wann gelegt?
- Wie viele?
- Wann entfernt?
- Nach dem Legen poliert?
- Kauverhalten (Kaugummikauen, Bruxismus)?
- Häufigkeit des Zähneputzens?

Körperliche Untersuchung: Nach der Allgemeinuntersuchung folgt zunächst eine **orientierende neurologische Untersuchung** einschließlich einer Prüfung der peripheren Sensibilität im Seitenvergleich. Eine **Mundinspektion** dient der Feststellung von Anzahl und Zustand der Amalgamfüllungen, einer Gingivitis und ggf. eines Quecksilbersaums.

Biomonitoring: Zum Nachweis **anorganischen** Quecksilbers aus **Amalgamfüllungen** eignet sich die Hg-Bestimmung im **Urin.** Die Bestimmung im 24-h-Urin oder Morgenurin ist gut standardisiert, praktikabel und Methode der Wahl.

In **Plasma** oder **Serum** könnte eine Bestimmung vorgenommen werden, es liegen jedoch keine Referenzwerte vor. Im **Haar** ist nur der Nachweis von **Methylquecksilber** möglich, da anorganisches Hg nur geringfügig in die Haarmatrix eingebaut wird.

Als Untersuchungsmaterial **nicht** geeignet sind Speichel (sog. „Kaugummitest": Auch nichtresorbierbares Hg aus Legierungspartikeln wird erfasst) und Vollblut (in Erythrozyten kommt organisches Hg in relevanten Mengen vor). Auch Provokationsmessungen mit Chelatbildnern sind wertlos.

Therapie:

Bei akuter Ingestion: Verdünnen und intestinale Resorption durch Aktivkohle und Magenspülung unterbinden.

Bei allen Intoxikationsformen: Gabe von Chelatbildnern wie BAL, DMPS (**Dimercaptopropansulfonsäure**) oder D-Penicillamin bis zum Abklingen der Symptome. Die Wirkung ist allerdings umstritten.

> **PRAXIS** Die Therapie mit Chelatbildnern sollte bei Vergiftungen mit **organischen** Quecksilberverbindungen vermieden werden, da ihre Anwendung zu einer Quecksilberanreicherung im ZNS führt.

Umgang mit Amalgamfüllungen: Liegt der im Biomonitoring gemessene Wert oberhalb des HBM-I-Wertes von 5 µg/l, muss er durch eine Wiederholungsmessung bestätigt werden. Wenn der Wert wiederholt überschritten wird und andere mögliche Quellen ausgeschlossen werden können, sollten Amalgamfüllungen ersetzt werden. Vermutet ein Patient selbst, unter der „Amalgamkrankheit" zu leiden, ist wegen der häufig unspezifischen Symptome eine umfassende Differenzialdiagnostik notwendig.

Prävention: Auf internationaler Ebene wird versucht, die Umweltbelastung durch Quecksilber und auch die Verwendung von Amalgam auf möglichst niedrigem Niveau zu halten. Durch Kariesprophylaxe (Zahnpflege, ausgewogene Ernährung, Zahnarztkontrollen) kann das Legen von Füllungen vermieden werden. Bei Sanierungsmaßnahmen am Milchgebiss ist die Verwendung von **Alternativfüllungen** mit zeitlich begrenzter Haltbarkeit (Kompomeren oder Glas-Ionomeren) möglich. Wegen der beim Legen und Entfernen von Amalgamfüllungen entstehenden Expositionsspitzen sollte während der Schwangerschaft und in der Stillperiode auf Gebisssanierungen möglichst verzichtet werden. Bei lichenoider Reaktion oder festgestellter Typ-IV-Allergie müssen bestehende Amalgamfüllungen entfernt werden. Die Verwendung von geeigneten Instrumenten und Absaugern sowie vorschriftsmäßiges Reinigen und Entsorgen helfen ebenfalls, die Hg-Exposition so niedrig wie möglich zu halten.

11.11.6 Cadmium

Vorkommen und Gesundheitsgefährdung: Cadmium (Cd) ist ein weißes, formbares Metall, das in Zink- und Bleierzen als Sulfid und Karbonat vorkommt. Cadmium wird als Zusatz von Legierungen, beim galvanischen Metallisieren und in der Akkumulatorenfabrikation (Ni-Cd-Akkus) verwendet. Außerdem eignet sich Cd für die Herstellung von Kontrollstäben in Atomreaktoren. Bei nicht beruflich exponierten Personen wird Cadmium, wie auch die meisten anderen Metalle, überwiegend über die Nahrung (z.B. Pilze, Muscheln, Leber) oder über Zigarettenrauch aufgenommen.

Grenzwerte: Zu den HBM-Werten s. **Tab. 11.17.** Weitere Werte sind:
- Referenzwerte (UBA) für Vollblut:
  - Kinder (3–14 Jahre): 0,3 µg/l
  - Erwachsene (18–69 Jahre): 1,0 µg/l
- Referenzwerte (UBA) für Morgenurin:
  - Kinder (3–14 Jahre): 0,2 µg/l
  - Erwachsene (18–69 Jahre): 0,8 µg/l
- TWI (tolerable weekly intake): 2,5 µg/kg KG
- Grenzwert für Trink- und Mineralwasser: 0,005 mg/l.

Cadmium ist als krebserzeugend Kategorie 2 (EG) eingestuft.

Klinik: Symptome der **akuten** Cadmiumvergiftung sind Kopfschmerzen, Schwindel, Übelkeit, Gastroenterokolitis und Durstgefühl. Tracheitis, Bronchitis, Bronchopneumonie und Lungenödem können zum Tod führen.

Bei **chronischer** Vergiftung kommt es zu **Schädigung von Niere** und Leberparenchym, Atrophie und Ulzeration der Nasenschleimhaut, Anosmie, chronischem Lungenemphysem, Gelbfärbung der Zahnhälse und Osteomalazie mit Knochenschmerzen

und Spontanfrakturen. Das Risiko, an einem Lungen- oder Nierenzellkarzinom zu erkranken, ist erhöht.

Diagnostik: Nachweis von Cd in Blut, Urin und Stuhl. Das Vorliegen einer tubulären Nierenschädigung kann über den Nachweis von α_1- und β_2-Mikroglobulin im Urin erfolgen.

> **LERNTIPP** !
>
> In einigen Prüfungsfragen werden Patienten mit Husten, Schwäche, Abgeschlagenheit und Blässe beschrieben. In Kombination mit der Arbeit in einer Akkumulatorenfabrik oder in der Galvanoindustrie ist von einer Cadmium-Vergiftung auszugehen. Der Nachweis erfolgt durch Urinuntersuchung.

Therapie: Die akute Erkrankung klingt nach 1–2 Wochen ab. Die Abheilung chronischer Verläufe ist langwierig, da Cadmium nur sehr langsam aus dem Körper ausgeschieden wird.

Prävention: Seit Dezember 2011 ist Cadmium in Schmuck, Legierungen zum Löten und in PVC in der EU verboten.

11.11.7 Mangan

Vorkommen und Gesundheitsgefährdung: Mangan ist ein sprödes Metall und kommt in der Natur hauptsächlich als MnO_2 vor. Mangan und seine Verbindungen werden zur Herstellung von Legierungen, in der Eisen-, Glas-, Keramik- und Farbindustrie verwendet. Es kommt in Batterien vor, als Düngemittel (Mangansulfat), Desinfektionsmittel (Kaliumpermanganat) oder als Oxidationsmittel in Katalysatoren sowie in Schweißrauch im Lichtbogenschweißverfahren mit manganhaltigen Zusätzen.

Mangan wird über die Lunge aufgenommen und i.d.R. bei der Gewinnung und Verarbeitung als Rauch oder Staub eingeatmet.

Grenzwerte: Zum AGW siehe **Tab. 11.17.** Weitere Werte sind:
- BGW: Blut 20 µg/l
- Referenzwerte:
  - Blut: 7,1–10,5 µg/l
  - Urin: < 1,9 µg/l
- Grenzwert für Trink- und Mineralwasser: 0,05 mg/l.

Die letale Dosis liegt bei 5 g peroral.

Klinik: Mangan und seine Verbindungen verursachen eine Reizung der Atemwege bis zur Manganpneumonie, neurologische Ausfälle im Sinne eines **Parkinson-Syndroms** und Leberparenchymschäden.

Diagnostik: Bei chronischer Manganvergiftung ist im Urin eine Mangankonzentration von 10–260 µg/l feststellbar. Der Mangangehalt kann auch in Haaren und Blut bestimmt werden.

> **LERNTIPP** !
>
> Eine Prüfungsfrage zu Mangan könnte so aussehen: Ein Hochofenarbeiter äußert seinem Hausarzt gegenüber, er fühle sich von Kopf bis Fuß steif, außerdem sei er häufig müde. Seine Frau, die ihn begleitet ergänzt sehr besorgt, ihr Mann sei oft depressiv und leicht erregbar, was sich erst vor einiger Zeit entwickelt habe. Sie kenne ihren Mann so nicht. Zusätzlich finde sie es etwas irritierend, dass er solch einen regungslosen Gesichtsausdruck habe und ein trippelndes Gangbild aufweise. Sie müsse auch hin und wieder für ihn unterschreiben, da seine Hand so zittrig sei und das Schriftbild immer kleiner werde.

11.11.8 Thallium

Vorkommen und Gesundheitsgefährdung: Das Schwermetall Thallium ist ein farb- und geruchloses weißes Pulver, meist mit violetter Warnfarbe. Thallium und seine Verbindungen finden sich in Rattengift und bei der Herstellung von Halbleitern und Spezialglas. Braunkohle kann bis zu 2 mg Tl/kg enthalten, die bei der Verbrennung freigesetzt werden. Bei der Zementherstellung kann ebenfalls Thallium freigesetzt und in der Umgebung abgelagert werden.

Grenzwerte: Zum AGW siehe **Tab. 11.17**. Weitere Werte sind:
- Referenzwerte (UBA) im Morgenurin:
  - Kinder (3–14 Jahre): 0,6 µg/l
  - Erwachsene (18–69 Jahre): 0,5 µg/l
- Empfehlungswert für Trink- und Mineralwasser: 0,005 mg/l
Die letale Thallium-Dosis liegt für den Menschen bei etwa 10 mg/kg KG.

Klinik: Thallium wirkt als Epithel- und Nervengift und reichert sich in **Haut, Haaren**, **Nägeln** und **Niere** an. Die **akute Vergiftung** beginnt zunächst mit unspezifischen Initialsymptomen. Mit einer Latenz von ca. 2 Tagen folgen eine ausgeprägte Gastroenteritis mit spastischer Obstipation, die typische **Polyneuropathie** mit Hyperästhesie und Neuritis nervi optici sowie Tremor und psychische Störungen. Nach 2–3 Wochen ist der Höhepunkt des Vergiftungsbildes erreicht. Zeichen der **chronischen Thalliumvergiftung** sind **Haarausfall** und eine weiße Querstreifung der Nägel (**Mees-Nagelbänder**) (s. Abb. 4.2).

LERNTIPP !

Denken Sie daran, dass Mees-Nagelbänder sowohl charakteristisch für eine Thallium- als auch für eine Arsenvergiftung sind! Eine Hyperpigmentierung (Melanose) hingegen tritt nur bei einer Arsenvergiftung auf. Außerdem können Thallium und Arsen am Geruch unterschieden werden.

Therapie: Als Antidot steht Berliner Blau (**Eisen-III-hexacyanoferrat**) zur Verfügung.

Thalliumsulfat wurde lange Zeit als Rattengift eingesetzt. Heute ist die Möglichkeit einer akzidentellen Intoxikation jedoch äußerst gering, da es als Schädlingsbekämpfungsmittel kaum mehr Verwendung findet.

11.11.9 Vanadium

Vorkommen und Gesundheitsgefährdung: Vanadium ist ein graues, bläulich schimmerndes, weiches Übergangsmetall. Es kommt hauptsächlich vor bei der Erzverhüttung, im Erdöl, in Legierungen und in Katalysatoren. Gefahr besteht bei der Aufarbeitung von Schlacken und bei Reinigungsarbeiten sowie bei der Müllverbrennung (z. B. an mit Erdöl betriebenen Boilern). Vanadium wirkt im Allgemeinen nur in **Staubform** toxisch, orale Aufnahme führt aufgrund der geringen Resorption im Darm nicht zu Vergiftungserscheinungen. Daher ist nur das V_2O_5 von umweltmedizinischer Bedeutung.

Grenzwerte: Zum AGW siehe **Tab. 11.17**. Weitere Werte sind:
- BGW: Urin 70 µg/g Kreatinin
- Referenzwerte:
  - Blut: < 0,8 µg/l
  - Urin: < 1,0 µg/l.

Klinik: Vanadium inhibiert die ATPase. **Akute** Vanadiumintoxikationen führen zu Reizerscheinungen an Haut und Schleimhäuten sowie grünlich-schwärzlicher Verfärbung der Zunge. Nach Wegfall der Exposition klingen diese akuten Erscheinungen innerhalb von Tagen oder Wochen wieder ab. Eine **chronische** Intoxikation ist durch chronische Bronchitiden, Bronchopneumonien und asthmaähnliche Zustände charakterisiert.

Diagnostik: Arbeitsanamnese.

11.11.10 Beryllium

Vorkommen und Gesundheitsgefährdung: Beryllium ist ein stahlgraues Leichtmetall und kommt in der Natur u. a. als Smaragd vor. Beryllium findet Verwendung bei der Herstellung von Aluminium-Schweißpulver, von Spezialporzellan, Transistoren, Glühkörpern und Leuchtstoffröhren. Auch in Kernreaktoren und in der Raketentechnik wird es eingesetzt. Gefahr besteht bei der Verarbeitung (Mahlen, Verpacken) und auch an Arbeitsplätzen, an denen Beryllium in Dampfform vorkommt.

Klinik: Die akute Berylliumintoxikation ist durch Pharyngitis, Tracheobronchitis und Berylliumpneumonie gekennzeichnet. Eine chronische Intoxikation führt zu einer granulomatösen interstitiellen **Lungenfibrose** (Berylliose).

Grenzwerte: Siehe **Tab. 11.17**.

Diagnostik: Hautkolorit, Röntgen-Thorax, Beryllium-Hauttest.

11.11.11 Arsen

Vorkommen und Gesundheitsgefährdung: Elementares Arsen ist ein geruch- und geschmackloses weißes Pulver. Es wird in der Farb-, Computer- und Glasindustrie verwendet. Früher wurde es als Schädlingsbekämpfungsmittel im Weinbau eingesetzt. Arsen selbst ist nicht giftig. Toxisch sind jedoch 3- und 5-wertige Arsenverbindungen. Arsen und seine Verbindungen werden in Haut, Leber und Haaren gespeichert. Ebenfalls giftig ist die Verbindung Arsenwasserstoff (AsH_3: knoblauchartig riechendes Gas).

DEFINITION Arsenwasserstoff wird auch als Monoarsen, Arsin oder Arsenhydrid bezeichnet.

Grenzwerte: Zu TRK und BLW siehe **Tab. 11.17**. Weitere Werte sind:
- AGW (Arsenwasserstoff): 16 µg/m³
- Referenzwerte im Morgenurin:
  - < 15 µg/l As
  - < 1,2 µg/l As (III)
  - < 1,2 µg/l As (V)
- Grenzwert für Trink- und Mineralwasser: 10 µg/l.
Nach EG sind bestimmte As(III)- und As(V)-Verbindungen krebserzeugend Kategorie 1.

Klinik: Die **akute Intoxikation** ist, nach einer Latenz von ca. 30 min, durch eine erhöhte Kapillarpermeabilität, Ödeme, Tachykardie, Hypotonie, Atemnot, Kopf- und Bauchschmerzen und eine massive Gastroenteritis gekennzeichnet. Der Tod tritt innerhalb von 24 h ein.

Bei **chronischer Vergiftung** kommt es zu **Hyperpigmentierungen** und **Hyperkeratosen** der Haut, multiplem Basaliom, Schleimhautentzündungen und einer **kanzerogenen Wirkung** an

Lunge und Leber mit einer Latenz von 15–20 Jahren. Charakteristisch sind weiterhin eine Polyneuropathie, diffuser Haarausfall sowie eine weiße Querstreifung der Nägel (**Mees-Nagelbänder**) (s. **Abb. 4.2**).

Therapie: Als Antidot steht DMPS zur Verfügung.

11.11.12 Weitere Metalle und Halbmetalle

Eisen: Eisenvergiftungen sind relativ selten. Anfangs kommt es zu einer **hämorrhagischen Gastroenteritis** und Schocksymptomatik. Auf ein symptomarmes Intervall folgt in schweren Fällen nach 12–48 h ein erneuter Schockzustand mit metabolischer Azidose, toxischem Leber- und Nierenversagen sowie Krämpfen, Bewusstseinsstörungen und Koma.

Die Therapie erfolgt symptomatisch. Als Antidot steht der Komplexbildner **Desferoxamin** i. v. zur Verfügung.

Gold: Gold zählt zu den Immunsuppressiva, sein Wirkmechanismus ist jedoch nicht geklärt. Studien deuten aber darauf hin, das Goldverbindungen wie Auranofin und Aurothioglucose wahrscheinlich das Anheften der Leukozyten an die Gefäßwand verhindern.

Aluminium: Aluminium ist Bestandteil des Antazidums Aluminiumhydroxid. Die Verbindungen aus mehrwertigen Metallionen binden die Magensäure und neutralisieren sie. Bikarbonat-, Schleimsekretion und Prostaglandinsynthese werden stimuliert.

Wismut: Eine Intoxikation mit Wismut kann zu einer Enzephalopathie mit Gangstörungen, Verwirrtheitszuständen und Krämpfen führen.

> **PRÜFUNGSHIGHLIGHTS** ✘
>
> Nachweis, Diagnostik und Symptome einer Vergiftung mit:
> – !!! Blei
> – !! Quecksilber
> – !! Cadmium
> – ! Tabakrauch ist eine wichtige Quelle einer außerberuflichen Cadmiumbelastung.
> – !! Mangan
> – !! Thallium
> – ! Vanadium
> – ! Arsen (Arsin).

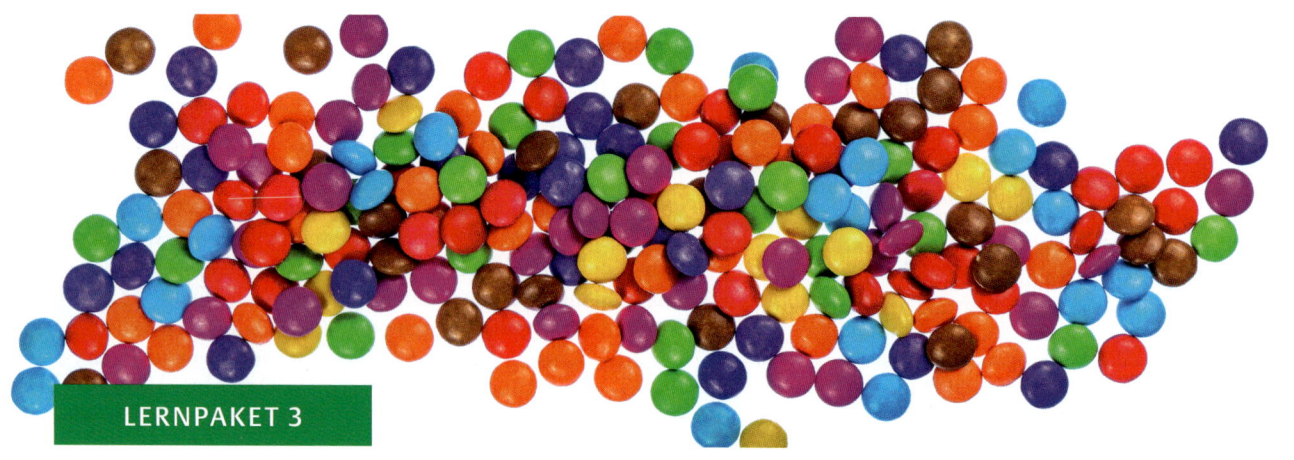

LERNPAKET 3

Foto: K. Oborny, Thieme Gruppe

11.12 Pharmazeutische Wirkstoffe und Drogen

11.12.1 Halothan

Bei Halothan (Trifluorchlorbromethan) handelt es sich um einen **halogenierten** aliphatischen **Kohlenwasserstoff**. In den 50er-Jahren erstmalig eingesetzt, ist es eines der Inhalationsnarkotika, auf die sich die moderne Anästhesie gründet. Heute wird es in Deutschland als Inhalationsanästhetikum nicht mehr verwendet, da es zu lebensbedrohlichen Leberschäden führen kann (Halothan-Hepatitis). Der MAK für Halothan liegt bei 40 mg/m³.

11.12.2 K.-o.-Tropfen

> **DEFINITION** K.-o.-Tropfen = date rape drugs; s. auch Rechtsmedizin (S. 32) sind Stoffe, die schnell zur Bewusstseinstrübung oder Willenlosigkeit führen, meist einen nur geringen Eigengeschmack besitzen und daher verdeckt (z. B. in einem Getränk) verabreicht werden können. Sie führen häufig zu einer mehrstündigen anterograden Amnesie.

Typische Wirkstoffe sind derzeit:

GHB und GBL: γ-Hydroxybutyrat (GHB) bzw. seine Vorläufersubstanz γ-Butyrolacton (GBL) stellen die „klassischen" K.-o.-Tropfen dar. GHB ist auch unter dem Begriff „**Liquid Ecstasy**" bekannt, obwohl es strukturell nicht mit MDMA, dem Ecstasy-Wirkstoff (**Tab. 11.18**), verwandt ist. Im Gegensatz zu GHB ist GBL als Lösemittel für Lacke und Farben frei verkäuflich. Es wird im Körper zu GHB, dem eigentlichen Wirkstoff, metabolisiert. In niedriger Dosierung wirkt GHB berauschend und enthemmend, hoch dosiert narkotisch. In Kombination mit Alkohol besteht auch bei niedriger Dosis die Gefahr der Atemlähmung. Die Wirkung tritt nach ca. 15 min ein und hält i. d. R. 4–6 h an. GHB ist eng verwandt mit dem Neurotransmitter GABA (physiologisches Abbauprodukt von GABA). Es ist daher auch normalerweise endogen nachweisbar und hat eine sehr kurze Eliminationszeit. Der toxikologische Nachweis gestaltet sich deshalb schwierig – die Geschädigten erwachen zudem erst Stunden nach der Einnahme. In Getränken können GHB und GBL durch Fouriertransformations-Infrarotspektroskopie (FTIR) nachgewiesen werden.

Tab. 11.18 Gängige Drogen und ihre Wirkung

	Opiate	Kokain	Cannabis	Halluzinogene	Amphetamine
Wirkstoff	Morphin	Benzoylecgonin	THC (Tetrahydrocannabinol)	LSD (Lysergsäure-diethylamid)	MDMA[1] und MDA[2]
Beispiele	Opium, Codein, Heroin, Methadon	Kokainhydrochlo-rid, Crack (Kokain-base)	Marihuana bzw. Haschisch	–	Ecstasy (MDMA), Mephedron (4-MMC) – Badesalze
Aussehen/ „Straßenform"	bräunlich graues Pulver (Heroin)	weißes, kristallines Pulver	getrocknete Pflanze bzw. bräun-lich-harziges Plättchen	Tabletten, Lösch-papier	weißes Pulver, Tabletten
Applikationsart	Schnupfen, Injek-tion	Schnupfen, Injekti-on, Inhalation	Rauchen, selten oral	oral	oral, selten Injek-tion
Nachweiszeitraum (auch für Metaboli-ten)	▪ Blut: < 24 h ▪ Urin: < 3 d ▪ im Haar: Monate	▪ Blut: < 24 h ▪ Urin: < 8 d ▪ im Haar: Monate	▪ Blut: 4–8 h ▪ Urin: Wochen ▪ im Haar: Monate	▪ Blut: sehr kurz ▪ Urin: < 5 d ▪ im Haar: Monate	▪ Blut: < 24 h ▪ Urin: < 2 d ▪ im Haar: Monate
gewünschte Wirkung	Euphoriegefühl, psychische und physische Schmerzfreiheit, Vermeidung des Entzugssyndroms	intellektuelle Eu-phorie, verstärktes Selbstwert-, Omni-potenzgefühl, An-triebssteigerung	sedative Wirkung mit veränder-tem optischem und akustischem Erleben, Realitätsfilter.[3]	Veränderungen von Raum-, Zeit- und Körperwahrneh-mung	Antriebssteigerung, geänderte Stim-mung und Gefühls-erleben (MDMA)
toxische Risiken bei Überdosierung	Bewusstseinsver-lust, Atemläh-mung, Tod	Krampfanfälle, Atemlähmung, Herzstillstand, Tod	akute Psychosen, nicht direkt lebensbedrohlich	indirekte Risiken durch Situationsver-kennung, Horrortrip	Hyperthermie, Krampfanfälle, Tod
Befunde beim Lebenden	enge Pupillen, hei-sere Stimme, Atemdepression	relativ weite Pupil-len, Puls- und RR-Erhöhung	gerötete Augen, Mydriasis, Licht-scheu	weite Pupillen, Spei-chel- und Tränenfluss	evtl. Körperzittern
Abhängigkeits-potenzial	hoch, rasche psy-chische und physi-sche Abhängigkeit	hoch, sehr rasche psychische Abhän-gigkeit und Abs-tinenz-Syndrome	mittelgradig, psychische Abhän-gigkeit	mittelgradig, psy-chische Abhängig-keit	hoch, psychische Abhängigkeit
Toleranz-entwicklung	ja	ja	gering	gering/keine	ja

nach Zimmer, Prüfungsvorbereitung Rechtsmedizin. Thieme 2009

[1] 3,4-Methylendioxymethamphetamin, [2] 3,4-Methylendioxyamphetamin

[3] Neuerdings kann Cannabis bei bestimmten Indikationen von Ärzten verordnet werden, wenn alle anderen Behandlungswege ausgeschöpft sind (z. B. zur Behandlung von Spastiken bei MS-Patienten oder bei chronischen bzw. neuropathischen Schmerzen).

LERNPAKET 3

LERNTIPP   !

Eine Frage zu K.-o.-Tropfen könnte so aussehen: Eine 18-Jährige wacht schlagartig um 8 Uhr in der Wohnung eines ihr nahezu un-bekannten Mannes auf, den sie auf der Party von letzter Nacht kennengelernt hat. Er spendierte ihr alkoholische Mixgetränke, sie unterhielten sich. Was nach dem dritten Glas, das sie gegen zwei Uhr trank geschah, weiß sie nicht mehr. Sie hat Kopfschmer-zen, ihr ist übel und schwindelig. Die Strumpfhose, die sie anhatte, fehlt und auch ihr BH sitzt falsch. An den Oberarmen entdeckt sie zudem blaue Flecken und angetrocknetes Sekret an ihren Innen-schenkeln. Sie vermutet mit K.-o.-Tropfen ruhiggestellt und ver-gewaltigt worden zu sein, und begibt sich in ein Krankenhaus. Der toxikologisch-analytische Nachweis der GHB-Zufuhr gestaltet sich aber schwierig.

Kurzzeit-Benzodiazepine: Ebenfalls als K.-o.-Tropfen eingesetzt wird das Benzodiazepin **Flunitrazepam** mit einer Halbwertszeit von 10–30 h. In der Party- und Drogenszene sind Zubereitungen mit diesem Wirkstoff meist unter der Bezeichnung „**Flunis**" oder wegen des Handelsnamens Rohypnol als „**Rohpies**" oder „**Roo-**

fies" im Umlauf. Um dem Missbrauch als K.-o.-Tropfen vorzubeu-gen, sind die Flunitrazepam-Tabletten heute meist mit einem blauen Farbstoff kombiniert, sodass es zu einer Verfärbung des Getränkes kommt.

Ketamin: Das eigentlich – hauptsächlich in der Veterinärmedizin – als i. v.-Kurzzeitnarkotikum verwendete Ketamin wird in der Notfallmedizin auch als Schmerzmittel eingesetzt. In der Party- und Drogenszene wird es als „**Special K**" gehandelt und im Fall von K.-o.-Tropfen oral aufgenommen. Die Wirkung tritt nach ca. 20 min ein und hält je nach Dosierung 30 min bis 3 h an. In nied-riger Dosis hat Ketamin eine anregende Wirkung, in hoher Do-sierung führt es zu einem wachtraumartigen Zustand.

11.12.3 Drogen

Die Wirkstoffe und Wirkungen **gängiger „Straßendrogen"** sind in Tab. 11.18 zusammengefasst. Zu den Obduktionsbefunden s. Rechtsmedizin (S. 33) und zu Drogen im Straßenverkehr Rechtsmedizin (S. 37). Zu Pilzgiften (S. 98).

Zu den neuen, bisher wenig erforschten Drogen gehören die sogenannten **Legal Highs** oder **Designerdrogen**, die in Form scheinbar harmloser Kräutermischungen, Lufterfrischer oder Badesalze im Internet erworben und als Rauschmittel in Umlauf gebracht werden. Die darin enthaltenen unbekannten Betäubungsmittel sind schwer dosierbar, was sie besonders gefährlich macht und bei den Konsumenten zu lebensbedrohlichen Intoxikationen mit Kreislaufversagen, Ohnmacht, Wahnvorstellungen oder Nierenversagen führt. Die Struktur der Betäubungsmittel ist entweder neu oder ähnelt der anderer, bereits bekannter Stoffe, die allerdings chemisch so abgewandelt sind, dass sie nicht unter das Betäubungsmittelgesetz fallen. Seit 2009 bzw. 2010 unterliegen „Spice" und andere synthetische Cannabinoide dem BtMG und sind damit nicht mehr legal. (Quelle: Drogen- und Suchtbericht der Bundesregierung, 2011)

11.13 Pflanzliche und tierische Giftstoffe

11.13.1 Pflanzengifte (Alkaloide)

Atropin und Scopolamin: Sie kommen in Nachtschattengewächsen vor, u. a. in Engelstrompete, Tollkirsche und Stechapfel. Da in den Pflanzen beide Alkaloide enthalten sind, kommt es meist zu Mischintoxikationen. Atropin wirkt halluzinogen. Scopolamin ist lipophiler als Atropin und daher besser ZNS-gängig. Es wirkt dämpfend mit euphorisierender Komponente und führt in höherer Dosierung zu Verwirrung und Gedächtnisverlust.

Die Blüten der Engelstrompete werden gelegentlich absichtlich konsumiert, um einen LSD-ähnlichen Rausch hervorzurufen. In der Medizin finden Atropin und Scopolamin Verwendung als Parasympatholytika. Diese tertiären Amine wirken als kompetitive Antagonisten an muskarinergen Cholinozeptoren und werden z. B. bei bradykarder Herzrhythmusstörung eingesetzt. Die Diagnose kann über Anamnese und die typischen parasympatholytischen Effekte gestellt werden, als Antidot wirkt Physostigmin.

Strychnin: Das Alkaloid der Brechnusssamen und der Ignatiusbohne wurde früher als Kräftigungs- oder Stärkungsmittel verwendet. Bei Strychnin handelt es sich um einen kompetitiven Glycin-Antagonisten, dessen Wirkung etwa 5 min nach oraler Aufnahme eintritt. Es kommt zu Nackensteifigkeit mit generalisierten Krampfanfällen (gesteigerter Extensorentonus) schon bei geringsten Reizen. Wegen zerebraler Hypoxie und Spasmen der Atemmuskulatur kommt es zu Bewusstlosigkeit. Es folgen Rhabdomyolyse und Laktatazidose mit akutem Nierenversagen. Wenn der Patient die ersten 5 h überlebt, ist die Prognose günstig. Vor Auftreten der ersten Krämpfe kann eine Bindung des Toxins durch die Gabe von Aktivkohle versucht werden. Die Therapie erfolgt symptomatisch.

Nikotin: Hierbei handelt es sich um das Alkaloid der Tabakpflanze. Der N_N-Cholinozeptor-Agonist wirkt in autonomen Ganglien, im ZNS und im Nebennierenmark. Am Herz-Kreislauf-System bewirkt Nikotin eine Vasokonstriktion und Herzfrequenzzunahme. Die Reinsubstanz wird sowohl über die Haut als auch über die Schleimhaut resorbiert, ist aber in Deutschland nur selten verfügbar. Die meisten Intoxikationen mit Nikotin erfolgen über die orale Aufnahme von Tabak, Zigarettenkippen, Nikotinkaugummis etc. Insbesondere Kinder sind gefährdet. Die letale Dosis wird bei oraler Aufnahme ab 50 mg erreicht (ca. 5 Zigaretten), bei Kindern ist sie geringer. Die Symptome einer leichten Vergiftung (Erbrechen, Unruhe, Hypersalivation und Tachykardie) klingen innerhalb weniger Stunden von selbst ab. Nach Aufnahme größerer Mengen besteht die Gefahr von Hypotonie, Krampfanfällen, Koma und Atemdepression. Eine Therapie (Gabe von Aktivkohle und symptomorientierte Medikation) ist nur in wenigen Fällen angezeigt. Zur Gefährdung durch Zigarettenrauch (S. 76).

11.13.2 Pilzgifte

Halluzinogene: Pilze gehören zu den ältesten den Menschen bekannten halluzinogenen Drogen. Häufig konsumiert wird der Fliegenpilz. Bei falscher Zubereitung führt er zu starken Vergiftungserscheinungen; richtig zubereitet und dosiert, darf er durchaus als halluzinogene Droge gelten. Typische Wirkungen sind:

- **Muscimol** (Fliegenpilz, Pantherpilz): Nach ca. 2 h kommt es zu Sekretionssteigerung, Ataxie, Psychosen, dann Erregungszustand mit Halluzinationen, Kreislaufversagen.
- **Muscarin** (Risspilz, Fliegenpilz): Wirkt über Dauererregung der parasympathischen Zielorgane, nach 1–2 h Sekretionssteigerung, dann Gastroenteritis, Sehstörungen, Bradykardie, Bronchospasmus mit Atemnot. Der Verzehr von ca. 50 g dieser Pilze ist tödlich.
- **Psilocybin** (Spitzkegeliger Kahlkopf, **Abb. 11.6**): kann toxische Psychosen ähnlich wie bei LSD auslösen.
- **Mutterkornalkaloide** (Claviceps purpurea): Symptome einer Intoxikation sind Halluzinationen, Darmkrämpfe, Durchblutungsstörungen, die bis zum Absterben der Finger führen können.

Amatoxine: Sie sind Inhaltsstoff der in Deutschland mit Abstand giftigsten Pilze, der **Knollenblätterpilze** (Amanita phalloides). Diese enthalten neben den Amatoxinen noch die weniger giftigen Phallotoxine. Die Substanzen sind **hitzestabil** und werden deswegen beim Kochen nicht zerstört.

Gesundheitsgefährdung: Amatoxine inhibieren die DNA-abhängige RNA-Polymerase und blockieren so die RNA-Synthese. Die Folge ist eine Inhibierung der **Proteinsynthese**, v. a. in Leber und Niere.

Klinik: Die ersten Symptome treten oft erst nach 12–24 h auf und äußern sich mit Erbrechen, Diarrhö, Bauchkrämpfen und Schocksymptomatik. Wenn es nicht gleich zum Tod kommt, folgt ein beschwerdefreies Intervall, auf das nach 4–7 Tagen die hepatorenale Phase mit Leberschwellung, Ikterus, Leberzellnekrose, Hämorrhagien, ZNS-Störungen und renalen Tubulusnekrosen folgt. Der Tod tritt durch Urämie oder Leberausfallkoma (Phalloides-Syndrom) ein.

Therapie: Sie muss frühzeitig beginnen. Zur Verhinderung der Giftresorption sollten eine Magenspülung und die Gabe von Aktivkohle erfolgen. Das aus den Früchten der Mariendistel gewonnene Flavonoid **Silibinin** kann die Aufnahme der Amatoxine in die Leber hemmen. Ansonsten ist nur eine **symptomatische Therapie** möglich. Knollenblätterpilzvergiftungen verlaufen meist tödlich. Eine Lebertransplantation kann eine Rettung sein.

Es gibt noch zwei weitere Pilzspezies, die zwar keine Knollenblätterpilze sind, aber dennoch Amatoxine in giftigen Mengen beinhalten: den Nadelholz- oder Gifthäubling (Galerina marginata) und den fleischrosa Schirmling (Lepiota subincarnata).

11.13.3 Tierische Gifte

Hautflüglergifte: Die Gifte von Wespen, Hornissen, Ameisen, Bienen oder Hummeln enthalten je nach Art biogene Amine (Histamin, Serotonin), Polypeptide (Melittin, Apamin) und Enzyme (Hyaluronidase, Phospholipase). Die Toxizität eines Stiches ist für den Erwachsenen gering. Bei einer Allergie kann allerdings auch ein einzelner Stich zu allergischen Reaktionen bis hin zum anaphylaktischen Schock führen.

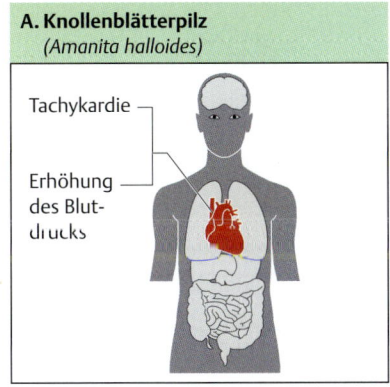

A. Knollenblätterpilz
(Amanita halloides)

Tachykardie

Erhöhung
des Blut-
drucks

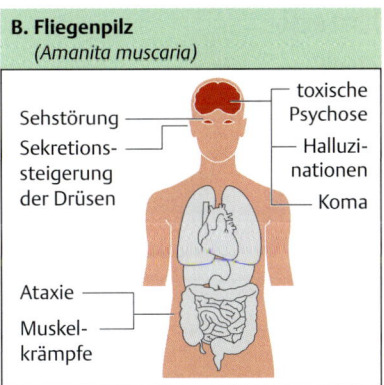

B. Fliegenpilz
(Amanita muscaria)

Sehstörung

Sekretions-
steigerung
der Drüsen

toxische
Psychose

Halluzi-
nationen

Koma

Ataxie

Muskel-
krämpfe

Abb. 11.6 Halluzinogene Pilze. Toxizität von Knollenblätterpilz (a), Fliegenpilz (b), Risspilz (c) und spitzkeg-
ligem Kahlkopf (d).

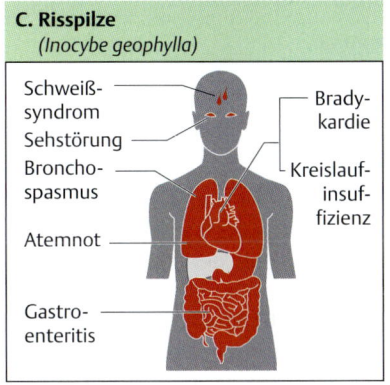

C. Risspilze
(Inocybe geophylla)

Schweiß-
syndrom
Sehstörung
Broncho-
spasmus

Atemnot

Gastro-
enteritis

Brady-
kardie

Kreislauf-
insuf-
fizienz

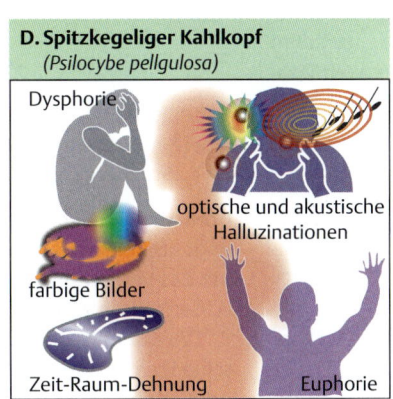

D. Spitzkegeliger Kahlkopf
(Psilocybe pellgulosa)

Dysphorie

optische und akustische
Halluzinationen

farbige Bilder

Zeit-Raum-Dehnung

Euphorie

Schlangengifte: In Deutschland kommen ernsthafte Vergiftungen durch die Bisse freilebender Schlangen kaum vor. Einzige giftige Art ist die **Kreuzotter** (Vipera berus), nach deren Biss mit
Ödem, Lymphangitis und Hämatomen zunächst lokale Symptо-
me im Vordergrund stehen. Später können sich Kopfschmerzen,
Schwindel, Übelkeit und Tachykardie bis hin zum Kreislaufkol-
laps entwickeln. Pro Biss wird nur eine geringe Toxinmenge freigesetzt.

Die Symptomatik bei einem Schlangenbiss generell ist abhängig von der Giftzusammensetzung (Neuro-, Kardio-, Hämotoxine
sowie verschiedene Enzyme). Bei bedrohlicher Vergiftung ist innerhalb der ersten Stunde eine Symptomatik zu erwarten. Zu
den Symptomen gehören Lähmungen, Schmerzen, Schwellung,
Nekrose, Schock. Die Therapie erfolgt v. a. symptomatisch. Es
kann versucht werden, die Giftresorption zu vermindern (Immo-
bilisation und Schienung der gebissenen Extremität). Wenn möglich sollte die Schlangenart bestimmt werden. Für einige Schlangengifte stehen Antiseren zur Verfügung.

11.14 Säuren und Laugen

Gesundheitsgefährdung: Verätzungen durch Säuren und Laugen
führen zu lokalen Schädigungen in Mund, Rachen, Speiseröhre
und Magen. Dabei führen Säuren zu einer **Koagulationsnekrose**.
Durch Proteindenaturierung wandelt sich das abgestorbene Gewebe in eine gelblich trockene Masse um. Die Gewebestruktur
bleibt weitestgehend erhalten. Laugen führen zu einer **Kolliquationsnekrose**, die sich durch das Anschwellen der Zellen zu Beginn
und im weiteren Verlauf durch rasches Auflösen auszeichnet. Das
nekrotische Gewebe nimmt eine matschig-schmierige Konsistenz
an, im Verlauf verflüssigt sich die Nekrose, Gewebedefekte entwickeln sich.

Klinik: Akute Symptome nach oraler Aufnahme sind u. a. starke
Schmerzen und Erbrechen. Je nach Schwere der lokalen Ver-
ätzung kann es zu Infektionen und Strikturen kommen. Die Schäden durch Laugen sind meist schwerwiegender als die durch
Säuren.

Nach der Resorption von **Säuren** bleibt aufgrund der Puffer-
systeme der Blut-pH bei verstärkter Atmung zunächst konstant
(kompensierte Azidose), erst bei Erschöpfung des Bikarbonatpuf-
fers kommt es zu einer Azidose (Kußmaul-Atmung, Blutdruckabfall).

Therapie: Bei lokaler Schädigung erfolgt eine symptomatische
Therapie. **Hautverätzungen** sollten primär mit reichlich Wasser
gespült werden. Neutralisationsversuche werden mittlerweile
kontrovers diskutiert (bei Säureverätzungen kommen Natrium-
hydroxid- oder Natriumhydrogencarbonatlösung, bei Laugenver-
ätzungen verdünnte Essigsäure oder Ammoniumchloridlösung
infrage). Kontaminierte Kleidung muss entfernt werden! Bei **oraler** Säureaufnahme wird eine Neutralisation mit Magnesiumoxid
p. o. und Alkali i. v. versucht. Bei Laugen steht therapeutisch die
vermehrte Zufuhr von Wasser im Vordergrund.

> **PRAXIS** Das Auslösen von Erbrechen und eine Magenspülung sind
> **kontraindiziert**.

11.15 Weitere arbeits- und umweltmedizinisch relevante Verbindungen

11.15.1 Dioxin

> **DEFINITION** Dioxin ist eine Sammelbezeichnung für chemisch ähnlich aufgebaute chlorhaltige Dioxine und Furane.

Insgesamt besteht die Gruppe der Dioxine aus 75 polychlorierten Dibenzo-para-Dioxinen (PCDD) und 135 polychlorierten Dibenzofuranen (PCDF). Dioxine liegen immer als Gemische von Einzelverbindungen (Kongenere) mit unterschiedlicher Zusammensetzung vor. Das toxischste Dioxin ist das **2,3,7,8-Tetrachlor-Dibenzo-p-Dioxin** (2,3,7,8-TCDD; Abb. 11.7), das auch – nachdem es bei dem Chemieunfall in Seveso im Juli 1976 die Umwelt kontaminierte – als „**Seveso-Gift**" bezeichnet wird.

Seveso-Unglück: Im Jahr 1976 kam es in einer italienischen Chemiefabrik in Medna (Nachbargemeinde von Seveso) zu einer Explosion, bei der das giftige Dioxin TCDD freigesetzt wurde. Bis heute sind keine genauen Todeszahlen bekannt, aber es wurde bei der dortigen Bevölkerung ein statistisch signifikanter Anstieg mehrerer Krebsarten beobachtet.
Ende 2010 kam Dioxin erneut in die Schlagzeilen: In Niedersachsen wurde dioxinbelastetes Hühnerfutter in den Verkehr gebracht, bei dessen Herstellung mit Dioxin verunreinigte Fette verwendet wurden. Diese waren Nebenprodukte einer Biodieselraffinerie und eigentlich nicht für die Verwendung in Futtermitteln vorgesehen. In einigen Eiern der betroffenen Betriebe lagen die Dioxinwerte um mehr als das Doppelte über den EU-Grenzwerten. Zum Zeitpunkt der Bekanntwerdung waren bereits Eier in den Handel gelangt und verzehrt worden.

Vorkommen und Gesundheitsgefährdung: Dioxine entstehen bei allen **Verbrennungsprozessen** in Anwesenheit von Chlor und organischem Kohlenstoff bei höheren Temperaturen. Für den Eintrag in die Luft waren früher Metallgewinnung und Abfallverbrennungsanlagen die wichtigsten Quellen. Heute sind thermische Prozesse der Metallgewinnung und -verarbeitung (Asche, Schlacke, Klärschlamm) und Kleinquellen in den Vordergrund der Dioxinemissionen getreten.

Obwohl Dioxine nie im industriellen Maßstab produziert wurden, sind sie in der Umwelt verbreitet und haben sich im Boden angereichert. Dorthin gelangt das Dioxin hauptsächlich über die Luft, aber auch über die Bewirtschaftung, z. B. über die Düngung mit Klärschlamm oder anderen Sekundärrohstoffdüngern. Eine wichtige Quelle für lokale Dioxinkonzentrationen kann auch das unkontrollierte Verbrennen von lackiertem oder behandeltem Holz oder anderen Abfällen sein.

Der Mensch nimmt 90–95 % der Dioxine über die **Nahrung** auf. Nahezu ⅔ dieser Aufnahme erfolgt über den Verzehr von Fleisch und Milchprodukten. Auch Fische sind – je nach Fettgehalt – vergleichsweise hoch mit Dioxinen belastet. Tiere und Menschen speichern die Dioxine über einen langen Zeitraum im Fettgewebe und reichern sie dort an. Die Halbwertszeit von 2,3,7,8-TCDD beträgt im Körperfett des Menschen etwa 7 Jahre, das sich am langsamsten abbauende 2,3,4,7,8-Pentachlordibenzofuran ist erst nach knapp 20 Jahren zur Hälfte eliminiert.

Als Indikator für die Belastung des Menschen mit Dioxinen gilt Muttermilch. Sie ist sehr fettreich und eignet sich daher sehr gut dazu, die Rückstände von Dioxinen im menschlichen Fettgewebe anzuzeigen. Langjährige Untersuchungsreihen haben gezeigt, dass sich der Erfolg der getroffenen Reduzierungsmaßnahmen auch in der Muttermilch widerspiegelt. Der Dioxingehalt

2, 3, 7, 8 Tetrachlor-Dibenzo-p-Dioxin (2, 3, 7, 8 TCDD)

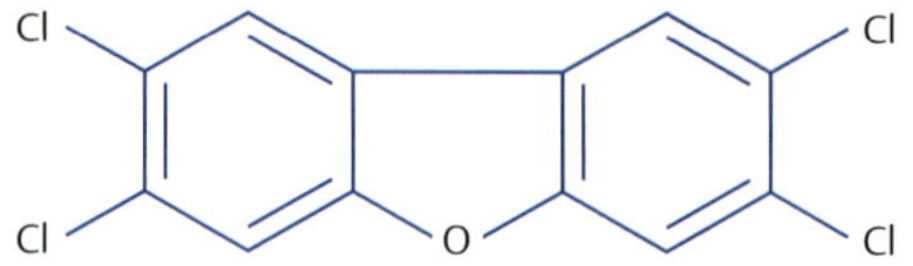

2, 3, 7, 8 Tetrachlor-Dibenzofuran (2, 3, 7, 8 TCDF)

Abb. 11.7 Dioxin und Dibenzofuran.

von Muttermilch in Deutschland ist seit Ende der 80er-Jahre um 60 % zurückgegangen.

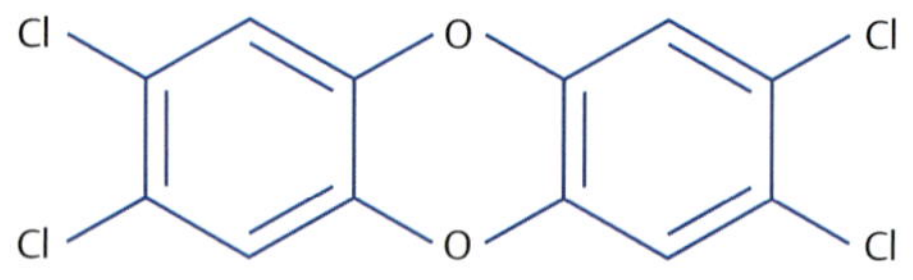

Grenzwerte: Die toxische Wirkung der verschiedenen Dioxine wird als Toxizitätsäquivalent (TEQ) ausgedrückt. Dieses bezeichnet das Verhältnis der toxischen Wirkung des jeweiligen Dioxins zu derjenigen von 2,3,7,8-TCDD (Dibenzofuran, Abb. 11.7).

Die Grenzwerte für Dioxine in der Umwelt sind in unterschiedlichen Gesetzen und Verordnungen geregelt (z. B. Bundesimmissionsschutz-VO, Gesetz zum Verbot vor gefährlichen Stoffen, Bundes-Bodenschutzgesetz). Darin sind u. a. folgende Werte genannt:

- Grenzwert für Dioxin im Abgas: **0,1 ng TEQ/Nm³** (TA Luft)
- Richtwerte für Böden:
  - Kinderspielflächen 100 ng TEQ/kg TM
  - Wohngebiete und Parks 1000 ng TEQ/kg TM
  - Industrie- und Gewerbegrundstücke 10 000 ng TEQ/kg TM.

Auch die Grenzwerte für Futter- und Lebensmittel sind in verschiedenen Richtlinien und Verordnungen festgelegt, z. B. in der Verordnung (EG) Nr. 1881/2006 (Tab. 11.19).

2,3,7,8-TCDD ist bereits in kleinsten Mengen extrem giftig. Die LD_{50} bei der Ratte beträgt 10–340 µg/kg KG, beim Rhesusaffen 70 µg/kg KG.

Klinik: Dioxine können zur Chlorakne (Perna-Krankheit), aber auch zu systemischen Schädigungen wie toxischen Leberzellschädigungen und toxischen Polyneuritiden führen. Mehrere Krebsarten sowie Krebserkrankungen insgesamt wurden mit der unfallbedingten Dioxin-Exposition sowie der Exposition am Arbeitsplatz (überwiegend TCDD) in Zusammenhang gebracht. Fer-

Tab. 11.19 Beispiele für Dioxingrenzwerte in Nahrungsmitteln nach der Verordnung (EG) Nr. 1881/2006

Lebensmittel	Summe aus Dioxinen	Summe aus Dioxinen und dioxinähnlichen PCB
Rindfleisch	3,0 pg/g Fett	4,5 pg/g Fett
Geflügelfleisch	2,0 pg/g Fett	4,0 pg/g Fett
Schweinefleisch	1,0 pg/g Fett	1,5 pg/g Fett
Fisch	4,0 pg/g Frischgewicht	8,0 pg/g Frischgewicht
Rohmilch	3,0 pg/g Fett	6,0 pg/g Fett
Hühnerei	3,0 pg/g Fett	6,0 pg/g Fett

ner wurden über eine erhöhte Prävalenz von Diabetes und eine erhöhte Sterblichkeit aufgrund von Diabetes und kardiovaskulären Erkrankungen berichtet.

Dioxine haben im Körper eine Halbwertszeit von 7–10 Jahren. Spezielle Wirkungen auf das Immunsystem und auf die Reproduktion treten im Tiermodell bei Dosen auf, die mit der aktuellen Belastung des Menschen vergleichbar sind. Bei durch Messwerte nachweisbarer beruflicher Dioxin-Exposition (meist untallartig) kann eine Krebserkrankung als Berufserkrankung anerkannt werden, insbesondere wenn eine Chlorakne als „Brückensymptom" dokumentiert ist. Anerkannt wird ein solcher Krebs unter BK 1310 Erkrankungen durch halogenierte Alkyl-, Aryl-, oder Alkylaryloxide.

Diagnostik: Dioxin-Konzentrationen im Vollblut, Plasma, Serum, Fettgewebe und in der Muttermilch.

Therapie und Prävention: Eine spezifische Therapie ist nicht bekannt. Individuell kann die Dioxin-Aufnahmemenge durch gezielte Ernährung mit Reduktion bzw. Verzicht auf tierische Fette gemindert werden. Allgemein müssen die Dioxinbelastungen des Menschen und der Umwelt weiter gesenkt werden. Hierzu bedarf es einer u. a. einer verstärkten Futtermittelkontrolle, sodass eine Kontamination möglichst gering gehalten wird (Dioxinskandale in Futtermittel). Strategien zur Verringerung des Vorkommens von Dioxinen und PCB in der Umwelt liegen vor.

11.15.2 Anorganische Phosphorverbindungen

Zu den wichtigsten anorganischen Phosphorverbindungen gehören Phosphoroxychlorid, Phosphortrichlorid und Phosphorwasserstoff. Es handelt sich um rauchende Flüssigkeiten, die bei Kontakt mit Wasser toxische, ätzende Dämpfe bilden. Es besteht Explosions- und Brandgefahr.

Vorkommen: Die Phosphorverbindungen dienen als Grundchemikalien in der chemischen Industrie (z. B. als Ausgangssubstanz für Weichmacher, Flammschutzmittel, Kraftstoffadditive, Hydrauliköle, Pharmazeutika, Pflanzenschutzmittel und Insektizide). Darüber hinaus finden sie Verwendung in der Pyrotechnik und bei der Waffenherstellung (C-Waffen).

Grenzwerte: Der AGW ist abhängig von der jeweiligen Verbindung:

- Phosphorooxychlorid: 1,3 mg/m^3
- Phosphortrichlorid: 2,8 mg/m^3
- Phosphorwasserstoff: 0,14 mg/m^3

Klinik: Wichtigste Symptome sind Schleimhautreizungen an Augen und Atemwegen, in schwersten Fällen kommt es zu einem toxischen Lungenödem. Weiterhin können gastrointestinale Beschwerden und schwere Leberschäden bis zur Leberzirrhose auftreten.

Diagnostik: Die Kurzdiagnostik umfasst die Phosphorlumineszenz von Urin und Erbrochenem.

11.15.3 Fluorverbindungen

Vorkommen: Flusssäure, die wässrige Lösung von Fluorwasserstoff, wird industriell vorwiegend verwendet zum Ätzen von Glas- und Metall, Beizen von Edelstahl, zur Galvanisierung und zur Herstellung anderer Fluorverbindungen. **Natriumhexafluoroaluminat (Kryolith)** dient als Flussmittel in der Aluminiumverhüttung, als Schleifmittel und als Substanz in der Gießereiindus-

trie. In der Umgebung solcher Betriebe kann durch Emissionen evtl. ein erhöhter Fluoridgehalt im Boden auftreten. Fluorverbindungen werden auch zum Holzschutz, in Laboren, in der Schädlingsbekämpfung und im Straßenbau (Dichten von Zement) eingesetzt.

Grenzwerte: Der AGW für Fluorwasserstoffsäure liegt bei 0,83 mg/m^3.

Klinik: Alle Fluorverbindungen verursachen prinzipiell die gleichen Schäden, wobei bei Flusssäure durch Verspritzen (inhalative und perkutane Aufnahme) meist akute Vergiftungen verursacht werden, während der Umgang mit Kryolith eher chronische Intoxikationen nach sich zieht (sofern keine Flusssäuredämpfe auftreten).

Akute Intoxikation: Durch die lokale Ätzwirkung kommt es zunächst zu einer Kolliquationsnekrose. Nach Resorption über die Wundfläche bindet Fluor an Mg- und Ca-Ionen und verursacht so u. a. durch Enzymhemmung lebensbedrohliche Stoffwechselstörungen. Zudem kommt es zu Leber- und Nierenschäden, bei Inhalation auch zu einem toxischen Lungenödem.

Chronische Intoxikation: Bei langfristiger Exposition können Störungen des Mineralhaushaltes auftreten, die rheumatoide Beschwerden, eine Osteosklerose (Skelettfluorose primär an Wirbelsäule, Becken und Rippen) und die Verknöcherungen von Band- und Sehnenansätzen nach sich ziehen können.

Die Überdosierung löslicher Fluoride (Salze der Flusssäure), wie sie z. B. bei Supplementierung mit Tabletten (veraltete Form der Kariesprophylaxe) oder mit Fluor angereichertem Trinkwasser auftreten kann, führt bei Kindern in der Phase der Schmelzbildung (0 bis ca. 7 Jahre) zur Zahnfluorose mit Schmelzveränderungen (Fleckung) und in hochgradigen Fällen auch zu Zahnanomalien.

> **LERNTIPP** !
>
> Die Skelettfluorose ist ein beliebtes Prüfungsthema: Ein Patient leidet unter diffusen Schmerzen und fühlt sich unbeweglich. Er arbeitet seit 40 Jahren in einer Fabrik, die aus Kryolith Aluminium gewinnt. Das Röntgenbild macht eine diffuse Sklerosierung der Wirbelkörper sichtbar. Zusätzlich ist die trabekuläre Knochenstruktur verwischt.

Diagnostik: Fluorid im Urin.

11.15.4 Aromatische Amine

Vorkommen: **Anilin** wird in der Chemieindustrie zur Herstellung von Polyurethanen, Gummichemikalien (Vulkanisationsbeschleuniger, Alterungsschutz), Farben, pharmazeutischen Wirkstoffen und Bioziden eingesetzt. Die aromatischen Amine β-Naphthylamin, Benzidin und Xenylamin werden aufgrund ihrer im Vergleich zu Anilin noch stärkeren Toxizität kaum noch verwendet. Allerdings treten auch heute noch Spätschäden bei ehemals in der Farbstoffherstellung Beschäftigten auf. Aromatische Amine sind auch im Zigarettenrauch enthalten.

Grenzwerte: Der AGW für Anilin liegt bei 7,7 mg/m^3. Als Referenzwert gilt:

- Urin: 14,5 µg/l

Klinik: Aromatische Amine können oral, inhalativ oder perkutan aufgenommen werden. Ihr Abbau erfolgt über die toxischen Metaboliten Phenylhydroxalamin und Nitrosobenzol. Ein zur Toxinaufnahme zeitnaher Alkoholgenuss steigert die Giftwirkung.

Als **akute Folgen** der Intoxikation kommt es zu einer durch die toxischen Metaboliten verursachten **Methämoglobinbildung** und zur Zyanose (S. 88). Zusätzlich können eine akute Blasenreizung und eine Harnwegsentzündung auftreten.

Aufgrund der langen Verweildauer der Substanzen im Urogenitalsystem kann es zu Spätschäden kommen. Hier kommen in erster Linie Neoplasien der Harnblase (Urothelkarzinom, „Anilinkrebs") infrage, die u. a. mit einer Makrohämaturie einhergehen können. Als Berufskrankheit anerkannt wird ein Harnblasenkrebs durch aromatische Amine unter der BK-Nr. 1301.

11.15.5 1,4-Benzochinon

Vorkommen: 1,4- oder p-Benzochinon entsteht als Zwischenprodukt bei der Herstellung von Hydrochinon. Dieses wird z. B. in der Farbstoffherstellung oder als Bestandteil von Entwicklungsbädern in der analogen Fotografie eingesetzt. Auch in manchen Bleichcremes ist es enthalten (in dieser Anwendung in Deutschland verboten).

Grenzwerte: krebserzeugend Kategorie 3 (EG).

Klinik: Bei Inhalation kommt es zur Reizung der Atemwege, bei Hautkontakt zur Blasenbildung mit nachfolgender Nekrose.

Da bei 1,4-Benzochinon schon Raumtemperatur (20 °C) zu einer Kontamination der Luft führen kann, stehen – insbesondere bei langfristigen Kontakt mit der Verbindung – **Augenschäden** im Vordergrund. Der Stoff wird über die Kornea resorbiert, woraufhin zunächst eine Reizung von Konjunktiven und Hornhaut auftritt. Bei chronischer Exposition entstehen bräunliche Trübungen von Hornhaut und Konjunktiva, es kann zu Erosionen und Verformungen der Hornhaut (irregulärer Astigmatismus) bis hin zum Visusverlust kommen. Bei wiederholtem Hautkontakt treten Dermatitiden auf.

Darüber hinaus steht Benzochinon im Verdacht, Leukämien auszulösen.

Diagnostik: Augenuntersuchung.

11.15.6 Salpetersäure

Salpetersäure ist ein Zwischenprodukt in der Düngemittel- und Sprengstoffherstellung und dient verdünnt als Trennmittel für Gold von Silber („Scheidewasser"). Der AGW liegt bei 2,6 mg/m³.

Ihre Schadwirkung entspricht mit Nekrosen und metabolischer Azidose den im Kap. Säuren und Laugen (S. 99) beschriebenen. Weiterhin können Blutdruckabfall, Kopfschmerzen, Flush, Methämoglobinbildung, Hämolyse und Angina-pectoris-artige Beschwerden auftreten. Nach Inhalation kommt es zu Atemwegsreizungen, Bronchospasmus und Lungenödem. Eine längere Exposition bei geringer Konzentration kann eine Gelbfärbung der Zähne verursachen.

11.15.7 Tetrachlormethan

Vorkommen: Die Organochlorverbindung Tetrachlormethan (Tetrachlorkohlenstoff) dient in der Chemieindustrie als Basis- und Zwischenprodukt für viele Verbindungen (Chlorkautschuk, FCKWs, Nylon). Ihr Einsatz als Löse- oder Pflanzenschutzmittel ist, genauso wie ihre Verwendung in Kosmetika, aufgrund ihrer Toxizität inzwischen in Deutschland verboten. Als Alternativsubstanz dient häufig Tetrachlorethen (S. 77).

Grenzwerte:
- AGW: 3,2 mg/m³
- krebserzeugend Kategorie 3 (EG).

Klinik: Die meisten Intoxikationen erfolgen über eine inhalative oder perorale Aufnahme. Es kommt zu Sehstörungen und Rauschzuständen bis hin zu narkoseähnlichen Zuständen (ähnlich Chloroform). Tetrachlormethan wirkt kardiotoxisch (Herzrhythmusstörungen, Kammerflimmern), hepatotoxisch (Leberschädigung bis hin zum Coma hepaticum) und nephrotoxisch (Niereninsuffizienz bis hin zur Anurie). Im späten Stadium kann es zu Blutungsneigung mit Verbrauchskoagulopathie (DIG) kommen. Außerdem wurden eine Pankreastoxizität und gastrointestinale Beschwerden beobachtet. Zeitnaher Alkoholgenuss steigert die toxische Wirkung.

> **PRÜFUNGSHIGHLIGHTS**
>
> – ‼ K.-o.-Tropfen (GHB und GBL)
> – ‼ Fluorverbindungen
> – ‼‼ aromatische Amine.

Arbeitsmedizin

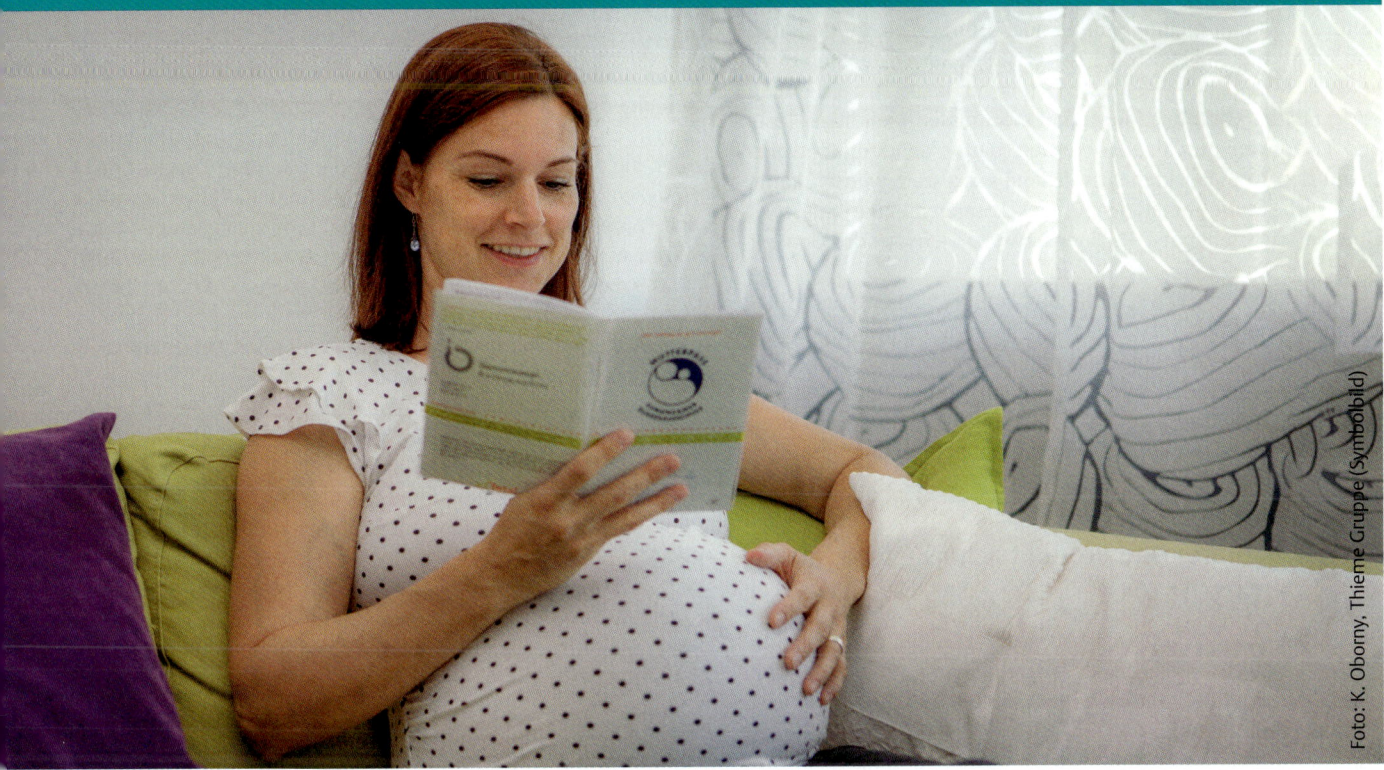

Foto: K. Oborny, Thieme Gruppe (Symbolbild)

12 Wichtige Arbeitsschutzvorschriften

12.1 Bedeutsame medizinische Sachverhalte in Gesetzen

12.1.1 Arbeitssicherheitsgesetz (ASiG)

Synonym: Gesetz über Betriebsärzte, Sicherheitsingenieure und andere Fachkräfte für Arbeitssicherheit

Der Kerngedanke des ASiG ist die **Prävention** von Unfällen und Krankheiten im betrieblichen Arbeitsschutz. Es legt fest, dass der Arbeitgeber nach gesetzlicher Maßgabe Betriebsärzte, Sicherheitsingenieure und andere Fachkräfte zur Unterstützung bei **Arbeitsschutz und Unfallverhütung und zur Beratung der Arbeitnehmer** und Arbeitgeber bestellt. Dadurch soll gewährleistet werden:

- dass die Sicherheitsbestimmungen den Betriebsverhältnissen entsprechend angewandt werden
- dass fundierte arbeitsmedizinische und sicherheitstechnische Erkenntnisse zur Sicherung und Unfallverhütung umgesetzt werden
- dass mit den eingeführten Maßnahmen angemessen hohe Wirkungsgrade erzielt werden.

Die **Unfallverhütungsvorschrift der deutschen gesetzlichen Unfallversicherung** (DGUV Vorschrift 2) regelt die konkreten Anforderungen zur arbeitsmedizinischen und sicherheitstechnischen Betreuung.

Das ASiG trat am 12. Dezember 1973 in Kraft. Die letzte Revision datiert vom 20.04.2013.

12.1.2 Arbeitsschutzgesetz (ArbSchG)

Synonym: Gesetz über die Durchführung von Maßnahmen des Arbeitsschutzes zur Verbesserung der Sicherheit und des Gesundheitsschutzes der Beschäftigten bei der Arbeit.

Das Gesetz dient seit 1996 der Umsetzung von EU-Richtlinien im Arbeitsschutz. Ziel sind Sicherung und Verbesserung der Gesundheit aller Beschäftigten einschließlich des öffentlichen Dienstes durch Maßnahmen zum Arbeitsschutz. Im Vordergrund steht die Gefährdungsbeurteilung der jeweiligen Arbeitsbedingungen und weniger die Widerstandsfähigkeit der einzelnen Arbeitnehmer.

Dem Arbeitgeber obliegt es, seine Mitarbeiter regelmäßig zu unterweisen und für die Erfüllung von an Mitarbeiter delegierten Pflichten zu sorgen. Die Arbeitsstättenverordnung oder die Betriebssicherheitsverordnung sind auf der Ermächtigungsgrundlage des ArbSchG erlassen worden.

12.1.3 Chemikaliengesetz (ChemG)

Synonym: Gesetz zum Schutz vor gefährlichen Stoffen

Das ChemG regelt auf rechtlicher Basis den grundlegenden Umgang mit **gefährlichen Stoffen** oder Stoffgemischen zum Schutz von Mensch und Umwelt vor deren potenziell schädlicher Einwirkung. Dabei verpflichtet es zu sorgfältiger Prüfung und Einstufung, zu Kennzeichnung und Zubereitung sowie zu Verboten und Restriktionen hinsichtlich dieser Stoffe. Sofern ein Stoff nicht in der Liste des ChemG enthalten ist, liegen keine ausreichenden Studiendaten vor. Für eine Aufnahme müssen vielfältige Tests und Prüfungen durchlaufen werden, damit der Stoff entsprechend den o. g. Aspekten hinreichend eingestuft werden kann. Gefährliche Stoffe gemäß dem ChemG können durch **mindestens eine** der nachstehenden **15 Eigenschaften** Mensch oder Umwelt schädigen:

explosionsgefährlich – brandfördernd – hochentzündlich – leichtentzündlich – entzündlich – sehr giftig – giftig – gesundheitsschädlich – ätzend – reizend – sensibilisierend – krebserzeugend – fortpflanzungsgefährdend – erbgutverändernd – umweltgefährlich.

Gefährliche Eigenschaften **ionisierender Strahlung** sind ausgenommen!

12.1.4 Geräte- und Produktsicherheitsgesetz (GPSG)

Das Geräte- und Produktsicherheitsgesetz regelt in Deutschland:
- „das Inverkehrbringen und Ausstellen von Produkten, das selbstständig im Rahmen einer wirtschaftlichen Unternehmung erfolgt", sowie
- „die Errichtung und den Betrieb überwachungsbedürftiger Anlagen, die gewerblichen oder wirtschaftlichen Zwecken dienen oder durch die Beschäftigte gefährdet werden können".

Arbeits- und betriebsmedizinisch relevant ist die **Betriebssicherheitsverordnung** (BetrSichV), in der wesentliche arbeitsschutzrechtliche Aspekte der Benutzung von Arbeitsmitteln und des Betriebs überwachungsbedürftiger Anlagen geregelt sind. Das Gesetz trat am 03.10.2002 in Kraft und setzte europäische Richtlinien in nationales Recht um, während gleichzeitig nationale Einzelvorschriften wie die Druckbehälter- oder Aufzugsverordnung in der neuen BetrSichV zusammengefasst wurden.

Kernpunkte der Regelung sind für **Arbeitsmittel** und deren Benutzung:
- eine einheitliche Gefährdungsbeurteilung der Arbeitsmittel
- die sicherheitstechnische Bewertung des Betriebs von überwachungsbedürftigen Anlagen
- der aktuelle Stand technischer Kenntnisse als einheitlich geltender Sicherheitsmaßstab
- geeignete Schutzvorkehrungen und Prüfungen
- Mindestanforderungen für die Beschaffenheit von Arbeitsmitteln, soweit sie nicht durch europäische Harmonisierungsrichtlinien geregelt sind.

Als **überwachungsbedürftige Anlagen**, die standardmäßig vor Inbetriebnahme sowie regelmäßig im Verlauf geprüft werden müssen, gelten z. B.:
- Dampfkesselanlagen
- Druckbehälteranlagen
- Füllanlagen
- Aufzugsanlagen
- Anlagen in explosionsgefährdeten Bereichen

- Lageranlagen
- Füllstellen
- Tankstellen und Flugbetankungsanlagen
- Entleerstellen.

12.1.5 Entgeltfortzahlungsgesetz (EntgFG)

Das Gesetz regelt die Zahlung des Arbeitslohnes bei einer unverschuldeten Arbeitsunfähigkeit des Arbeitnehmers im Krankheitsfall. So wird dem Arbeitnehmer über die Dauer von bis zu **6 Wochen** eine Fortzahlung des Lohns in voller Höhe gewährt, sofern er nicht beabsichtigt an einer Beeinträchtigung der Gesundheit leidet, die eine regelhafte Ausübung der erlernten Tätigkeit nicht ermöglicht. Dabei steht nicht nur Vollbeschäftigten, sondern auch Teilzeitkräften eine Entgeltfortzahlung zu. Folgende Bedingungen sind an die Lohnfortzahlung im Krankheitsfall geknüpft:
- Das Arbeitsverhältnis muss seit mindestens 4 Wochen bestehen.
- Der Arbeitnehmer muss arbeitsunfähig sein in Bezug auf seine vertraglich bestimmte Tätigkeit.
- Die Arbeitsunfähigkeit muss das Resultat einer Krankheit sein.
- Der Arbeitnehmer darf die krankheitsbedingte Arbeitsunfähigkeit nicht selbst verschuldet haben. Ein z. B. durch Trunkenheit am Steuer verursachter Unfall berechtigt nicht zu einer Lohnfortzahlung, da hier der Arbeitnehmer die Schuld am Unfall trägt.
- Als unverschuldete Arbeitsunfähigkeit gelten ebenfalls nicht rechtswidrige Sterilisationen oder Schwangerschaftsabbrüche.
- Bei einer erneuten Arbeitsunfähigkeit, die auf demselben Grundleiden basiert, hat der Arbeitnehmer erst wieder Anspruch auf Lohnfortzahlung, wenn er seit der letzten Erkrankung 6 Monate ununterbrochen gearbeitet hat oder wenn zum Zeitpunkt der neuen Erkrankung bereits ein Jahr seit dem letzten Fall der Lohnfortzahlung vergangen ist.

> **LERNTIPP** !
>
> Die Entgeltfortzahlung ist ein beliebtes Prüfungsthema. In den Fragen werden akute Erkrankungen (z. B. ein Infekt), aber auch berufsbedingte Krankheiten (z. B. Bäckerasthma) aufgeführt. Fokussieren Sie sich bei der Antwortfindung auf die oben genannten Bedingungen für eine Lohnfortzahlung und lassen Sie sich nicht durch scheinbar wichtige Zusatzinformationen aus der Ruhe bringen.

PRAXIS Der Arbeitgeber zahlt den vollen Arbeitslohn bei einer Krankheit ab dem 1. Krankheitstag über eine Dauer von bis zu 6 Wochen. Bei einer Arbeitsunfähigkeit von mehr als 6 Wochen erhält der gesetzlich krankenversicherte Arbeitnehmer Krankengeld (70 % des entgangenen regelmäßigen Bruttoentgelts, aber maximal 90 % des Nettoentgelts) von der gesetzlichen Krankenversicherung bzw. Krankentagegeld im Rahmen einer Zusatzversicherung bei privat Krankenversicherten von der privaten Krankenkasse. Nach Ablauf der Entgeltfortzahlung durch den Arbeitgeber zahlen die Berufsgenossenschaften bei Arbeitsunfähigkeit nach einem Arbeitsunfall oder als Folge einer Berufskrankheit sowie während der Dauer einer Rehabilitation das **Verletztengeld** (§ 45 SGB VII). Das Verletztengeld beträgt maximal 80 % des Bruttoregelentgelts und wird über die Krankenkasse ausgezahlt. Cave: Verletztengeld ist nicht mit dem Krankengeld gleichzustellen!

12.1.6 Sozialgesetzbuch (SGB)

Allgemeines

Das Sozialgesetzbuch (SGB) ist die systematische Zusammenfassung des Sozialrechts der BRD und enthält in 12 Teilen (**SGB I bis SGB XII**) wesentlich die Regelungen der Sozialversicherung sowie die nicht unter den Versicherungscharakter fallenden Teile des Sozialrechts, welche die steuerliche Finanzierung staatlicher Fürsorgeleistungen bestimmen.

- SGB I – Allgemeiner Teil
- SGB II – Grundsicherung für Arbeitssuchende
- SGB III – Arbeitsförderung
- SGB IV – Gemeinsame Vorschriften für die Sozialversicherung
- SGB V – Gesetzliche Krankenversicherung
- SGB VI – Gesetzliche Rentenversicherung
- SGB VII – Gesetzliche Unfallversicherung
- SGB VIII – Kinder- und Jugendhilfe
- SGB IX – Rehabilitation und Teilhabe von Menschen mit Behinderungen
- SGB X – Verwaltungsverfahren und Sozialdatenschutz
- SGB XI – Soziale Pflegeversicherung
- SGB XII – Sozialhilfe.

SGB V – Gesetzliche Krankenversicherung

> **DEFINITION** Die Aufgaben der **gesetzlichen Krankenversicherung** (GKV) sind die Erhaltung, die Wiederherstellung oder die Verbesserung des Gesundheitszustandes ihrer Versicherten.

Das Gesetz über GKV trat am 1. Januar 1989 in Kraft und war bis dahin im zweiten Teil der RVO geregelt. Etwa **86 %** der Bundesbürger sind in der gesetzlichen Krankenversicherung versichert.

Allgemeine Leistungen der GKV: Die Leistungen der Krankenkassen müssen ausreichend, zweckmäßig und wirtschaftlich sein und dürfen das Maß des Notwendigen nicht überschreiten. Das SGB V enthält 12 Kapitel und umfasst u. a. folgende nach dem Sachleistungsprinzip geltende Leistungen für die Versicherten:

- Leistungen zur Verhütung von Krankheiten und deren Verschlimmerung sowie zur Empfängnisverhütung, bei Sterilisation und bei Schwangerschaftsabbruch (Prävention, Empfängnisverhütung)
- Leistungen zur Früherkennung von Krankheiten
- Leistungen zur Behandlung einer Krankheit (u. a. ärztliche, psychotherapeutische oder zahnmedizinische Behandlung, Krankenhausbehandlung, Versorgung mit Arznei- und anderen bewilligungsfähigen Hilfsmitteln, Krankengeld [z. B. Kinderpflege-Krankengeld])
- Leistungen zur medizinischen Rehabilitation, soweit diese dazu dienen, eine Behinderung oder Pflegebedürftigkeit abzuwenden, zu beseitigen oder zu mindern
- Die Krankenkassen können allerdings vom **Medizinischen Dienst** (s. u.) prüfen lassen, ob und inwieweit ein bewilligungsfähiges Hilfsmittel auch tatsächlich erforderlich ist.

Lohnfortzahlung und Krankengeld: Im **Entgeltfortzahlungsgesetz** ist festgelegt, dass bei nachgewiesener Arbeitsunfähigkeit der Arbeitgeber nach dem Beginn der Krankheit die Bezüge des Patienten 6 Wochen lang weiter zu bezahlen hat. Voraussetzung für die Lohnfortzahlung ist, dass das Arbeitsverhältnis seit mindestens 4 Wochen besteht. Bei Beschäftigungsverhältnissen, die seit weniger als 4 Wochen bestehen, kann dem Arbeitnehmer direkt Krankengeld aus der Sozialkasse gezahlt werden, da noch kein Anspruch auf Entgeltfortzahlung besteht.

Die Zahlungspflicht des Arbeitgebers beschränkt sich auf maximal 2 × 6 Wochen im Jahr für eine Arbeitsunfähigkeit aufgrund derselben Ursache, sofern zwischen den beiden Krankheitsphasen mindestens 6 Monate keine Arbeitsunfähigkeit aufgrund dieser Ursache bestand. Ist diese Dauer überschritten, wird von der Krankenkasse Krankengeld (s. u.) bezahlt.

Wie beim „normalen" Arbeitsentgelt müssen bei der Entgeltfortzahlung ebenfalls Steuern und Sozialversicherungsbeiträge entrichtet werden. Anspruch auf Entgeltfortzahlung haben nicht nur vollzeitbeschäftigte Arbeitnehmer, sondern auch Ferienaushilfen, Mitarbeiter im Studentenjob oder Arbeitnehmer mit einem sog. Minijob mit bis zu 450 Euro Verdienst im Monat. Der Anspruch auf Entgeltfortzahlung endet grundsätzlich mit der Beendigung des Arbeitsverhältnisses. Dies gilt jedoch nicht, wenn dem Arbeitnehmer wegen seiner Erkrankung gekündigt wird.

Ab der 7. Woche nach Beginn der Arbeitsunfähigkeit hat ein versicherter Arbeitnehmer Anspruch auf **Krankengeld** von der GKV. Die **Höhe des Krankengeldes** bemisst sich nach dem Einkommen vor Beginn der Arbeitsunfähigkeit und beträgt **70 %** des letzten monatlichen **Brutto-** und maximal **90 %** des letzten vollen **Nettoeinkommens**. Das Krankengeld kann innerhalb einer Blockfrist von 3 Jahren nur über maximal 78 Wochen (inkl. 6 Wochen Entgeltfortzahlung durch den Arbeitgeber) bzw. 72 Wochen (reines Krankengeld) bezogen werden.

Anspruch auf **unbezahlte Freistellung** durch den Arbeitgeber und den **Bezug von Krankengeld** haben gesetzlich versicherte Arbeitnehmer auch, wenn sie ein **erkranktes Kind** betreuen müssen, das das zwölfte Lebensjahr noch nicht vollendet hat, die Notwendigkeit der Betreuung von einem (Kinder-)Arzt bestätigt wurde und im Haushalt keine andere Person lebt, die auf das Kind aufpassen kann. Bei ≤ 2 Kindern besteht pro Kind Anspruch auf unbezahlte Freistellung für bis zu 10 Arbeitstage/Jahr (für Alleinerziehender bis zu 20 Tage), bei > 2 Kindern sind es maximal 25 Arbeitstage/Jahr (für Alleinerziehende maximal 50 Tage). Erhält der Arbeitnehmer in dieser Zeit jedoch kein Entgelt vom Arbeitgeber, kann er sich an seine Krankenkasse wenden, um für einige Tage Kinderpflege-Krankengeld (nach SGB V) zu erhalten.

> **LERNTIPP** !
>
> Verdient sich ein Arbeitnehmer (z. B. Elektriker) außerhalb seines Anstellungsverhältnisses beim Hauptarbeitgeber Geld durch eine selbständige Tätigkeit hinzu und nimmt während der Ausübung dieser Tätigkeit Schaden (z. B. Sturz), so wird der Antrag auf Leistung nicht gewährt. Dies erfolgt nur dann, wenn er für seine selbstständige Arbeit freiwillig versichert ist.

Bis Ende 1995 wurde jeder Versicherte einer Krankenkasse zugewiesen. Seit Anfang 1996 besteht freie Wahl der Krankenversicherung. Heute wird zwischen 6 unterschiedlichen, historisch gewachsenen Krankenkassen unterschieden: Allgemeinen Ortskrankenkassen (z. B. AOK), Betriebskrankenkassen (z. B. BKK), Innungskrankenkassen (z. B. IKK), Landwirtschaftlichen Krankenkassen (z. B. LKK), Knappschaften und Ersatzkassen. Zu Letzteren gehört z. B. die Techniker-Krankenkasse.

Medizinischer Dienst der Krankenversicherung (MDK): Die gesetzlichen Kranken- und Pflegekassen haben die Verantwortung, die Beitragseinnahmen in die bestmögliche Versorgung ihrer Versicherten zu investieren. Die Leistungen müssen daher in jedem Einzelfall ausreichend, zweckmäßig und wirtschaftlich sein.

LERNPAKET 3

Um dies beurteilen zu können, benötigen die gesetzlichen Kranken- und Pflegekassen, sowohl in medizinischen als auch in pflegerischen Fragestellungen, den **Medizinischen Dienst der Krankenversicherung (MDK)**.

Stellungnahmen für Krankenkassen: Der MDK arbeitet Stellungnahmen aus zu folgenden Fragen:

- Verordnung von Arznei-, Verband-, Heil- und Hilfsmitteln
- Notwendigkeit und Dauer einer Krankenhausbehandlung
- Notwendigkeit, Art, Umfang und Dauer von Rehabilitationsleistungen bzw. -maßnahmen
- Notwendigkeit und Dauer von häuslicher Krankenpflege.
- Stellungnahmen für die Pflegeversicherung
- Begutachtung zur Pflegebedürftigkeit und Feststellung des Pflegegrads (neu seit 1.1.2017: Überführung der 3 Pflegestufen in 5 Pflegegrade):
  - Prüfung der Einschränkung der Alltagskompetenz
  - Empfehlungen zu Art und Umfang der Pflegeleistungen
  - Hinweise für einen individuellen Pflegeplan
- Empfehlungen zur Prävention und zur Reha.

Überprüfung der Arbeitsunfähigkeit: Betriebsärzte dürfen weder die Arbeitsunfähigkeit überprüfen noch Arbeitsunfähigkeitsbescheinigungen ausstellen. „Die Attestierung einer Arbeitsunfähigkeit (Erst- und Folgebescheinigung) darf nur von Vertragsärztinnen und Vertragsärzten oder deren persönlicher Vertretung vorgenommen werden sowie in den Fällen des § 4a auch von Krankenhausärztinnen und Krankenhausärzten oder Ärztinnen und Ärzten in Einrichtungen der medizinischen Rehabilitation" (Arbeitsunfähigkeits-Richtlinie des Gemeinsamen Bundesausschusses).

Erhebt ein Arbeitgeber Zweifel an einer vom Kassenarzt festgestellten Arbeitsunfähigkeit, kann die zuständige Krankenkasse den MDK einschalten, um den Sachverhalt zu klären. Durch den MDK erfolgt ggf. eine erneute körperliche Untersuchung, um die Rechtfertigung der Arbeitsunfähigkeit zu prüfen.

Arbeitsunfähigkeits-Richtlinie:
„Die Feststellung der Arbeitsunfähigkeit und die Bescheinigung über ihre voraussichtliche Dauer erfordern – ebenso wie die ärztliche Beurteilung zur stufenweisen Wiedereingliederung – wegen ihrer Tragweite für Versicherte und ihrer arbeits- und sozialversicherungsrechtlichen sowie wirtschaftlichen Bedeutung besondere Sorgfalt.
Arbeitsunfähigkeit liegt vor, wenn Versicherte aufgrund von Krankheit ihre zuletzt vor der Arbeitsunfähigkeit ausgeübte Tätigkeit nicht mehr oder nur unter der Gefahr der Verschlimmerung der Erkrankung ausführen können. Bei der Beurteilung ist darauf abzustellen, welche Bedingungen die bisherige Tätigkeit konkret geprägt haben.
Arbeitsunfähigkeit liegt auch vor, wenn aufgrund eines bestimmten Krankheitszustandes, der für sich allein noch keine Arbeitsunfähigkeit bedingt, absehbar ist, dass aus der Ausübung der Tätigkeit für die Gesundheit oder die Gesundung abträgliche Folgen erwachsen, die Arbeitsunfähigkeit unmittelbar hervorrufen.
Arbeitsunfähigkeit besteht auch während einer stufenweisen Wiederaufnahme der Arbeit fort, durch die Versicherten die dauerhafte Wiedereingliederung in das Erwerbsleben durch eine schrittweise Heranführung an die volle Arbeitsbelastung ermöglicht werden soll.
Arbeitsunfähigkeit kann auch während einer Belastungserprobung und einer Arbeitstherapie bestehen." (Arbeitsunfähigkeits-Richtlinie des Gemeinsamen Bundesausschusses, § 1.1, § 2.1, § 2.2).

Gestaltung von Leistungs- und Versorgungsstrukturen: Wichtige Aufgaben des MDK sind die Sicherung der Qualität in der ambulanten und stationären Behandlung, die Krankenhausplanung

sowie die Überprüfung der Wirksamkeit und Wirtschaftlichkeit neuer Untersuchungs- und Behandlungsmethoden. Damit vertritt der MDK die Interessen der Versicherten, die gesundheitliche Versorgung qualitativ weiterzuentwickeln. Maßnahmen, die unausgereift, unnötig gefährlich oder unwirtschaftlich sind, werden durch die Mithilfe des MDK vermieden.

SGB VI – Gesetzliche Rentenversicherung

Die gesetzliche Rentenversicherung erbringt Leistungen zur medizinischen Rehabilitation (**Einschränkung der Erwerbsfähigkeit verhindern** oder vermindern) und zur Teilhabe am Arbeitsleben. Außerdem kommt sie für die Rente von Arbeitnehmern auf. Dabei unterscheidet man verschiedene Rentenarten:

- Altersrente
- Renten wegen verminderter Erwerbfähigkeit: Diese löst seit 2001 die zuvor geltende Erwerbsunfähigkeitsrente ab. Sie wird gewährt wenn der Betroffene < 6 h (teilweise Erwerbsminderung) oder < 3 h pro Tag (volle Erwerbsminderung) tätig sein kann.
- Rente wegen Todes: Darunter fallen die Witwen- und Waisenrente sowie die Erziehungsrente.

Das Flexirentengesetz stärkt ab dem 01. Januar 2017 die Prävention und Rehabilitation im Erwerbsleben durch berufsbezogene Check-ups. Dadurch hat die Rentenversicherung nunmehr die Möglichkeit, rechtzeitig mit zielgerichteten Maßnahmen auf den Erhalt bzw. die Verbesserung der Erwerbsfähigkeit einzuwirken. Grundsatz: „Prävention vor Reha vor Rente".

SGB IX – Rehabilitation und Teilhabe von Menschen mit Behinderungen

Das Neunte Buch Sozialgesetzbuch (SGB IX) regelt seit dem 1. Juli 2001 die Teilhabe von Menschen mit Schwerbehinderung am Alltags- und insbesondere am Arbeitsleben.

> **DEFINITION SGB IX § 2 Abs. I:** „Menschen mit Behinderungen sind Menschen, die körperliche, seelische, geistige oder Sinnesbeeinträchtigungen haben, die sie in Wechselwirkung mit einstellungs- und umweltbedingten Barrieren an der gleichberechtigten Teilhabe an der Gesellschaft mit hoher Wahrscheinlichkeit länger als sechs Monate hindern können. Eine Beeinträchtigung nach Satz 1 liegt vor, wenn der Körper- und Gesundheitszustand von dem für das Lebensalter typischen Zustand abweicht. Menschen sind von Behinderung bedroht, wenn eine Beeinträchtigung nach Satz 1 zu erwarten ist."
>
> **SGB IX § 2 Abs. II:** „Menschen sind [...] schwerbehindert, wenn bei ihnen ein Grad der Behinderung von wenigstens 50 vorliegt und sie ihren Wohnsitz, ihren gewöhnlichen Aufenthalt oder ihre Beschäftigung auf einem Arbeitsplatz im Sinne des § 156 rechtmäßig im Geltungsbereich dieses Gesetzbuches haben."
>
> **SGB IX § 167 Abs. II:** „Sind Beschäftigte innerhalb eines Jahres länger als 6 Wochen ununterbrochen oder wiederholt arbeitsunfähig, klärt der Arbeitgeber [...] mit Zustimmung und Beteiligung der betroffenen Person die Möglichkeiten, wie die Arbeitsunfähigkeit möglichst überwunden werden und mit welchen Leistungen oder Hilfen erneuter Arbeitsunfähigkeit vorgebeugt und der Arbeitsplatz erhalten werden kann (betriebliches Eingliederungsmanagement)."

Arten der Behinderung: Behinderungen lassen sich grob in körperliche, geistige, psychische Behinderung sowie Sinnes-, Lern- und Sprachbehinderung unterteilen. Zudem unterteilt man angeborene (auf Vererbung oder pränatale Schädigungen zurückzuführen) und erworbene Behinderungen. Diese umfassen perinatale Schäden, Krankheiten, Alterungsprozesse und körperliche Schädigungen wie z. B. Gewalteinwirkungen, Unfälle, Kriegsverletzungen.

Behinderungsgrad (GdB): Die Festlegung in einer Zahl zwischen 0 (keine) und 100 (hochgradige Behinderung) erfolgt im Rahmen einer Gesamtbeurteilung, die nicht einfach aus der Addition verschiedener Einzelbehinderungen besteht. Sie ist unabhängig von Fragen der Arbeits- oder Erwerbsfähigkeit. Als Behinderung werden nur Beeinträchtigungen gewertet, die voraussichtlich mindestens 6 Monate andauern werden.

Schwerbehinderung und Gleichstellung: Schwerbehindert ist man ab einem GdB von 50, ab einem GdB von 30 kann man unter bestimmten weiteren Voraussetzungen einem Menschen mit Schwerbehinderung gleichgestellt werden. Hierzu müssen aufgrund der Behinderung entweder Wettbewerbsnachteile auf dem Arbeitsmarkt bestehen oder aber der Arbeitsplatz ist behinderungsbedingt gefährdet. Nicht alle Nachteilsausgleiche gelten auch für gleichgestellte Menschen mit Behinderung. Es besteht u. a. kein Anspruch auf Zusatzurlaub und auch die Altersrente kann nicht, wie bei Menschen mit Schwerbehinderung, zwei Jahre früher als die Regelaltersrente abschlagsfrei begonnen werden.

> **PRAXIS** Eine Behinderung liegt vor ab einem Behinderungsgrad von 20, eine **Schwerbehinderung** ab einem GdB von **50**.

Ein Schwerbehindertenausweis kann von Menschen mit Behinderung beim Versorgungsamt beantragt werden.

> **LERNTIPP** !
>
> Beispiel zum Behinderungsgrad aus den Prüfungsfragen: Einem 70-jährigen Patienten wurde links ein zementfreies Hüftgelenk implantiert. Das Gelenk ist nur leicht in der Beweglichkeit eingeschränkt. Der Patient bittet seinen Arzt um Rat bezüglich eines Schwerbehindertenausweises, um mit seinem Auto künftig auf Schwerbehindertenparkplätzen parken zu dürfen. Bei Endoprothesen ist der GdB abhängig von der verbliebenen Bewegungseinschränkung und Belastbarkeit. Die Sachlage ist wie folgt: Bei gutem operativem Ergebnis mit nur geringfügiger Einschränkung der Hüfte ist mit keiner Einstufung über 20 zu rechnen. Der Patient ist nach **SGB IX § 2 Abs. 1** zwar behindert, jedoch nicht schwerbehindert. Ein Schwerbehindertenausweis steht ihm demnach nicht zu.
>
> Der Besitz eines Schwerbehindertenausweises allein berechtigt zudem nicht zum Parken auf einem Schwerbehindertenparkplatz. Auf einem öffentlichen Schwerbehindertenparkplatz dürfen nur Personen parken, bei denen das Merkzeichen aG (= außergewöhnliche Gehbehinderung) im Ausweis aufgeführt ist.

> **LERNTIPP** !
>
> Ein weiteres Beispiel könnte wie folgt aussehen: Einer 50-jährigen Dame wird ein bösartiger Brusttumor entfernt. Laut TNM-System ist der Tumor im Stadium T 2 N0 M0, sprich größer als 2 cm, aber kleiner als 5 cm groß, ohne Lymphknotenbefall und ohne erkennbare Metastasen im Röntgenbild. Der Arzt nimmt eine Mastektomie vor. Die anfänglichen Schulterschmerzen verschwinden nach 3 Monaten wieder. Die Patientin fragt ihren behandelnden Arzt nach einem Schwerbehindertenausweis.
>
> Laut SGB IX ist die Patientin in der Regel für 5 Jahre schwerbehindert. Wenn in dieser Zeit, der sogenannten „Heilungsbewährung" kein Rezidiv auftritt, wird ihr nach 5 Jahren der Schwerbehindertenstatus meist wieder entzogen. Die Integrationsämter entscheiden allerdings bei ähnlichen Sachverhalten u. U. verschieden, je nach Ort oder Bundesland. Auch die nach Krebsoperationen häufig auftretende Fatigue muss berücksichtig werden sowie die möglichen Folgen einer Chemotherapie (Polyneuropathie, Kardiotoxizität).

„Schwerbeschädigung" ist kein rentenrechtlicher Begriff, somit gibt es auch keine „Schwerbeschädigten-Rente".

Beschäftigungspflicht: Sowohl öffentliche als auch private Arbeitgeber mit mehr als 20 Arbeitsplätzen sind dazu verpflichtet, eine Schwerbehindertenquote von mindestens 5 % aller Arbeitskräfte einzuhalten. Bei Quoten unter 5 % müssen Ausgleichszahlungen geleistet werden, mit deren Hilfe anderweitig Arbeitsplätze finanziert werden sollen. Lohnkostenzuschüsse können hierbei einen möglichen Beschäftigungsanreiz darstellen.

Kündigungsschutz: Menschen mit Schwerbehinderung und ihnen Gleichgestellte genießen einen besonderen Kündigungsschutz. Ihnen darf ordentlich und außerordentlich nicht ohne Zustimmung des Integrationsamtes gekündigt werden. Allerdings muss das Arbeitsverhältnis zum Kündigungszeitpunkt bereits mindestens 6 Monate bestehen, damit der besondere Kündigungsschutz wirksam wird.

Vergünstigungen: Je nach GdB können Steuervorteile (z. B. Haushaltsfreibeträge, Kfz-Steuer-Ermäßigungen oder kostenfreie Benutzung der öffentlichen Verkehrsmittel bei Merkzeichen G für gehbehindert bzw. aG für außergewöhnliche Gehbehinderung) geltend gemacht werden. Menschen mit Schwerbehinderung, nicht jedoch ihnen Gleichgestellte, haben einen Anspruch von 5 Tagen **Zusatzurlaub** pro Kalenderjahr.

12.1.7 Jugendarbeitsschutzgesetz (JArbSchG)

Synonym: Gesetz zum Schutz der arbeitenden Jugend

Von wenigen Ausnahmen abgesehen, ist die Arbeit von Kindern im vollzeitschulpflichtigen Alter verboten. Ausnahmen sind leichte Tätigkeiten unter 2 h pro Tag wie **Zeitungen austragen** oder Arbeiten auf landwirtschaftlichen Betrieben ab einem Alter von 13 Jahren.

Ab einem Alter von **15 Jahren** darf bei abgeschlossener schulischer Ausbildung eine Tätigkeit mit maximal **8 h pro Tag** und **40 Wochenstunden** in der Zeit von 7 bis 20 Uhr (Ausnahmen z. B. im Bäckereihandwerk) ausgeübt werden. Bei einer Arbeitsdauer von 4,5–6 h stehen dem Jugendlichen 30 min, bei mehr als 6 h 60 min

Pause zu. Als Urlaubstage stehen einem 15-Jährigen 30, einem 16-Jährigen 27 und einem 17-Jährigen 25 Kalendertage zu.

Mehrarbeit ist nicht gestattet und an Sonn- und Feiertagen dürfen Jugendliche nur unter bestimmten Voraussetzungen und bei ausgesuchten Beschäftigungen (z. B. Sportveranstaltungen, Krankenpflege) arbeiten. Für den Einsatz an einem Sonn- oder Feiertag hat der Jugendliche als Ausgleich einen freien Werktag zu bekommen.

Folgende Tage sind unbedingt **arbeitsfrei** zu halten: 1. Weihnachtsfeiertag, Neujahr, Ostersonntag, 1. Mai. Zudem sollen an Heiligabend und an Silvester Jugendliche nicht nach 14 Uhr beschäftigt werden.

Für **gefährliche Arbeiten** (Umgang mit Noxen, unter Tage) und Akkordarbeit gilt ein generelles **Verbot**. Notwendige Ausnahmen in der Ausbildung können unter bestimmten Auflagen erteilt werden.

Jugendliche dürfen nur dann mit **Gefahrstoffen** umgehen, wenn sie von einer fachkundigen Person dabei überwacht werden. Bei sehr giftigen Stoffen müssen der Arbeitsplatzgrenzwert (AGW) oder der biologische Grenzwert (BGW) unbedingt eingehalten werden. Ein Umgang mit möglichen **Krankheitserregern** ist Jugendlichen nicht gestattet.

Früher wurden Grenzwerte als MAK (maximale Arbeitsplatzkonzentration) oder als TRK (technische Richtkonzentration) angegeben. Die Bezeichnung TRK gibt die Konzentration eines Stoffes an, die nach Stand der Technik maximal erreicht werden darf, galt nur für krebserzeugende, -verdächtige und erbgutverändernde Stoffe, für die man keinen MAK-Wert angeben darf. Seit der neuen Gefahrstoffverordnung ab 01.01.2005 (letzte Änderung 29.03.2017) gelten statt MAK und TRK nur noch gesundheitsbasierte Grenzwerte, nämlich Arbeitsplatzgrenzwert (AGW) und biologischer Wert (BGW). Für krebserzeugende Gefahrstoffe leitet der Ausschuss für Gefahrstoffe seit 2013 stoffspezifische Expositions-Risiko-Beziehungen (ERB) sowie stoffspezifische Akzeptanz- und Toleranzkonzentrationen ab.

Jugendarbeitsschutzuntersuchung:

> **PRAXIS** Eine Erstuntersuchung nach dem Jugendarbeitsschutzgesetz von Jugendlichen unter 18 Jahren ist vor Eintritt in ein Beschäftigungsverhältnis verpflichtend und kann in Deutschland durch jeden approbierten Arzt durchgeführt werden.
>
> Ebenso ist im Laufe der Ausbildung eine erste Nachuntersuchung erforderlich, solange der Jugendliche noch nicht das 18. Lebensjahr vollendet hat.
>
> Aufgrund der Untersuchung ist zu beurteilen, ob die Gesundheit des Jugendlichen durch die Ausübung bestimmter Tätigkeitsmerkmale gefährdet ist, oder ob besondere der Gesundheit dienende Maßnahmen nötig sind.

Umfang und Durchführung einer Jugendarbeitsschutzuntersuchung sind über die Jugendarbeitsschutzuntersuchungsverordnung (JArbSchUV) definiert. Die Untersuchung beinhaltet u. a.: Anamnese, vollständige körperliche Untersuchung, Urinstreifentest und -sediment, einen orientierenden Hörtest, einen Sehtest mit Visustafeln, einen Farbsehtest anhand genormter Tafeln (z. B. nach Ishiara) oder eines Testgeräts (Anomaloskop) sowie eine abschließende Bewertung im Rahmen einer ärztlichen Bescheinigung laut Anlage 1 der JArbSchUV.

Folgeuntersuchungen: Bei Auffälligkeiten soll eine Vorstellung beim Spezialisten erfolgen (z. B. Orthopäde, Augenarzt); die Überweisung erfolgt zur Ergänzungsuntersuchung mit speziellem Formular. **Ordentliche Nachuntersuchungen** müssen bis

zum 18. Geburtstag jährlich erfolgen. **Außerordentliche Nachuntersuchungen** werden bei Feststellung auffälliger Befunde nach Bedarf angeordnet, wenn aufgrund der Ausbildungs-/Arbeitstätigkeit eine Gefährdung zu erwarten ist. Bei einer nur geringfügigen oder nicht länger als 2 Monate dauernden Beschäftigung mit leichten Arbeiten, von denen keine gesundheitlichen Nachteile für die Jugendliche oder den Jugendlichen zu befürchten sind, ist keine Jugendschutzuntersuchung vorgesehen.

12.1.8   Mutterschutzgesetz (MuSchG)

Synonym: Gesetz zum Schutz der erwerbstätigen Mutter

Das neue Mutterschutzgesetz trat zum 01.10.2018 in Kraft und dient schwangeren Frauen sowie Müttern zum Schutz vor potenziell gesundheitsgefährdenden Tätigkeiten.

Es wurde der Begriff der „**unverantwortbaren Gefährdung**" eingeführt. Der geschützte Personenkreis wurde auf Frauen erweitert, die in den unterschiedlichen Vertragskonstellationen zu Arbeitgebern, Auftraggebern, aber auch zu Institutionen stehen können. So umfasst es nun z. B. auch Frauen in betrieblicher Berufsbildung und Praktikantinnen im Sinne von § 26 des Berufsbildungsgesetzes. Zudem können Schülerinnen sowie Studentinnen unter bestimmten Voraussetzungen eingeschlossen sein.

Die **Mutterschutzfrist** sieht vor, dass Schwangere 6 Wochen vor und 8 Wochen nach der Entbindung nicht mehr beschäftigt werden dürfen, es sei denn, die werdende Mutter erklärt sich selbst widerruflich für arbeitstauglich. Bei Früh- oder Mehrlingsgeburten sowie neuerdings auch für Mütter von Kindern mit Behinderung verlängert sich die Nachfrist auf 12 Wochen.

Während der Schwangerschaft und einer Schutzfrist von 4 Monaten nach der Entbindung besteht ein **Kündigungsschutz**. Die Kündigung ist dann unwirksam, wenn die Schwangerschaft dem Arbeitgeber zum Kündigungszeitpunkt bekannt war oder diese ihm innerhalb von 14 Tagen nach Erhalt der Kündigung mitgeteilt wurde. Zudem wurde ein Kündigungsschutz für Frauen im Anschluss an eine nach der zwölften Schwangerschaftswoche erfolgten Fehlgeburt neu eingeführt.

Für werdende und stillende Mütter begrenzt das Mutterschutzgesetz die Höchstarbeitszeit auf 8,5 Stunden täglich oder 90 Stunden in der Doppelwoche. Während der Arbeitszeit steht einer jungen Mutter **Stillzeit** zu, die sie sich selbst einteilen kann.

Nachtarbeit im Sinne des Mutterschutzgesetzes in der Zeit zwischen 20:00 und 6:00 Uhr bleibt verboten. Allerdings kann in Ausnahmefällen Nachtarbeit von Schwangeren in der Zeit zwischen 20:00 und 22:00 Uhr erlaubt sein, sofern Arbeitgeber und Arbeitnehmerin sich einig sind und die zuständige Aufsichtsbehörde sowie der Betriebsarzt zustimmen. Im behördlichen Genehmigungsverfahren kann zudem der Umfang der Sonntags- und Feiertagsarbeit erweitert werden, sofern die Schwangere das selbst möchte.

Die in der bisherigen **Mutterschutzarbeitsverordnung** (MuSchArbV) geregelten Arbeitgeberpflichten zur Ausgestaltung des **Arbeitsplatzes** und der Arbeitsbedingungen finden sich jetzt im neuen MuSchG. Laut diesem ist der Arbeitgeber verpflichtet, alle Möglichkeiten zu nutzen, damit schwangere Frauen ohne Gefährdung ihrer Gesundheit oder der ihres (ungeborenen) Kindes ihre berufliche Tätigkeit fortsetzen können.

Für jeden Arbeitsplatz muss durch den Arbeitgeber eine **Gefährdungsbeurteilung** durchgeführt werden. Mit dieser wird geprüft, ob eine Schwangere an diesem Arbeitsplatz grundsätzlich eingesetzt werden könnte. Der Schwangeren darf dabei keinerlei

Gefahr für sich und ihr ungeborenes Kind drohen. Im neuen MuSchG wird u. a. darauf hingewiesen, dass von Blei und Bleiderivaten eine „unverantwortbare Gefährdung" ausgehen kann. Dies gilt auch für Stoffe, die die Plazentaschranke überwinden können, wie Quecksilberalkyle, polychlorierte Biphenyle (PCB), Arsenverbindungen sowie Chemikalien, die über die Haut aufgenommen werden (z. B. Xylol).

Sobald dem Arbeitgeber eine Schwangerschaft bekannt ist, ist die **Gefährdungsbeurteilung** unverzüglich erneut durchzuführen. Liegen gefährdende Arbeitsbedingungen vor, so sind diese durch Schutzmaßnahmen zu entschärfen. Eine Versetzung der schwangeren Frau an einen anderen geeigneten und zumutbaren Arbeitsplatz kann ebenfalls angeboten werden. Kann trotz aller nötigen Maßnahmen keine gefahrlose Arbeitssituation für die Schwangere geschaffen werden, greift das generelle **Beschäftigungsverbot** (auch **betriebliches Beschäftigungsverbot** genannt).

Eine **unverantwortbare Gefährdung** des ungeborenen Kindes gilt insbesondere als **ausgeschlossen**, wenn der **Gefahrstoff**
- die Plazentaschranke nicht überwinden kann.
- in der Liste der AGW nach der technischen Regel für Gefahrstoffe (TRGS) 900 mit einem Y (kein Risiko bei Einhaltung des AGW und des BGW) gekennzeichnet ist und der dort festgelegte AGW eingehalten wird.
- nicht als wirksam auf oder über die Laktation (Muttermilch) eingestuft ist.

Beschäftigungsverbot in der Schwangerschaft: Grundsätzlich wird im Mutterschutzgesetz zwischen sogenannten **individuellen** und **generellen Beschäftigungsverboten** unterschieden.

Das generelle Beschäftigungsverbot bezieht sich auf Tätigkeiten, die direkt durch das Mutterschutzgesetz für Schwangere untersagt sind (z. B. Nachtarbeit). Es wird vom Betrieb ausgesprochen.

Im Gegensatz dazu wird das individuelle Beschäftigungsverbot im Einzelfall ärztlich ausgesprochen. Es ist schriftlich auszustellen und soll die individuellen Einschränkungen (Zeitraum, bestimmte Stundenzahl oder bestimmte Tätigkeiten) darlegen.

Der Arbeitgeber darf der schwangeren oder stillenden Arbeitnehmerin eine anderweitige Beschäftigung zuweisen, die durch das Beschäftigungsverbot nicht ausgeschlossen ist. Im Rahmen des **Umlageverfahrens U2** werden dem Arbeitgeber Aufwendungen, wie z. B. der Zuschuss zum Mutterschaftsgeld für die Dauer der Schutzfristen nach dem MuSchG sowie das bei Beschäftigungsverbot zu zahlende Arbeitsentgelt, erstattet.

12.1.9 Arbeitszeitgesetz (ArbZG)

Das ArbZG regelt die Arbeitszeiten der Arbeitnehmer in Deutschland und ist für Arbeitgeber und Arbeitnehmer verpflichtend. Es soll die Sicherheit und den Gesundheitsschutz der Arbeitnehmer sicherstellen, die Rahmenbedingungen für flexible Arbeitszeiten verbessern sowie Sonn- und Feiertage als Ruhetage der Erholung für die Arbeitnehmer schützen. Es gilt nicht für Beamte und Soldaten, für leitende Angestellte, Chefärzte oder Personen unter 18 Jahren.

Grundsätzlich darf die **werktägliche Arbeitszeit** 8 h nicht überschreiten. Unter der Maßgabe, dass die durchschnittliche Arbeitszeit über 24 Wochen 8 h nicht überschreitet, kann sie auf 10 h verlängert werden. Bei **Nachtarbeit** muss der Ausgleich auf einen Durchschnitt von 8 h innerhalb von 4 Wochen erfolgen. Der vorgegebene Rahmen ist jedoch durch tariflich-individuelle Modifikationen und Vereinbarungen anpassbar.

Nach spätestens 6 h muss die Arbeit für eine **Ruhepause** unterbrochen werden: Pausenlänge 30 min bei bis zu 9 h Arbeit, 45 min bei bis zu 10 h Arbeit. Nach Beendigung des Arbeitstages

stehen dem Arbeitnehmer mindestens 11 h **Ruhezeit** zu, bis er die Tätigkeit wiederaufnehmen kann.

An **Sonn- und Feiertagen** gilt grundsätzlich ein Beschäftigungsverbot. Jedoch kann je nach Betrieb eine mindestens 24 h umfassende Ruhepause um 6 h vor Beginn oder hinter das Ende des Feiertages gelegt werden. **Sonder- und Ausnahmeregelungen** gibt es für Berufsgruppen, die lebenswichtige Aufgaben ausüben, wie Feuerwehrleute, Ärzte, Rettungssanitäter oder Krankenschwestern. Hier können tariflich abweichende Regeln festgelegt werden.

12.1.10 Immissionsschutzgesetz

Das Bundes-Immissionsschutzgesetz (BImschG) ist ein Regelwerk zum Schutz vor schädlichen Umwelteinwirkungen wie Lärm oder Luftverschmutzung. So regelt es z. B. das Verbrennen im Freien, die Tierhaltung, das Abbrennen von Feuerwerkskörpern oder die Anwendung von Audiogeräten. Die Ausführung der Vorschriften erfolgt auf Länderebene.

12.1.11 Atomgesetz

Das Atomgesetz ist die rechtliche Basis für die Nutzung von Kernenergie und ionisierender Strahlung. Es umfasst 6 Abschnitte und regelt z. B. die Genehmigung von Atomkraftwerken und kerntechnischen Anlagen zur Nutzung von Kernbrennstoffen. Die Strahlenschutzverordnung und die Röntgenschutzverordnung (S. 113) finden sich in den Schlussabschnitten des Atomgesetzes.

> **PRÜFUNGSHIGHLIGHTS**
> - **!!!** Entgeltfortzahlungsgesetz
> - **!!** SGB VI – Medizinische Rehabilitation und Erwerbsminderungsrente
> - **!!!** SGB V – Lohnfortzahlung und Krankengeld
> - **!!** MDK – Stellungnahmen für Krankenkassen (z. B. Begutachtung zur Pflegebedürftigkeit und Feststellung des Pflegegrads) und Arbeitgeber
> - **!** SGB IX – Behinderungsgrad und Schwerbehindertenausweis
> - **!!** Erstuntersuchung nach Jugendarbeitsschutzgesetz.

12.2 Bedeutende medizinische Sachverhalte in Verordnungen

12.2.1 Gefahrstoffverordnung (GefStoffV)

Ziel dieser Verordnung ist es, den Menschen und die Umwelt vor stoffbedingten Schädigungen zu schützen durch
- Regelungen zu Einstufung, Kennzeichnung und Verpackung gefährlicher Stoffe und Zubereitungen
- Maßnahmen zum Schutz der Beschäftigten und anderer Personen bei Tätigkeiten mit Gefahrstoffen
- Beschränkungen für das Herstellen und Verwenden bestimmter gefährlicher Stoffe, Zubereitungen und Erzeugnisse.

Außerdem regelt die GefStoffV das Inverkehrbringen von gefährlichen Stoffen und Produkten.

Gefahrstoffe werden nach der sog. GHS (Global Harmonizing System)-Verordnung und der CLP-Verordnung (Classification, Labelling and Packaging of Substances and Mixtures) mit europaweit gültigen Symbolen gekennzeichnet (**Abb. 12.1**). Seit dem 1. Juni 2015 sind Stoffe und Gemische nach den Vorgaben der GHS-Verordnung einzustufen und zu kennzeichnen.

LERNPAKET 3

VORSICHT GEFÄHRLICH

Symbol für eine allgemeine Warnung (z.B. vor Haut- oder Augenkontakt)
Beispiele: Geschirrspültabs, Reinigungsmittel, Javelwasser

HOCHENTZÜNDLICH

Zündquellen vermeiden; Löschmittel bereithalten
Beispiele: Grillanzünder, Lampenöle, Spraydosen, Lösungsmittel

BRANDFÖRDERND

setzt beim Brand Sauerstoff frei; das Ersticken der Flammen ist unmöglich
Beispiele: Wasserstoffperoxid, Bleichmittel

EXPLOSIV

kann explodieren; nur von ausgebildetem Personal anzuwenden
Beispiele: Nitroglycerin

GAS UNTER DRUCK

Behälter können durch Hitze oder Verformung bersten
Beispiele: Propan- und Butanflaschen, CO_2-Flaschen für Sodawasser

GEWÄSSERGEFÄHRDEND

kann Organismen im Wasser gefährden; Sonderabfall
Beispiele: Schimmelentferner, Antiinsektenspray, Schwimmbadchemikalien, Motorenöle

ÄTZEND

schwere Verätzungen von Haut und Augen; Handschuhe und Schutzbrille tragen
Beispiele: Backofenreiniger, Entkalker, Abflussreiniger, starke und konzentrierte Reinigungsmittel

GESUNDHEITSSCHÄDIGEND

kann das Erbgut oder Organe, die Fruchtbarkeit oder die Entwicklung schädigen, kann beim Einatmen tödlich sein; jeden Kontakt vermeiden
Beispiele: Benzin, Methanol, Grillanzünder, Lampenöle, Lacke, gewisse ätherische Öle

HOCHGIFTIG

kann schon in kleinen Mengen zu schweren Vergiftungen und zum Tod führen; Schutzkleidung, Handschuhe, Maske tragen
Beispiele: Mäuse- und Rattengift

Abb. 12.1 Gefahrenpiktogramme und ihre Bedeutungen. [aus Bönisch, Duale Reihe Pharmakologie und Toxikologie, Thieme, 2016]

Tab. 12.1 Vorsorgekonzept für kanzerogene Stoffe auf Basis der ERB, in der TRGS 910 beschrieben

Risikobereich	Statistische Wahrscheinlichkeit des Auftretens einer Krebserkrankung	Konzentration (stoffspezifisch)	Maßnahme nach GefStoffV	Vorsorge nach Arbeitsmed. Vorsorgevorschrift (ArbMedVV)
Hohes Risiko = Gefahrenbereich	Toleranzrisiko ≥ 4:1000 = Besorgnisschwelle Das Toleranzrisiko entspricht einem zusätzlichen Krebsrisiko von 4:1000.	Toleranzkonzentration* z. B. Asbest 100 000 Fasern/m³ Bei einer Stoffkonzentration über dieser Grenzen besteht ein hohes Risiko, an Krebs zu erkranken.	• ggf. Verbot der Arbeit bei dieser Luftkonzentration oder Genehmigung mit Auflagen beantragen • räumliche Abtrennung • Expositionsminimierung (Dauer der Exposition und Anzahl der Exponierten) • Hygienemaßnahmen • Betriebsanweisungen, Unterweisungen, Schulungen • Risikokommunikation	Angebotsvorsorge, Pflichtvorsorge
Mittleres Risiko = Besorgnisbereich	Exposition liegt zwischen Toleranz- und Akzeptanzrisiko	Der mittlere Risikobereich liegt zwischen der stoffspezifischen Akzeptanz- und Toleranzkonzentration*, bei Asbest z. B. zwischen 10 000 und 100 000 Fasern/m³.	• räumliche Abtrennung • Expositionsminimierung (Dauer der Exposition und Anzahl der Exponierten) • Hygienemaßnahmen • Betriebsanweisungen, Unterweisungen, Schulungen • Risikokommunikation	Angebotsvorsorge, Pflichtvorsorge
Niedriges Risiko = Basisvorsorgebereich	Akzeptanzrisiko ≤ 4:10 000 (Eine Überprüfung zur Absenkung des Akzeptanzrisikos auf 1:100 000 war für 2018 geplant, wurde aber bis auf weiteres vertagt.)	Akzeptanzkonzentration* z. B. bei Asbest 10 000 Fasern/m³ Unter diesem Wert liegt ein niedriges Risiko für eine Krebserkrankung vor.	• Hygienemaßnahmen • Betriebsanweisungen, Unterweisungen, Schulungen	Angebotsvorsorge
Allgemeines Risiko	Darunter versteht man das allgemeine, arbeitsplatzunabhängige Krebsrisiko. Die Grenze zum niedrigen Risiko ist die maximale Stoffkonzentration eines spezifischen Stoffes, die in der normalen Umwelt vorkommt.			

* Die Toleranz- und Akzeptanzkonzentrationen leiten sich von dem Toleranz- bzw. Akzeptanzrisiko ab und sind die Stoffkonzentrationen, bei denen die genannten Wahrscheinlichkeiten, eine Krebserkrankung zu entwickeln, überschritten werden. Bei der Ableitung der Exposition-Risiko-Beziehung (ERB) wird von einer Exposition eines Stoffes in der Luft des Arbeitsplatzes während des gesamten Arbeitslebens (8 h/Arbeitstag über 40 Jahre) ausgegangen.

Der Arbeitgeber muss die von Gefahrstoffen ausgehenden Gefährdungen der Gesundheit und Sicherheit der Beschäftigten u. a. unter folgenden Gesichtspunkten beurteilen:

- gefährliche Eigenschaften der Stoffe oder Zubereitungen
- Ausmaß, Art und Dauer der Exposition
- physikalisch-chemische Wirkungen
- Wirksamkeit der getroffenen oder zu treffenden Schutzmaßnahmen
- Schlussfolgerungen aus durchgeführten arbeitsmedizinischen Vorsorgeuntersuchungen.

Entsprechend der Beurteilung müssen Maßnahmen ergriffen werden, die die Gefährdung durch einen Stoff entweder beseitigen oder auf ein Minimum reduzieren, z. B.:

- Bereitstellung geeigneter Arbeitsmittel für Tätigkeiten mit Gefahrstoffen und entsprechende Wartungsverfahren zur Gewährleistung der Gesundheit und Sicherheit der Beschäftigten
- Begrenzung der Dauer und des Ausmaßes der Exposition
- angemessene Hygienemaßnahmen, insbesondere die regelmäßige Reinigung des Arbeitsplatzes
- geeignete Arbeitsmethoden und Verfahren, welche die Gesundheit und Sicherheit der Beschäftigten nicht beeinträchtigen, einschließlich Vorkehrungen für die sichere Handhabung, Lagerung und Beförderung von Gefahrstoffen und von Abfällen, die Gefahrstoffe enthalten.

Nach GefStoffV hat der Arbeitgeber sicherzustellen, dass bei Tätigkeiten mit Gefahrstoffen die Arbeitsplatzgrenzwerte eingehalten werden. Für die überwiegende Zahl der krebserzeugenden Stoffe ist allerdings derzeit **kein Arbeitsplatzgrenzwert** ableitbar. Die TRGS (technische Regel für Gefahrstoffe) 910 enthält ein **risikobezogenes Maßnahmenkonzept**, das das Minimierungsgebot nach § 7 GefStoffV konkretisiert:

- **Festlegung von Risikogrenzen** für Tätigkeiten mit krebserzeugenden Gefahrstoffen (**Tab. 12.1**).
- **Gestuftes Maßnahmenkonzept** zur Risikominderung in Abhängigkeit von der Höhe des Risikos.
- Quantifizierung stoffspezifischer **Exposition-Risiko-Beziehungen** (ERB) und von **Risikokonzentrationen** bei Exposition gegenüber krebserzeugenden Gefahrstoffen am Arbeitsplatz.

12.2.2 Biostoffverordnung (BioStoffV)

In der Biostoffverordnung werden biologische Arbeitsstoffe definiert und in Risikogruppen eingeteilt. Zudem werden Maßnahmen zum Arbeits- und Gesundheitsschutz von Personen, die durch eine berufliche Tätigkeit mit diesen in Kontakt kommen können, geregelt. Darunter fallen Tätigkeiten in

- Gesundheitswesen (Laboratorien oder Pflegeeinrichtungen),
- Biotechnologie (Herstellung von Arzneimitteln),

- Landwirtschaft (Umgang mit tierischen Rohprodukten oder Tieren im Allgemeinen)
- Teilbereichen der Lebensmittelherstellung (Käsereien) und -verarbeitung (Schlachthöfe)
- Abfall- und Abwasserbehandlung (Kompostierung, Müllabfuhr oder Kläranlagen).

Grundsätzlich greift die Biostoffverordnung bei allen Arbeiten mit Biostoffen bzw. biologischen Arbeitsstoffen. Auch Tätigkeiten, die unter das Gentechnikrecht fallen, können durch die BioStoffV geregelt sein.

> **DEFINITION** Zu den **Biostoffen** zählen nach § 2 BioStoffV u. a. Endoparasiten, Ektoparasiten, die eigenständige Erkrankungen bei Menschen verursachen können (Stechmücken oder Zecken), Mikroorganismen (Bakterien, Viren und Pilze) sowie Zellkulturen (einschließlich gentechnisch veränderter Formen) sowie mit transmissibler spongiformer Enzephalopathie (TSE) assoziierte Agenzien (z. B. Prionen), die eine Gefahr für die Gesundheit des Menschen darstellen können. Biostoffe können infektiös, sensibilisierend oder toxisch wirken.

Gleichzustellen mit den Biostoffen sind krankheitsübertragende bzw. -erregende Ektoparasiten (Stechmücken oder Zecken) oder technisch hergestellte biologische Einheiten mit gesundheitsschädigender Wirkung.

Anhand ihres Infektionsrisikos werden biologische Arbeitsstoffe in 4 Risikogruppen eingeteilt (§ 3 BioStoffV).

> **PRAXIS**
>
> **Risikogruppen nach BioStoffV**
> - **Risikogruppe 1**: geringes bzw. kein Erkrankungs- bzw. Infektionsrisiko (z. B. Bäckerhefe)
> - **Risikogruppe 2**: mögliches Risiko einer Erkrankung, eine Verbreitung in der Bevölkerung gilt als unwahrscheinlich; Vorbeugung und Behandlung möglich
> - **Risikogruppe 3**: hohes Erkrankungsrisiko, Gefährdung der Bevölkerung liegt vor; Erkrankung mit schwerem Verlauf, **Vorbeugung und Behandlung möglich** (z. B. Mycobacterium tuberculosis Yersinia pestis, Hepatitis B, SARS-CoV-2 [Stand Juni 2020])
> - **Risikogruppe 4**: ernste Gefahr und schwere Erkrankungen bei Beschäftigten möglich (z. B. Ebola); große Gefahr der Verbreitung in der Bevölkerung; normalerweise **keine Vorbeugung und/oder Behandlung möglich**.

Gefährdungsbeurteilung: Vor der Aufnahme einer Tätigkeit mit biologischen Arbeitsstoffen nach § 2 BioStoffV ist der Arbeitgeber zu einer **Gefährdungsbeurteilung** nach § 5 des Arbeitsschutzgesetzes verpflichtet (§ 4 BioStoffV). Die Beurteilung durch den Arbeitgeber erfolgt anhand der für ihn zugänglichen Informationen über den Arbeitsstoff, die er ggf. beim Hersteller, Einführer oder Inverkehrbringer einzuholen hat.

Aspekte, die in die Gefährdungsbeurteilung einfließen, sind
- die Art des Biostoffs (Risikogruppe, Übertragungswege, schädigende Wirkung) und seines Einsatzes,
- die Art der Tätigkeit (Betriebsabläufe, Arbeitsverfahren), Betriebsanlagen und Arbeitsmittel,
- die Art, Dauer und Häufigkeit der Exposition der Beschäftigten sowie
- tätigkeitsbezogene Erkenntnisse

- über Belastungs- und Expositionssituationen, einschließlich psychischer Belastungen,
- über bekannte Erkrankungen und die zu ergreifenden Gegenmaßnahmen,
- aus der arbeitsmedizinischen Vorsorge.

Basierend auf diesen Erkenntnissen wird die Gesamtbeurteilung erstellt, auf deren Grundlage Schutzmaßnahmen festzulegen und zu ergreifen sind.

Schutzstufen: Im Forschungs- und Gesundheitssektor muss der Arbeitgeber die Tätigkeit einer **Schutzstufe** zuordnen. Dabei werden **gezielte** von **nicht gezielten Tätigkeiten** (aktive bzw. passive Arbeit / Exposition mit einem oder mehreren Biostoffen) unterschieden und die Schutzstufe entsprechend angepasst. Eine Tätigkeit, z. B. im Bereich der Veterinärmedizin, der Land-, Forst-, Abwasser- und Abfallwirtschaft oder in Biogasanlagen und Schlachtbetrieben, muss in der Regel **keiner Schutzstufe** zugeordnet werden.

Dokumentationspflicht: In einem **Biostoffverzeichnis** muss dokumentiert werden, welche Biostoffe verwendet werden bzw. auftreten können. Dieses Biostoffverzeichnis enthält die Angaben zur Einstufung der Biostoffe in die Risikogruppen sowie eine Aufzählung ihrer schädigenden Wirkungen. Das Biostoffverzeichnis muss allen Arbeitnehmern zur Verfügung stehen.

Bei einer Einstufung der Schutzstufe 3 oder 4 muss zudem ein Verzeichnis über alle Personen und ihre Tätigkeiten mit dem Biostoff geführt werden. Zudem besteht eine Dokumentationspflicht für alle Unfälle und Betriebsstörungen. Die Daten müssen für mindestens 10 Jahre nach der Beendigung der Tätigkeit aufbewahrt werden.

Schutzmaßnahmen gemäß BioStoffV: Der Arbeitgeber ist zur **arbeitsmedizinischen Vorsorge** verpflichtet (siehe auch ArbMedVV (S. 115)).

Unabhängig von der Schutzstufe sind gewisse **Hygienemaßstäbe** einzuhalten und **ausreichende Waschmöglichkeiten** für die Beschäftigten zu schaffen. Die Anzahl der beteiligten Personen am Arbeitsplatz sollte auf die Mitarbeiter beschränkt werden, die für die auszuübende Tätigkeit benötigt werden.

Des Weiteren fordert die BioStoffV, dass Beschäftigte bei gezielten Tätigkeiten mit biologischen Arbeitsstoffen der Risikogruppen 3 und 4 **fachkundig und eingewiesen** sein müssen. Dies gilt auch für nicht gezielte Tätigkeiten mit vergleichbarer Gefährdung.

Bei Tätigkeiten mit Biostoffen aus den **Risikogruppen 2, 3 oder 4** sind folgende Schutzmaßnahmen (ArbSchG) einzuhalten:
- **Technische Arbeitsschutz**:
  - Anpassung der Arbeitsverfahren und -mittel, sodass die Gefahr für die Beschäftigten, sich Schnitt- oder Stichverletzungen zuzuziehen, so gering wie möglich gehalten ist.
  - Substitution von Arbeitsverfahren oder Tätigkeiten, bei denen sich Staub oder Aerosole bilden können (sofern dies technisch möglich ist).
  - Maßnahmen zur Dekontamination, Inaktivierung und Desinfektion sowie zur korrekten Entsorgung von Biostoffen oder kontaminierten Gegenständen.
- **Persönlicher Schutz**:
  - Ordnungsgemäßer Umgang von persönlicher Schutzausrüstung (PSA) hinsichtlich Reinigung, Pflege und Aufbewahrung (getrennte Aufbewahrung und ggf. korrekte Entsorgung).
  - Einsatz und Tragen von PSA solange eine Gefährdung vorliegt.

– Kein Konsum von Nahrungs- und Genussmitteln in den Bereichen, in denen eine Gefährdung durch Biostoffe festgestellt wurde. Dies ist gemäß § 9 BioStoffV nur in gesonderten Bereichen erlaubt, die nicht mit Schutzkleidung betreten werden dürfen (z. B. Sozialräume).

12.2.3 Arbeitsstättenverordnung (ArbStättV)

Diese Verordnung regelt die Anforderungen an die Gestaltung von Arbeitsplätzen in Räumen sowie im Freien und auf Baustellen. Sie schreibt vor, wie die räumlichen, hygienischen und sicherheits- sowie verkehrstechnischen Verhältnisse an einem Arbeitsplatz zu sein haben:

- Beschaffenheit von Wänden, Böden, Decken oder Fenstern mit Sichtverbindung nach außen
- Aspekte wie Belüftung, Raumtemperatur und Beleuchtung
- Sicherheitsanforderungen wie mechanischer Schutz, Brandschutz, Lärmschutz, Gefahrstoffe
- sichere Gestaltung von Fuß- und Fahrwegen, Türen und Toren.

12.2.4 Strahlenschutzgesetz (StrlSchG) und Strahlenschutzverordnung (StrlSchV):

Der Strahlenschutz wurde im neuen Strahlenschutzgesetz vom 03.07.2017 und in der neuen Strahlenschutzverordnung vom 31.12.2018 neu strukturiert und modernisiert. Umfassender Schutz vor schädlicher Strahlung in der Medizin, Schutz vor Radon in Wohnungen und bessere Vorsorge für den Notfall sind zentrale Bereiche des neuen Gesetzes. Basierend auf der aktuellen Richtlinie der europäischen Atomgemeinschaft (EURATOM), fasst die Neuregelung Vorgaben aus der alten Strahlenschutzverordnung, Röntgenverordnung (RöV) und dem Strahlenschutzvorsorgegesetz (StrSchVG) zusammen.

Zudem weitet das Strahlenschutzgesetz den Schutz vor Radon am Arbeitsplatz ab 2019 aus. Bis Ende 2020 müssen die Bundesländer ermitteln, in welchen Gebieten in vielen Gebäuden eine hohe Radon-Konzentration zu erwarten ist. In diesen Gebieten muss die Radon-Konzentration an Arbeitsplätzen im Keller und im Erdgeschoss gemessen werden. Beträgt die Radon-Konzentration am Arbeitsplatz mehr als 300 Becquerel pro Kubikmeter, müssen sofort Maßnahmen eingeleitet werden, um die Radon-Konzentration dort zu senken. Lässt sich die Radon-Konzentration am Arbeitsplatz nicht unter 300 Becquerel pro Kubikmeter senken, müssen der Arbeitsplatz gemeldet, die zu erwartende Strahlendosis für die Beschäftigten abgeschätzt und ggf. weitere Maßnahmen ergriffen werden.

Ist dabei für die tätige Person eine Jahresdosis von 6 Millisievert und mehr zu erwarten (entspricht dem Kontrollbereich im Strahlenschutz), wird die an diesem Arbeitsplatz tätige Person in das Strahlenschutzregister des Bundesamtes für Strahlenschutz (BfS) aufgenommen. Das Gesetz legt weiterhin die Grenzwerte für beruflich Strahlenexponierte (z. B. Arbeiter in kerntechnischen Anlagen) und die Bevölkerung für die maximal zulässige Strahlenbelastung aus künstlichen Quellen fest.

Im Strahlenschutz macht sich die StrlSchV am offensichtlichsten durch den neuen deutlich Dosisgrenzwert der Augenlinse

von 20 mSv (früher 150 mSv) für **beruflich strahlenexponierte Personen** (15 mSv für die Allgemeinbevölkerung) bemerkbar. Dadurch soll das Risiko, an einer strahleninduzierten Katarakt zu erkranken, weiter minimiert werden. In Deutschland liegt die erlaubte effektive Jahresdosis für beruflich exponierte Personen bei 20 mSv. Bezogen auf das gesamte Berufsleben dürfen 400 mSv nicht überschritten werden. Im Einzelfall kann die zuständige Behörde für ein einzelnes Jahr eine effektive Dosis von **50 mSv** zulassen (max. 100 mSv in 5 aufeinanderfolgenden Jahren). Wird eine schwangere Frau beruflich strahlenexponiert, muss gewährleistet sein, dass über die gesamte Schwangerschaft die effektive Dosis von 1 mSv für das ungeborene Kind nicht überschritten wird.

Bei einer Untersuchung mit einem **Computertomografen** (**CT**), wie sie im klinischen Alltag routinemäßig angeordnet wird, kann die effektive Einzeldosis bereits **1,8–2,3 mSv** (Kopf) und **8,8–16,4 mSv** (Abdomen) betragen!

Die arbeitsmedizinische Vorsorge beruflich strahlenexponierter Personen erfolgt durch sog. ermächtigte Ärzte im Strahlenschutz, sofern diese der Kategorie A zugeordnet sind. Bei Personen der Kategorie B wird eine arbeitsmedizinische Vorsorge nur gefordert, wenn die Behörde diese anordnet. Nach § 54 der StrlSchV fallen in die Kategorie A Personen, die einer beruflichen Strahlenexposition ausgesetzt sind, die im Kalenderjahr zu einer effektiven Dosis von mehr als 6 mSv oder einer höheren Organdosis als 45 mSv für die Augenlinse oder einer höheren Organdosis als 150 mSv für die Haut, die Hände, die Unterarme, die Füße oder Knöchel führen kann. In die Kategorie B fallen Personen, deren effektive Dosis im Kalenderjahr mehr als 1 mSv oder die Organdosis mehr als 15 mSv für die Augenlinse oder die Organdosis mehr als 50 mSv für die Haut, die Hände, die Unterarme, die Füße oder Knöchel betragen kann, ohne dass sie in die Kategorie A fallen.

12.2.5 Berufskrankheitenverordnung (BKV)

Als Teil des SGB VII ermächtigt die BKV die Bundesregierungen, Krankheiten nach neuesten wissenschaftlichen Erkenntnissen als Berufskrankheiten zu definieren und in die **Liste der Berufskrankheiten** aufzunehmen. Sie verpflichtet auch die Träger der gesetzlichen Unfallversicherung (Berufsgenossenschaften) dazu, Maßnahmen gegen das Entstehen, Wiederkehren oder Fortschreiten von Berufskrankheiten zu ergreifen. Sie gilt nicht für Arbeitsunfälle, sondern ausschließlich für die in der Liste aufgeführten Berufskrankheiten.

12.2.6 Unfallverhütungsvorschriften (UVV/BGV)

Unfallverhütungsvorschriften sind Regularien, die dazu dienen, Arbeitsunfälle, Berufskrankheiten oder arbeitsbedingte Gesundheitsgefahren zu vermeiden. Sie enthalten **Sicherheitsvorschriften** für Betriebe und Arbeitsprozesse sowie für Verhaltensweisen und die Organisation des betrieblichen Arbeitsschutzes und sind **verbindliche Pflichten des Arbeitgebers** gegenüber den Trägern der gesetzlichen Unfallversicherung.

13 Organisationen und Aufgaben des Arbeitsschutzes

13.1 Staatlicher Arbeitsschutz

13.1.1 Staatliches Gewerbeaufsichtsamt und staatlicher Gewerbearzt

Das Gewerbeaufsichtsamt (GAA) oder auch Amt für Arbeitsschutz ist die zuständige Behörde für die Überwachung der Vorschriften des gesetzlichen Arbeits-, Umwelt- und Verbraucherschutzes und hat sonderpolizeiliche Rechte. Es ist Teil des **dualen Systems** im deutschen Arbeitsschutz neben den Berufsgenossenschaften, die sich jedoch gezielter mit den Belangen der bei ihnen versicherten Mitglieder befassen, während die Gewerbeaufsicht breiter aufgestellt ist und sich auch um den Schutz der gesamten Bevölkerung kümmert. Den GAA obliegen die Überwachung und Einhaltung von Gesetzen wie dem Gerätesicherheits- oder Chemikaliengesetz und dem Mutterschutz- oder Jugendarbeitsschutzgesetz.

Der **staatliche Gewerbearzt** ist Teil der GAA und nimmt Aufgaben des medizinischen Arbeitsschutzes sowie Beratungsaufgaben des technischen Dienstes (Physiker, Chemiker, Ingenieure) wahr. Er begeht zusammen mit dem technischen Dienst Betriebe und berät Arbeitgeber, Sicherheitskräfte und Betriebsärzte. Stellt ein Betriebsarzt eine Berufskrankheit bei einem Arbeitnehmer fest, so muss der Gewerbearzt darüber per Anzeige direkt oder von der Berufsgenossenschaft unterrichtet werden.

13.2 Berufsgenossenschaften

Synonym: Unfallversicherungsträger

Die Träger der **gesetzlichen Unfallversicherung** sind die gewerblichen Berufsgenossenschaften und die Unfallversicherungsträger der öffentlichen Hand sowie die landwirtschaftliche Berufsgenossenschaft. Die Berufsgenossenschaften finanzieren sich einzig über die Beiträge der Unternehmer, die zu einer Mitgliedschaft verpflichtet sind. Sie sind aufgeteilt nach ihren unterschiedlichen Wirtschaftszweigen.

Dachverband der derzeit 9 gewerblichen und 9 betrieblichen Berufsgenossenschaften ist der Verband Deutsche Gesetzliche Unfallversicherung – DGUV.

Zu den Aufgaben der gesetzlichen Unfallversicherung zählen die Verhütung von Arbeitsunfällen und Krankheiten sowie die medizinische, berufliche und soziale Rehabilitation nach einem **Arbeitsunfall** oder bei einer durch den Beruf erworbenen Krankheit (**Berufskrankheit, BK**) mit der Übernahme sämtlicher anfallender Leistungen. Dies ist z. B. auch dann der Fall, wenn sich ein Arbeitnehmer aufgrund eines Auslandsaufenthalts in einem en-demischen Gebiet z. B. mit Leishmaniose infiziert. Ebenso sind Kindergartenkinder, Schüler und Studenten bei Unfällen und Wegeunfällen über die gesetzlichen Unfallversicherungträger abgesichert. Selbständige haben keine Ansprüche auf Leistungen, können sich aber privat absichern. Unter den Verdachtsanzeigen dominieren die Hauterkrankungen, von denen jedoch mehr als 90 % aller gemeldeten nicht als BK anerkannt wurden. Die Lärmschwerhörigkeit ist aktuell die am häufigsten anerkannte Berufskrankheit.

> **LERNTIPP !**
> Die Beurteilung eines **dermatologischen Befundes**, der möglicherweise beruflich bedingt ist, sollte zunächst von einem Facharzt für Dermatologie oder einem Arzt mit Zusatzbezeichnung „Arbeitsmedizin" oder „Betriebsmedizin" beurteilt werden.

> **PRAXIS** Jeder begründete Verdacht auf eine Berufskrankheit ist nach den Vorschriften der gesetzlichen Unfallversicherung zu melden.

> **LERNTIPP !**
> Beispiel zu Berufskrankheiten während eines Auslandsaufenthalts: Ein Techniker wird von einem großen deutschen Unternehmen nach Uruguay geschickt. Unerwarteterweise sind die hygienischen Bedingungen in seiner Unterbringung mangelhaft. Trotz bestimmter Vorsichtmaßnahmen beobachtet er am letzten Tag seines fünftägigen Aufenthaltes, dass seine Augenlider angeschwollen sind. Zurück in Deutschland, wird der schon immer sehr krankheitsanfällige Techniker von Durchfall und Bauchschmerzen gequält. Er fühlt sich abgeschlagen und hat Fieber. Zudem sind seine Lymphknoten geschwollen. Weil er fürchtet, sich mit einer Tropenkrankheit infiziert zu haben, begibt er sich in die Tropenklinik. Im Blutausstrich ist der Erreger Trypanosoma cruzi nachweisbar. Nach BK Nr. 3104 ist davon auszugehen, dass die im Zuge des beruflichen Aufenthalts erworbene Chagas-Krankheit als Berufskrankheit anerkannt wird.

> **PRÜFUNGSHIGHLIGHTS**
> – !!! Gesetzliche Unfallversicherung.
> – ! Besteht der Verdacht, dass ein auffälliger **dermatologischer Befund** möglicherweise beruflich bedingt ist, sollte zunächst ein **Hautarztbericht** veranlasst werden.

14 Verhütung und Früherkennung beruflich bedingter Schäden

14.1 Verordnung zur arbeitsmedizinischen Vorsorge (ArbMedVV)

Die Arbeitsmedizinische Vorsorge ist über die arbeitsmedizinische Vorsorgeverordnung (ArbMedVV) geregelt. Auf dieser Rechtsgrundlage wird der Arbeitgeber verpflichtet, den Arbeitnehmern anhand der Gefährdungsbeurteilung eine angemessene arbeitsmedizinische Vorsorge anzubieten.

Ziel der Arbeitsmedizinischen Vorsorge ist es, arbeitsbedingte Erkrankungen und Berufskrankheiten frühzeitig zu erkennen und zu verhüten. Zu ihren Aufgaben gehören:

- Beurteilung der individuellen Wechselwirkung zwischen Arbeit und Gesundheit
- individuelle arbeitsmedizinische Aufklärung und Beratung
- arbeitsmedizinische Vorsorgeuntersuchungen
- Gefährdungsbeurteilung und Maßnahmen zum Arbeitsschutz.

Zentrales Instrument der Beurteilung der Notwendigkeit einer arbeitsmedizinischen Vorsorge ist eine Gefährdungsbeurteilung durch den Arbeitgeber. Diese ist, generell bei gefährdenden Tätigkeiten und speziell bei Tätigkeiten mit Gefahrstoffen und/oder Biostoffen, von der Anzahl der Beschäftigten unabhängig. Des Weiteren verlangt das ArbSchG seit 2013 ausdrücklich, dass auch psychische Belastungen bei der Gefährdungsbeurteilung berücksichtigt werden.

14.1.1 Arbeitsmedizinische Vorsorge

> **DEFINITION** Die arbeitsmedizinische Vorsorge dient der Früherkennung arbeitsbedingter Gesundheitsstörungen und der Beurteilung, ob eine bestimmte Tätigkeit eine erhöhte Gesundheitsgefährdung bedeutet. Darüber hinaus stellt sie eine individuelle Arbeitsschutzmaßnahme dar, welche die vorrangig zu treffenden technischen und organisatorischen Maßnahmen zum Gesundheitsschutz der Beschäftigten flankiert und ergänzt, nicht aber ersetzt.

Der Beratungs- und Untersuchungsumfang leitet sich aus der **Gefährdungsbeurteilung** des jeweiligen Arbeitsplatzes ab. Bei der Durchführung der Vorsorge steht zunächst die Beratung im Vordergrund. Dabei klärt der Arbeitsmediziner über die möglichen Gefährdungen am Arbeitsplatz auf und prüft, ob und welche zusätzlichen Untersuchungen (wie Laborentnahme, Hörtest, Sehtest etc.) für eine zielführende Beratung erforderlich sind, und bietet diese den betreffenden Beschäftigten an.

Vor der Durchführung einer Untersuchung ist der Beschäftigte über Inhalt, Zweck und Risiken der Untersuchung aufzuklären. So kann der Beschäftigte sein Selbstbestimmungsrecht wahrnehmen und selbst über die Durchführung im Ganzen oder einzelner Teile entscheiden.

Biomonitoring und Impfungen sind ebenso Bestandteil der arbeitsmedizinischen Vorsorge wie die Beratung und Empfehlung zur Arbeitsplatzanpassung. Der Arbeitgeber erhält abschließend eine Vorsorgebescheinigung über die Teilnahme. Die Übermittlung weitergehender Diagnosen und Befunde ist aufgrund der ärztlichen Schweigepflicht damit nicht verbunden.

Bei unzureichenden Maßnahmen zum Arbeitsschutz hat der Arbeitsmediziner dem Arbeitgeber dies mitzuteilen und ggf. geeignete Arbeitsschutzmaßnahmen vorzuschlagen, die die Gefährdung beseitigt. Unter Umständen kann eine Arbeitsplatzbegehung notwendig sein.

Arten der arbeitsmedizinischen Vorsorge

Die ArbMedVV unterscheidet folgende Vorsorgeberatungen: **Pflicht-, Angebots-** und **Wunschvorsorge**. Diese teilen sich auf in Erstvorsorgeberatungen (vor Aufnahme einer Tätigkeit), Nachsorgeberatungen (während oder zur Beendigung einer Tätigkeit) und nachgehende Beratungen (nach Beendigung einer Tätigkeit), die alle eine Untersuchung beinhalten können. Nachgehende Vorsorgen werden Arbeitnehmern auch noch nach Beendigung der Tätigkeit angeboten, sofern eine Exposition gegenüber krebserregenden Gefahrenstoffen (z. B. Umgang mit Asbest) vorausgegangen ist.

Pflichtvorsorge

> **DEFINITION** Pflichtvorsorgen sind bei bestimmten besonders gefährdeten Tätigkeiten regelmäßig vom Arbeitgeber zu veranlassen. Die Teilnahme des Arbeitnehmers an dieser Pflichtvorsorge ist mit der Ausübung einer gefährdenden Tätigkeit verbunden und stellt damit eine Tätigkeitsvoraussetzung dar.

Pflichtvorsorgen sind als **Erstuntersuchung** vor Aufnahme bestimmter Tätigkeiten und anschließend in regelmäßigen Abständen als **Nachuntersuchungen** vom Arbeitgeber zu veranlassen. Beschäftigte sind gezwungen, an der Pflichtvorsorge teilzunehmen, um ihre Tätigkeit ausüben zu dürfen.

Dazu zählen bestimmte gefährdende Tätigkeiten unter festgelegten Voraussetzungen (z. B. Art der Exposition, Arbeitsplatzgrenzwert, gezielte Tätigkeit etc.). Diese Tätigkeiten und Voraussetzungen sind im Anhang der ArbMedVV konkret aufgeführt und werden nachfolgend nur angeschnitten. Hierzu zählen:

- die Arbeit mit **Gefahrstoffen** (nach ArbMedVV, Anhang Teil 1), wenn der Arbeitsplatzgrenzwert nicht eingehalten wird oder eine Gesundheitsgefährdung durch direkten Hautkontakt besteht
- **sonstige Tätigkeiten mit Gefahrstoffen** wie z. B. regelmäßige Feuchtarbeit, Exposition gegenüber Schweißrauch, Futtermittelstäuben, Naturlatexhandschuhen, wenn bestimmte Grenzwerte oder Zeiten überschritten werden
- gezielte Tätigkeiten mit **biologischen Arbeitsstoffen** (Risikogruppe 4 nach ArbMedVV, Anhang Teil 2)
- **nicht gezielte Tätigkeiten** (z. B. Reinigungspersonal) mit **biologischen Arbeitsstoffen** (Risikogruppe 4 nach ArbMedVV, Anhang Teil 2) in Bereichen, in denen Expositionsgefahr besteht, wie z. B. in Forschungseinrichtungen, Laboratorien, Krankenhäusern, oder z. B. auch bei der Tätigkeit von Forstarbeitern in Gebieten mit Wildtollwut
- **gentechnische Arbeiten** mit humanpathogenen Organismen (Risikogruppe 4)
- **physikalische Einwirkungen** wie extreme Hitze, Kälte, Lärm, Vibrationen, Druckluft, optische Strahlung und Taucharbeiten

- **Tätigkeiten**, die das Tragen von **Atemschutzgeräten** der Gruppe 2 und 3 verlangen
- **Aufenthalte** in den Tropen, Subtropen und **im Ausland**, wenn besondere klimatische Gegebenheiten oder Infektionsgefahr bestehen.

Bei Arbeit mit impfpräventablen biologischen Arbeitsstoffen (z. B. Hepatitis) sind Impfungen anzubieten.

Je nach Tätigkeit bestehen unterschiedliche Fristen bis zur nächsten arbeitsmedizinischen Vorsorge. Darüber hinaus gibt es außerhalb der ArbMedVV weitere Vorsorgen, z. B. arbeitsmedizinische Untersuchungen nach dem Arbeitszeitgesetz (ArbZG), Jugendschutzgesetz (JuSchG) Infektionsschutzgesetz (IfSG) oder der Fahreignungsverordnung (FeV) sowie Eignungs- und Tauglichkeitsuntersuchungen (z. B. im Rahmen von Betriebsvereinbarungen).

Angebotsvorsorge

> **DEFINITION** Angebotsvorsorgen sind dem Beschäftigten alternativ anzubieten, wenn keine Pflichtvorsorge erforderlich ist, aber eine Gefährdung durch bestimmte (in den Anhängen der ArbMedVV aufgelistete) Gefahrstoffe vorhanden ist.

Angebotsvorsorgen sind vom Arbeitgeber anzubieten:
- bei Tätigkeiten mit Gefahrstoffen (nach ArbMedVV, Anhang Teil 1), wenn eine Exposition besteht
- bei sonstigen Tätigkeiten mit Gefahrstoffen, wie z. B. Schädlingsbekämpfung, regelmäßiger Feuchtarbeit, Exposition gegenüber Schweißrauch, Futtermittelstäuben, Naturlatexhandschuhen, wenn bestimmte Grenzwerte oder Zeiten überschritten werden (die unterhalb der Grenzwerte für eine Pflichtuntersuchung liegen)
- bei gezielten und nicht gezielten Tätigkeiten mit biologischen Arbeitsstoffen der Risikogruppen 3 und 2 (nach ArbMedVV, Anhang Teil 2)
- als postexponentielle Prophylaxe
- bei einer erfolgten Infektion
- bei gentechnischen Arbeiten mit humanpathogenen Organismen (Risikogruppe 3 und 2)
- bei physikalischen Einwirkungen wie Lärm, Vibrationen und optischer Strahlung, wenn bestimmte Grenzwerte überschritten werden (die unterhalb der Grenze für Pflichtuntersuchungen liegen)
- bei Tätigkeiten an Bildschirmgeräten
- bei Tätigkeiten mit Atemschutzgeräten der Gruppe 1.

Wunschvorsorge

> **DEFINITION** Wunschvorsorgen sind vom Arbeitgeber dem Beschäftigten auf Wunsch hin zu ermöglichen, um sich regelmäßig arbeitsmedizinisch beraten und untersuchen zu lassen. Wunschvorsorgen stellen eine wichtige Ergänzung von technischen und organisatorischen Arbeitsschutzmaßnahmen neben der arbeitsmedizinischen Vorsorge dar.

Nachgehende Vorsorge Als nachgehende Vorsorge bezeichnet man die arbeitsmedizinische Vorsorge nach Beendigung bestimmter Tätigkeiten, bei denen gesundheitliche Probleme nach längeren Latenzzeiten auftreten können. Anlässe für nachgehende Vorsorge sind Tätigkeiten mit Exposition gegenüber krebserregenden oder erbgutverändernden Gefahrstoffen und Zube-

reitungen der Kategorie 1 und 2 im Sinne der Gefahrstoffverordnung (S. 109).

Der Arbeitgeber hat die nachgehende Vorsorge seinen Beschäftigten und ehemals Beschäftigten anzubieten. Diese Pflicht kann er nach Beendigung des Beschäftigungsverhältnisses mit Einwilligung der betroffenen Person auf den zuständigen gesetzlichen Unfallversicherungsträger übertragen. Zentrale Dienstleistungseinrichtungen der gesetzlichen Unfallversicherungsträger, durch die die nachgehende Vorsorge angeboten wird, sind:
- der Organisationsdienst für nachgehende Untersuchungen (ODIN)
- die Gesundheitsvorsorge (GVS)
- der bergbauliche Organisationsdienst für nachgehende Untersuchungen (BONFIS).

14.1.2 Pflichten des Arztes

Der Arzt hat den Befund und das Ergebnis der Untersuchung schriftlich zu dokumentieren, die untersuchte Person darüber zu beraten und ihr eine Teilnahmebescheinigung auszustellen. Der Arbeitgeber wird über die Teilnahme und den nächsten Vorstellungstermin informiert.

Ergibt die Auswertung der Untersuchung Anhaltspunkte für einen unzureichenden Arbeitsschutz, muss der Arzt dies dem Arbeitgeber mitteilen und Schutzmaßnahmen vorschlagen.

14.1.3 Anforderungen an den Arzt

Für eine arbeitsmedizinische Untersuchung muss der Arzt berechtigt sein, die Bezeichnung „Arbeitsmedizin" oder „Betriebsmedizin" zu führen. Der Arzt darf keine Arbeitgeberfunktion gegenüber den zu untersuchenden Personen haben.

14.1.4 Kosten der arbeitsmedizinischen Vorsorge

Die Kosten der arbeitsmedizinischen Vorsorge trägt in der Regel der Arbeitgeber. Dem Beschäftigten dürfen keine Kosten für die Maßnahmen des Arbeitsschutzes nach dem Arbeitsschutzgesetz und den aufgrund dieses Gesetzes erlassenen Rechtsverordnungen (u. a. ArbMedVV) entstehen.

> **PRÜFUNGSHIGHLIGHTS**
> - ! Bei der Exposition gegenüber bestimmter Schadstoffe (z. B. Labortierstaub) ist eine spezielle Pflicht-Vorsorge vor Aufnahme einer Arbeitstätigkeit erforderlich.
> - ! Bei Tätigkeiten an Bildschirmgeräten müssen vom Arbeitgeber in regelmäßigen Abständen Angebotsuntersuchungen angeboten werden. Für den Arbeitnehmer besteht keine Teilnahmepflicht.

14.2 Arbeitsschutz

14.2.1 Technischer Arbeitsschutz

Der Technische Arbeitsschutz beschäftigt sich mit der Abwendung von Gefahren für Personen am Arbeitsplatz durch technische Arbeitsgeräte und Maschinen. Dabei kontrolliert der Technische Arbeitsschutz u. a. die folgenden Bereiche:
- Arbeitsstätten auf ihr Gefahrenpotenzial
- Baustellen (Unfallschwerpunkte!)

- Sprengstoffe und pyrotechnische Stoffe
- Arbeitswerkzeuge und Geräte
- Arbeitsmaschinen und Fahrzeuge
- überwachungsbedürftige Anlagen.

14.2.2 Persönlicher Arbeitsschutz

Arbeitskleidung: Der Arbeitgeber ist dazu verpflichtet, ausreichende und geeignete persönliche Schutzausrüstung (PSA) für die Arbeitnehmer zur Vermeidung von Gefahren durch chemische, physikalische oder infektiöse Noxen, z. B. Schutzbrillen, Schutzhelme, Schutzhandschuhe oder Atemschutzmasken, zur Verfügung zu stellen. Die jeweiligen Ausrüstungsgegenstände müssen dabei hohen Standards entsprechen. Der Umgang mit ihnen und ihre Anwendung müssen durch Schulungen erlernt und sichergestellt werden.

Schutzvorrichtungen: Hierzu zählen Schutzvorrichtungen an Maschinen und Werkzeugen, vor gefährlichen Stellen oder Be-hältnissen, Brüstungen an Arbeitsgängen in großer Höhe oder auch Schutzgitter vor Fahrzeugen und Geräten. Auch Schleusen vor Arbeitsräumen mit besonderen Gefahren oder Anforderungen an Sterilität zählen zu den Schutzvorrichtungen.

Körperschutz: Hierzu gehört Schutzkleidung zum Schutz von Körper, Armen und Beinen. Die Kleidung muss je nach Anforderung und Einsatzsituation Schutz vor sich bewegenden Teilchen, Schutz vor Flammen, Schutz vor Hitze, Schutz vor Kälte, Schutz vor Chemikalien, Schutz beim Schweißen, Schutz vor ionisierender Strahlung, Schutz vor radioaktivem Material, Schutz vor elektrischem Strom oder Schutz vor infektiösem Material bieten.

Ganzkörperschutzanzüge bieten meist einen erheblich eingeschränkten Tragekomfort und bedeuten eine Arbeitserschwernis. Die Tragezeit solcher Schutzanzüge muss daher begrenzt werden. Für alle Maßnahmen des Arbeitsschutzes nach ArbSchG trägt der Arbeitgeber die Kosten.

LERNPAKET 3

15 Arbeitsplatz- und Berufsbelastungen

15.1 Arbeitsphysiologie

15.1.1 Belastung und Beanspruchung

Energieumsatz Der Energieumsatz in Ruhe beträgt bei einem erwachsenen **Mann** mit 70 kg Körpermasse etwa 4,18 kJ (1 kcal)/kg/h. Das macht pro Tag einen **Grundumsatz von 7022 kJ** (1680 kcal).

Frauen haben bei höherem Körperfettanteil und geringerem Muskelanteil eine geringere Muskelkraft (durchschnittlich ca. 70 % eines gleichaltrigen Mannes) und einen geringeren Energieumsatz. Eine 65 kg schwere **Frau** hat bei 3,75 kJ (0,9 kcal)/kg/h pro Tag einen **Grundumsatz von 5850 kJ** (1400 kcal).

Je nach Tätigkeit und Freizeitleben fällt der **Arbeits-(Leistungs-)Zuschlag** aus. Er beträgt:
- für leichte, überwiegend sitzende Tätigkeiten **GU** × Faktor 0,3
- für mäßige, teils laufende Tätigkeiten × Faktor 0,5
- für mittelschwere, überwiegend laufende Tätigkeiten × Faktor 0,75
- für schwere, rein körperliche Tätigkeiten × Faktor 1.

So steigt für einen Mann mit überwiegend **sitzender Tätigkeit** der Energiebedarf nur auf **9128 kJ** (2184 kcal) pro Tag, wohingegen ein **körperlich schwer** arbeitender Mann bei den o. g. Werten auf einen Gesamtumsatz von **14 044 kJ** (3360 kcal) pro Tag kommen kann.

Dauerleistungsgrenze für dynamische Arbeit

> **DEFINITION** Die **Dauerleistungsgrenze** ist die höchste Leistung, die von einem durchschnittlich geübten Menschen über 8 Stunden pro Tag durchgehalten werden kann.

Sie bezieht sich in der Arbeitsmedizin auf die durchschnittliche Herz-Kreislauf-Belastung während einer Arbeitsschicht. Der Körper befindet sich hierbei im Gleichgewicht zwischen Erholung und Belastung und die (statische oder dynamische) Arbeit muss nicht vorzeitig wegen muskulärer Ermüdung beendet werden.

Die Dauerleistungsgrenze ist individuell sehr unterschiedlich und wird über den Ruhepuls ermittelt: Für einen 8-Stunden-Tag liegt sie 30–35 Schläge/min darüber. Ein weiterer Parameter, der Auskunft über die kardiopulmonale Leistungsfähigkeit gibt, ist der sog. W150-Wert. Dieser wird auf dem Fahrradergometer bestimmt und gibt die Belastung (in Watt) an, die zu einer Erhöhung der Herzfrequenz auf 150 Schläge pro Minute führt.

> **PRAXIS** In der Arbeitsmedizin gehört die Fahrradergometrie zur Standarddiagnostik, um die kardiopulmonale Belastbarkeit zu bewerten. Die W150 bzw. W170 (je nach Alter) ist definiert als die Leistung (in Watt), die unter Belastung bis zum Erreichen einer Herzfrequenz von 150/min bzw. 170/min erzielt wird. Durchschnittliche Werte, wie sie im Rahmen von Vorsorgeuntersuchungen verwendet werden, sind
> W150:
> – 1,8 W/kg KG für Frauen und
> – 2,1 W/kg KG für Männer.
> W170:
> – 2,5 W/kg KG für Frauen und
> – 3,0 W/kg KG für Männer
> Werte, die den Referenzwert um > 20 % unterschreiten, sind abklärungsbedürftig.

15.1.2 Arbeit und Ermüdung

Folgen von Übermüdung: Übermüdung am Arbeitsplatz kann zu folgeschweren Fehlern und Unfällen führen. Bereits ein leichtes Schlafdefizit stört die Aufmerksamkeit sowie die Konzentration und beeinträchtigt die Vigilanz. Symptome und Folgen einer Übermüdung am Arbeitsplatz können sein:

- verminderte Reaktionsgeschwindigkeit (Unfallgefahr z. B. bei allen Tätigkeiten im Personen- und Gütertransportverkehr, bei medizinischen Notfällen, Maschinenführer)
- Halluzinationen und Wahnwahrnehmungen
- Psychosen und aggressives Verhalten
- verminderte Impulskontrolle durch Stress (Konfliktgefahr bei Berufen mit viel Personenkontakt wie Polizisten, Ärzten, Pflegepersonal, Ordnungsamt).

Bei längerfristigem Schlafdefizit drohen schwere gesundheitliche Beeinträchtigungen wie Depressionen, Bluthochdruck und psychosomatische Beschwerden.

Prävention von Übermüdung: Um Übermüdung vorzubeugen und eine ausreichende Leistungsfähigkeit der Arbeitnehmer zu gewährleisten, legt das ArbZG klare Regelungen zu Maximalarbeitszeit, Pausen und Ruhezeiten (S. 109) fest.

PRÜFUNGSHIGHLIGHTS   ✖

– ❗ Die Muskelkraft einer Frau beträgt durchschnittlich ca. 70 % der Muskelkraft eines gleichaltrigen Mannes.
– ❗ Dauerleistungsgrenze.

15.2 Besondere Arbeitsformen

15.2.1 Fließband- und Akkordarbeit

DEFINITION Fließbandarbeit: Arbeit an einer mit konstanter Geschwindigkeit laufenden Fertigungsstraße, an welcher der Arbeitnehmer unfertige Materialien in seinem Arbeitsbereich bearbeitet und bei Abschluss seiner Aufgabe das Produkt zum Weitertransport erneut auf das Band legt, wo es zum nächsten Arbeitsschritt befördert wird. Müssen die Arbeiten bei einer festgelegten Geschwindigkeit des Förderbandes in einer bestimmten Zeit erfolgen, spricht man von **Akkordarbeit.**

In Korrelation zur gefertigten Stückzahl steigt auch der Arbeitslohn. In der Regel wird Akkordarbeit von Teams eines Produktionssegments oder einer ganzen Firma geleistet, sodass die prozentuale Produktionsleistung pro Schicht steigt (bspw. von 100 % auf 110 %).

Regelungen: Es gibt bestimmte Vorgaben, nach denen Akkordarbeit erfolgen sollte. So müssen u. a. die Arbeitsschritte klar strukturiert und vorher festgelegt, Arbeitskräfte von ihrer Konstitution her akkordtauglich und die zeitlichen Vorgaben realistisch sein.

Gesundheitliche Auswirkungen: Akkordarbeit kann sich negativ auf die Gesundheit der Arbeiter auswirken. So kommt es neben der physischen Beanspruchung durch das hohe Arbeitstempo aufgrund der oftmals monotonen, stereotypen Arbeit zu einer **fehlenden Identifikation** mit der Tätigkeit und dem gefertigten Produkt. Folgen sind eine **geringe Arbeitszufriedenheit** und sinkende Motivation bei oftmals ausbleibender Anerkennung der Leistung. Die Unzufriedenheit wird häufig durch gesteigerten Alkohol- oder Nikotinkonsum kompensiert, was sich ebenfalls nachteilig auf die Gesundheit auswirkt.

15.2.2 Schicht- und Nachtarbeit

DEFINITION Als **Nachtarbeit** wird zusammenhängende Arbeit von mehr als 2 h in einem Zeitraum zwischen 23 Uhr und 6 Uhr beschrieben. Sie ist bei volljährigen Personen in Deutschland nicht bewilligungspflichtig.

Schichtarbeit ist eine Arbeitsform, die es Betrieben oder Einrichtungen ermöglicht, länger als über die normale Tageszeit hinaus produktiv oder einsatzfähig zu sein. Dabei gibt es unterschiedliche Schichtmodelle. Häufig im Alltag zu finden sind **3-Schicht-Systeme**, z. B. mit einer Frühschicht von 6 bis 14 Uhr, einer Spätschicht von 14 bis 22 Uhr und einer Nachtschicht von 22 bis 6 Uhr. Die Schichtarbeit kann dabei kontinuierlich (24 h), vollkontinuierlich (24 h inkl. Wochenende) oder teilkontinuierlich (keine 24 h) sein.

Regelungen: Die spezifischen Regelungen zur Schichtarbeit werden in den individuellen Tarifverträgen festgelegt und können je nach Bedarf von Betrieb oder Einrichtung sehr unterschiedlich ausfallen.

Allgemein gilt nach dem ArbZG, dass jedem Arbeitnehmer nach einer Nachtschicht eine 24-stündige Freischicht zur Erholung zusteht.

Der Schichtwechsel hat von der Früh- zur Spät- und von dieser zur Nachtschicht zu erfolgen (Vorwärtsrotation). Eine Rückwärtsrotation ist ausnahmsweise zulässig, wenn die Mehrheit der betroffenen Arbeitnehmer oder Arbeitnehmerinnen schriftlich darum ersucht.

Gesundheitliche Auswirkungen: Jahrelanger Schichtdienst, insbesondere mit vielen Nachtdiensten, führt zu gesundheitlichen Problemen. Die zirkadiane Rhythmik des Körpers bestimmt über den tageslichtregulierten **Melatoninhaushalt** zahlreiche Stoffwechselvorgänge wie Hormonspiegel, Immunaktivität, Herzschlag, Muskeltonus oder Darmfunktion und kann leicht aus dem Takt geraten.

Etwa 50 % aller Schichtarbeiter scheiden nach 12 Jahren aus dem Schichtdienst aus. Häufige Gründe sind Schlafstörungen oder Stoffwechselstörungen (Diabetes mellitus). Vor allem ältere Menschen haben Schwierigkeiten mit den physischen und psychischen Auswirkungen.

Gesundheitliche Folgen von Nacht- und Schichtdienst: Besonders häufig treten Schlafstörungen und Kopfschmerzen bedingt durch Schlafmangel auf.

Weitere gesundheitliche Probleme wie Hypertonie, KHK, Magenprobleme, Magengeschwüre und Depression werden im Zusammenhang mit Schichtarbeit diskutiert. Da aber auch andere ungünstige Lebensstilfaktoren wie Rauchen, ungesundes Essen und Bewegungsmangel (mit der Folge von Übergewicht und dadurch erhöhtem Diabetesrisiko) bei Schichtarbeitern häufiger anzutreffen sind als bei Tagarbeitern, kann dies zu einer Verzerrung von Studienergebnissen führen und macht den Vergleich zwischen verschiedenen Studien schwierig. Auch gibt es sehr viele verschiedene Schichtformen.

15.2.3 Fahr-, Steuer- und Überwachungstätigkeiten

DEFINITION Fahr-, Steuer- und Überwachungstätigkeiten sind Tätigkeiten, von denen erheblich Belastungen und Gefahren für die Ausübenden selbst, aber auch für Dritte ausgehen. Dazu gehören Arbeiten, bei denen Geräte oder Fahrzeuge von großer Masse gefahren oder gesteuert werden, komplexe Verfahrensabläufe in der Industrie oder die Überwachung von schnell ablaufenden Prozessen.

Regelungen: Personen, die solchen Tätigkeiten nachkommen, müssen bestimmte gesundheitliche Anforderungen erfüllen, um das Gefährdungspotenzial zu minimieren. Durch die unmittelbare Abfolge vieler Reize sowohl auf das visuelle als auch das akustische System müssen diese den jeweiligen Anforderungen entsprechend funktionstauglich sein. Für folgende Tätigkeiten sind daher **Eignungsprüfungen** vor Beginn des Arbeitsverhältnisses abzulegen:

- für den Straßen- und Schienenverkehr bei Personenbeförderung und Straßen-/Gleisbau
- innerbetrieblich für die Führung von Kränen, Flurförderzeugen, Fahrzeugen, Schienenbahnen, Seilschwebebahnen und Schleppliften, Arbeiten im Bereich von Gleisen sowie in der Luftfahrt.

Fahr- und Steuertätigkeiten sind aktuell nicht über die ArbMedVV geregelt und haben daher einen Eignungscharakter. Sie werden über die **DGUV-Grundsätze** der Deutschen Gesetzlichen Unfallversicherung geregelt. Nachuntersuchung werden alle 3 Jahre angeboten, sofern nicht anders (beispielsweise als Pflichtuntersuchung) über eine Betriebsvereinbarung festgelegt.

Gesundheitliche Auswirkungen: Diese Tätigkeiten stellen hohe Anforderungen an Physis und Psyche. Sie erfordern durch den kontinuierlichen Input von optischen und akustischen Reizen eine durchgehend hohe Konzentration und Vigilanz. Dadurch ergibt sich eine ständige Ausschüttung von Stresshormonen wie Cortisol oder Adrenalin, was längerfristig zu Ermüdungserscheinungen, Kopfschmerzen, Schlafstörungen, funktionellen Magen-Darm-Beschwerden und muskulären Verspannungen bis hin zu Depressionen führen kann.

15.3 Arbeitspsychologie

15.3.1 Aufgaben der Arbeitspsychologie

Die Arbeitspsychologie befasst sich mit der Analyse und Überwachung von Arbeitstätigkeiten und stellt dabei das subjektive Empfinden und Erleben des einzelnen Arbeiters oder einer Arbeitsgruppe in Bezug zur Arbeitsumgebung. Dabei gehören Fragen der Kommunikation, der Organisation, Planung und Vermittlung ebenso zum Aufgabengebiet wie arbeitspsychologische Eignungstests und Anforderungsanalysen und die Bewertung der Umgebungseinflüsse (Reize, Informations- und Signalverarbeitung, Monotonie) am Arbeitsplatz.

15.3.2 Stressbelastung

Stress kann sowohl als positiver (Eustress) wie auch als negativer (Disstress) Stress empfunden werden. Vor allem negative Stressoren belasten dauerhaft und führen zur Gesundheitsgefährdung. Stressoren können u. a. zu hohe Schwierigkeitsgrade, Zeitdruck, Reizüberflutung, Überstunden, fehlende Anerkennung, schlechtes Betriebsklima und Konkurrenz, aber auch schlechte oder fehlende Arbeitsgeräte sowie Lärm und Klima sein. Eine Unterforderung ist ebenfalls ein Stressor.

Folgen chronischer Stressbelastung:
- Burn-out-Syndrom
- arterielle Hypertonie
- Angina-pectoris-Anfälle
- Verspannungen der Muskulatur
- Rückenprobleme
- Kopfschmerzen
- Reizmagen oder -darm
- Psychosomatosen
- Depression.

15.3.3 Mobbing

DEFINITION Als Mobbing bezeichnet man regelmäßig wiederkehrende, gegen Personen gerichtete, negative Kommunikationshandlungen, die eine Verbreitung falscher Tatsachen, Schikanen, Lästereien, Diskreditierungen, soziale Isolation oder auch Gewaltandrohung umfassen können.

Psychologische und gesundheitliche Auswirkungen: Die Folgen sind nicht nur aus betriebswirtschaftlicher Sicht durch lange Fehlzeiten und ein angespanntes Arbeitsklima unter den Kollegen, sondern v. a. auch gesundheitlich für die Betroffenen schwerwiegend, denn bis zu **90 %** der Betroffenen entwickeln psychische oder physische Probleme:
- vermehrte Kopfschmerzen
- Schlafstörungen
- schwere Depressionen bis hin zum Suizid
- psychosomatische Beschwerden, v. a. des Magen-Darm-Traktes
- Herz-Kreislauf-Probleme
- starke Verunsicherung und vermindertes Selbstbewusstsein
- Beeinträchtigung des familiären und sozialen Umfeldes.

Rechtliche Möglichkeiten: In Deutschland ist Mobbing kein Straftatbestand, jedoch können einzelne Handlungen im Rahmen des Mobbings separat als Straftat gewertet werden. Somit bestehen durchaus rechtliche Möglichkeiten für die Opfer, gegen Mobbing vorzugehen. Zudem gibt es einige Beratungsstellen, an die sich Betroffene wenden und sich über die juristischen Möglichkeiten in ihrem konkreten Fall informieren lassen können.

15.3.4 Burn-out-Syndrom

DEFINITION Das Burn-out-Syndrom ist eine Form der Erschöpfungsdepression und beschreibt einen **Symptomenkomplex** aus mehreren psychischen und physischen Beeinträchtigungen des Befindens, der v. a. nach langen Phasen erhöhter Beanspruchung und Verausgabung auftritt.

Gefährdete Berufsgruppen: Das Burn-out-Syndrom findet sich quer durch **alle Berufsgruppen**. Sehr häufig tritt es auf bei **helfenden Berufen** mit Tendenz zur Selbstlosigkeit, z. B. bei Ärzten, Pflegern, Sozialarbeitern, Therapeuten, Polizisten, Lehrern oder Suchtberatern. Aber auch Sportler, Politiker oder Angestellte im

LERNPAKET 3

mittleren Management sind häufig betroffen. Bei Spitzenmanagern, wie häufig zu lesen, tritt es hingegen nicht übermäßig häufig auf.

Symptomatik: Die Symptomatik ist sehr variabel und oft diffus mit schleichendem Beginn. Unter anderem treten folgende Symptome im Rahmen des Burn-out-Syndroms auf:

- **zu Beginn** oft pausenloses Arbeiten, extreme Verausgabungsbereitschaft, Hyperaktivität:
  - Ignorieren von Grundbedürfnissen wie Essen und Trinken oder Schlafen
  - Vernachlässigung sozialer Kontakte
- **im Verlauf** Antriebslosigkeit, Müdigkeit, Aggressivität, Gereiztheit, Gleichgültigkeit:
  - Desinteresse, fehlende Motivation, Freudlosigkeit
  - depressive Stimmung mit Versagensgefühlen bis hin zu Suizidgedanken.

Prävention:

- Ausgeglichene **Work-Life-Balance** mit ausreichenden Gegenpolen zur Arbeit (Sport, Musik, Freunde, Familie)
- Schulungen und Trainings in Betrieben zum Thema Selbstmanagement und Achtsamkeit
- Supervision in Teams und regelmäßiger Austausch über das Thema
- Einhaltung von Pausen und Arbeitszeiten
- ansprechende Gestaltung von Pausenräumen, Kantinen und Kommunikationsinseln.

15.3.5 Arbeitszufriedenheit

Ziele einer Aufgabe oder Tätigkeit sollten nicht allein der Erfüllung einer Produktionsvorgabe oder Sicherung des finanziellen Einkommens dienen. Vielmehr ergibt sich eine Zufriedenheit am Arbeitsplatz auch aus einem gewissen Maß an **Selbst- und Persönlichkeitsentwicklung** des Einzelnen und der Gesamtheit vieler betrieblicher Faktoren (Betriebsklima, Kommunikation, Arbeitsinhalt). Sozialmedizinisch beschreibt das **Modell beruflicher Gratifikationskrisen** (Siegrist) die Auswirkungen von Unzufriedenheit aufgrund fehlender Anerkennung der eigenen Tätigkeit.

Auslöser und Folgen von Arbeitsunzufriedenheit:

- mangelnde Anerkennung
- schlechtes Betriebsklima
- zu hohe Arbeitsanforderungen (Zeitdruck)
- schlechte Bezahlung
- unzureichende Kommunikation
- geringe Eigenverantwortung und Kontrolle.

All diese Punkte können zu hohen Stressbelastungen und in der Folge zu Depressionen, **Herz-Kreislauf-Erkrankungen** mit **gesteigerter Mortalität** und funktionellen Magen-Darm-Beschwerden führen und können bei andauernder Unzufriedenheit chronisch werden. Häufig wird versucht, die Unzufriedenheit am Arbeitsplatz und den daraus resultierenden Stress durch den vermehrten Konsum von Alkohol, Nikotin oder anderen Substanzen zu kompensieren.

Prävention:

- Bedeutung der Tätigkeit und der eigenen Person für das Unternehmen kennen
- ein gewisses Maß an Eigenverantwortlichkeit
- Anerkennung in Form von Lob und angemessenem Gehalt
- Möglichkeiten der Weiterbildung und Qualifikation
- Schulungen und betriebsinterne Kommunikationstrainings
- Aufstiegschancen
- familiengerechte Arbeitszeiten.

16 Arbeitsplatz und Umgebungseinflüsse

16.1 Ergonomie

16.1.1 Arbeitsplatz und Bildschirmarbeitsplatz

DEFINITION Unter Ergonomie versteht man die optimale Anpassung des Arbeitsplatzes an Körpermaße und Arbeitsabläufe des Menschen

Die Gestaltung des Arbeitsplatzes und seiner Maße ist abhängig von der körperlichen Konfiguration des Menschen und der gestellten Aufgabe. Generell gilt, dass die **Arbeitshöhe** bei stehend ausgeführten Tätigkeiten etwa 5–10 cm unter der Ellbogenhöhe sein sollte. Die entspricht bei Frauen im Mittel etwa 90 cm und bei Männern 98 cm. Dabei gilt zu beachten, dass die Tischhöhe umso niedriger sein sollte, je schwerer die auszuführende Tätigkeit vom Kraftaufwand her ist.

Tätigkeiten im **Sitzen** stellen bestimmte Anforderungen an die Beinfreiheit. Vor allem **Computerarbeit** erfordert eine dynamische und flexible Gestaltung des Arbeitsplatzes. Durch Arbeitstische mit integrierten, höheren Ebenen kann wechselweise im Stehen gearbeitet werden, was einseitigen Körperhaltungen entgegenwirkt und die Aufmerksamkeit erhöhen kann.

Die richtige Schreibtischhöhe hängt zum einen von der Größe seines Nutzers und zum anderen von dem dazugehörigen Stuhl ab. Die Höhe des Tisches sollte zwischen 68 und 118 cm verstellt werden können (Empfehlung der Bundesanstalt für Arbeitsschutz und Arbeitsmedizin). Für sitzende Tätigkeiten eignen sich Schreibtischhöhen zwischen 68 und 76 cm. Auf einen ausreichenden Abstand zu Bildschirmen und Monitoren (50–80 cm) ist zu achten.

Die ArbStättV enthält Anforderungen an die Gestaltung von Bildschirmarbeitsplätzen wie u. a. allgemeine Anforderungen an die Benutzerfreundlichkeit sowie Anforderungen an ortsgebundene und an tragbare Bildschirmgeräte. Beispielsweise sollte der Bildschirmarbeitsplatz möglichst parallel zum Fenster ausgerichtet sein, um Spiegelungen/Reflexionen oder Helligkeitsunterschiede bzw. Kontraste zwischen Bildschirmoberfläche und hellem Hintergrund zu vermeiden.

Der **Greifraum** beschreibt die dreidimensionale Anordnung der am Arbeitsplatz vorhandenen Werkzeuge und Materialien. Diese sollten in der sagittalen Ebene zwischen 70 cm und maximal 90 cm, horizontal im kleinen Greifraum zwischen 20 cm und 80 cm und im großen Greifraum bei 40 cm bis maximal 150 cm und vertikal bis 150 cm im Sitzen und maximal 200–210 cm im Stehen erreichbar sein.

Zu beachten ist auch, dass vorwiegend **einseitig ausgeübte Bewegungen** zu einer vermehrten Dauerbelastung einer Extremität führen. Intensive Computer- oder einseitige Fließbandarbeit, starke einseitige Kraftaufwendung kann so zu Nervenschäden und -irritationen und zu Gelenkproblemen führen (**Computer- oder Tennisarm**).

16.1.2 Bildschirmarbeitsplatzbrille (BAP-Brille)

Allen Beschäftigten, die einen wesentlichen Teil ihrer Tätigkeit an einem Bildschirmarbeitsplatz (BAP) ausüben, muss der Arbeitgeber laut ArbMedVV eine Angebotsvorsorge zur Prüfung der Sehfähigkeit anbieten.

Herkömmliche Altersnahbrillen sind nur dann für die Bildschirmarbeit geeignet, wenn sie ein scharfes Sehen auf Entfernungen zwischen Tastatur und Bildschirm ermöglichen. Häufig ist dies mit (Alltags-)Gleitsicht- oder Bifokalbrillen nicht möglich. Durch den integrierten Nahteil der Zweistärkenbrillen reichen Augenbewegungen zwischen Tastatur und Bildschirm nicht aus, um Objekte im Nahbereich scharf zu sehen. Hierzu müssen gezielte Kopfbewegungen ausgeführt werden. In diesem Fall sind spezielle Sehhilfen (BAP-Brillen) zur Schonung von Halswirbelsäule und Augen nötig. Für die Kosten einer BAP-Brille kommt der Arbeitgeber auf.

16.1.3 Bürodrehstuhl

Wer viel im Sitzen arbeiten muss, beansprucht insbesondere durch eine vordere und mittlere Sitzhaltung Bandscheiben und Wirbelsäule. Probleme entstehen v. a. durch ergonomische Fehler (häufig sind z. B. die Bürodrehstühle nicht richtig eingestellt oder werden falsch bedient), die zu einer unphysiologischen Arbeitshaltung und in der Folge zu muskulären Verspannungen führen. Die **häufigsten Beschwerden** durch sitzende Tätigkeiten sind:

- 57 % Rückenbeschwerden
- 14 % Nacken- und Schulterbeschwerden
- 16 % Gesäßbeschwerden
- 19 % Beschwerden der Oberschenkel
- 29 % Beschwerden der Knie und Füße.

Der Bürodrehstuhl sollte so gewählt werden, dass der Stuhl zur Erhöhung der Standsicherheit auf 5 Rollen beweglich ist, eine konkave Form mit nach vorne abfallender Kante hat, in der Neigung verstellbar ist und über ein rutschfestes, nicht zu tiefes Polster verfügt. Die Lehne sollte höhenverstellbar und neigungsdynamisch sein. Ferner sollten Armlehnen vorhanden sein.

16.1.4 Körperlich belastende Arbeiten

Insbesondere Tätigkeiten im Handwerk, auf Baustellen oder bei der Rohstoffgewinnung sind physisch stark belastend und stellen hohe Anforderungen an das muskuloskelettale System und die Kondition. So ist bei Fliesen- und Bodenlegern, Reinigungskräften und Straßenbauern, aber auch bei Leistungssportlern im Tennis, Alpinski oder Golf durch permanente Druckbelastung das Risiko von Entzündungen der **Schleimbeutel** sowie **Meniskusschäden** an den Kniegelenken erhöht.

16.2 Klima

16.2.1 Klimamaße

> **DEFINITION** **Basiseffektivtemperatur** (**BET**): Wert in °C für die Temperaturempfindung eines Menschen mit freiem Oberkörper. Integriert Trocken- und Feuchttemperatur sowie Windgeschwindigkeit.
>
> **Normaleffektivtemperatur** (**NET**): Temperaturempfindung in °C von Menschen mit Straßenkleidung.
>
> **Korrigierte Normaleffektivtemperatur** (**CNET**): Berücksichtigt gegenüber BET und NET auch die die mittels **Globe-Thermometer** ermittelte Wärmestrahlung, also die Abgabe von Wärme des Körpers an die umgebenden Wandflächen.
>
> **Heat-Stress-Index/Wet-Dry-Index**: Maß für extreme Hitzebelastungen.

Idealwerte:

- Büroarbeit: 21 °C, 50 % rel. Luftfeuchte
- Handarbeit im Sitzen: 20 °C, 50 % rel. Luftfeuchte
- Handarbeit im Stehen: 18 °C, 50 % rel. Luftfeuchte
- Schwerarbeit: 17 °C, 50 % rel. Luftfeuchte
- Schwerstarbeit: 16 °C, 50 % rel. Luftfeuchte.

Die Technische Regel für Arbeitsstätten (ASR A3.5 Raumtemperatur) legt die folgenden Mindestwerte der Lufttemperatur in Arbeitsräumen fest (**Tab. 16.1**):

Die Lufttemperatur in Arbeitsräumen soll + 26 °C nicht überschreiten. In Pausen-, Bereitschafts-, Sanitär-, Kantinen- und Erste-Hilfe-Räumen muss während der Nutzungsdauer eine Lufttemperatur von mindestens + 21 °C herrschen. Wird im Raum eine Lufttemperatur von + 35 °C überschritten, so ist der Raum für die Zeit der Überschreitung ohne

- technische Maßnahmen (z. B. Luftduschen, Wasserschleier),
- organisatorische Maßnahmen (z. B. Entwärmungsphasen) oder
- persönliche Schutzausrüstungen (z. B. Hitzeschutzkleidung)

wie bei Hitzearbeit, nicht als Arbeitsraum geeignet.

16.2.2 Hitzearbeit

> **DEFINITION** Hitzearbeit ist Arbeit, bei der es infolge kombinierter Belastung aus Hitze, körperlicher Arbeit und ggf. Bekleidung zu einer Erwärmung des Körpers und damit zu einem Anstieg der Körpertemperatur kommt.

Bei der Hitzearbeit kann aufgrund der äußeren Bedingungen (Temperatur, Luftfeuchte) nur eine eingeschränkte Wärmeabgabe durch Konvektion erfolgen. Durch Wärmezufuhr von außen (Hochöfen, Metallurgie, Bergbau) oder durch eine sehr hohe Luftfeuchte (Tropen, Wäschereien), kombiniert mit einer erhöhten

Tab. 16.1 Mindestwerte der Lufttemperatur in Arbeitsräumen (aus ASR A3.5 Raumtemperatur).

Überwiegende Körperhaltung	Arbeitsschwere		
	leicht	**mittel**	**schwer**
sitzen	+ 20 °C	+ 19 °C	–
stehen, gehen	+ 19 °C	+ 17 °C	+ 12 °C

LERNPAKET 3

Produktion von Eigenwärme durch körperliche Arbeit, muss der Körper die Wärmeabgabe vermehrt über Schwitzen regulieren, dabei tritt vermehrtes Schwitzen auch schon in Ruhe auf.

Gesundheitliche Folgen: Bei unzureichender Wärmeabgabe z. B. bei extrem hoher Luftfeuchte oder starkem Schwitzwasserverlust kann es zu Hitzekollaps oder Hitzschlag kommen.

Schutzmaßnahmen:
- langsame Gewöhnung an heiße oder feuchtheiße Arbeitsbedingungen
- ausreichend hohe Flüssigkeits- und Kochsalzzufuhr (kein natriumarmes Mineralwasser)
- ausreichend Pausen mit Abkühlung, sofern möglich
- angemessene, luftige Kleidung.

16.2.3 Kältearbeit

DEFINITION Ein Kältearbeitsplatz gilt bei Temperaturen von unter –25 °C. Dabei drohen Unterkühlung oder lokale Erfrierungen.

Gesundheitliche Folgen: Wenn die Körperkerntemperatur unter 35 °C absinkt, kommt es zur Unterkühlung.

Schutzmaßnahmen:
- Schutzkleidung
- Extremitätenschutz durch Spezialhandschuhe
- ausreichend Pausen zum Aufwärmen
- warme Getränke.

16.3 Licht und Beleuchtung

DEFINITION Das für den Menschen sichtbare Licht entspricht dem **Spektralbereich zwischen 380 und 780 nm.**

Lichtstärke: Die Lichtstärke als fotometrische Größe ist diejenige Energie einer Lichtquelle, mit der sie in einem bestimmten Intervall gerichtetes Licht von einer bestimmten Frequenz aussendet. Die Lichtstärke wird dabei in Bezug gesetzt zur spektralen **Wahrnehmungsfähigkeit** des menschlichen Auges, da es auch Licht gibt, das für das menschliche Auge nicht sichtbar ist (Infrarot). Sie hat die Einheit Candela (cd).

Beleuchtungsstärke: Die Beleuchtungsstärke wird in der Maßeinheit Lux gemessen und gibt Auskunft über den Lichtstrom, der, ausgehend von einer Lichtquelle, auf eine bestimmte Fläche trifft. Der von einem Lumen ausgehende Lichtstrom, der eine Fläche von genau 1 m² gleichmäßig ausleuchtet, ergibt ein Lux.

Leuchtdichte: Die Leuchtdichte ist ein physikalisches Maß für die **Helligkeit** und ergibt sich aus der Lichtstärke pro Fläche. Mit ihr werden großflächige Lichtquellen und deren Helligkeit erfasst; sie wird in cd/m² angegeben.

Die **Helligkeitsverteilung** im Gesichtsfeld ist ein Gütemaß für die Verteilung der Leuchtdichte auf einer Fläche und damit wichtig für die Sehleistung und den empfundenen Sehkomfort.

Blendung ist eine Verminderung des Sehvermögens mit einer subjektiven Sehstörung durch Anpassungsschwierigkeiten der Retina. Ursächlich können zu hohe Leuchtdichten, zu starke Kontraste oder stark reflektierende Flächen sein.

Vorkommen und Belastung: Starke Unterschiede in der Leuchtdichte sind für die Sehleistung beeinträchtigend und stören das Wohlbefinden. Dies gilt sowohl für innere Räumlichkeiten als auch Örtlichkeiten im Freien (Stadien, Veranstaltungsplätze). Liegen im Gesichtsfeld mehrere Flächen mit sehr starken Helligkeitsunterschieden, so müssen sich die Augen permanent an ein unterschiedliches Helligkeitsniveau anpassen, was auf Dauer ermüdend ist.

Zu **geringe Leuchtdichten** lassen einen Raum diffus und durch fehlende Dreidimensionalität langweilig und monoton erscheinen und führen zu einer verminderten Aufmerksamkeit.

Bei einer zu **hohen Leuchtdichte** besteht die Gefahr übermäßiger Reflexion und Blendung, was als störend empfunden werden kann und die Reizbarkeit steigert.

Anforderungen an den Arbeitsplatz:
- Beleuchtungsstärke von 300–1000 Lux, idealerweise durch Tageslicht.
- bei Tageslichtbeleuchtung ausreichend Rollos, Jalousien oder Vorhänge
- Arbeitsflächen (Bildschirme, Arbeitstische, Dekor) sollten diffus mattierend und nicht hochglänzend sein, um zu starke Reflexblendung zu vermeiden.
- Blickwinkel parallel zu Leuchten und Fenstern.

16.4 Lärm, Vibrationen, Über- und Unterdruck

Siehe Umweltmedizin, physikalische Noxen (S. 63).

16.5 Nicht ionisierende Strahlen und Elektrizität

Siehe Umweltmedizin, physikalische Noxen (S. 63).

16.6 Ionisierende Strahlen und Radionuklide

Die gesetzliche Ordnung wird im Abschnitt Strahlenschutzverordnung (S. 113) beschrieben.

17 Berufskrankheiten

17.1 Allgemeines

17.1.1   Gesetzliche Definitionen

Berufskrankheit

DEFINITION Gemäß § 9 Absatz 1 SGB VII ist eine Berufskrankheit eine Beeinträchtigung der Gesundheit oder des Befindens, die nach neuesten wissenschaftlichen Erkenntnissen bedingt ist durch die Ausübung einer versicherten beruflichen Tätigkeit, bei der der Arbeitnehmer besonderen Einwirkungen (z. B. Gefahrstoffe) in erheblich höherem Maß ausgesetzt ist als die Durchschnittsbevölkerung.

PRAXIS Beispiele für begründete BK-Verdachtsanzeigen sind z. B. Handekzeme bei Reinigungspersonal oder Schwerhörigkeit bei Schmieden.

Sie fällt in Deutschland unter die Leistungen der gesetzlichen Unfallversicherung. Die als Berufskrankheiten (BK) anerkannten Krankheiten werden in der BK-Liste im Anhang der **Berufskrankheiten-Verordnung** (BKV) benannt, welche die Bundesregierung unter Zustimmung des Bundesrates festlegt. Dabei gelten bestimmte Krankheiten erst dann als Berufskrankheit, wenn sie in einer bestimmten Gefährdungsumgebung (z. B. Infektionskrankheiten nur bei Arbeitnehmern im Gesundheitsdienst oder in Labors) erworben wurden.

Jeder begründete Verdacht auf eine Berufskrankheit ist durch den Arzt oder Zahnarzt, den Arbeitgeber oder die Krankenkasse dem Unfallversicherungsträger oder der für den medizinischen Arbeitsschutz zuständigen Stelle unverzüglich anzuzeigen. Ferner können Beschäftigte selbst oder deren Angehörigen die Erkrankung formlos bei der Berufsgenossenschaft oder Unfallkasse melden.

Es sind auch Erkrankungen, die noch nicht in die BK-Liste aufgenommen wurden, aber auf Empfehlung des ärztlichen Sachverständigenbeirats „Berufskrankheiten" beim Bundesministerium für Arbeit und Soziales in diese Liste aufgenommen werden sollen, zu melden. Sie werden bei Anerkennung wie eine Berufskrankheit entschädigt. In allen Fällen darf der BK-Verdacht nur mit Einverständnis der erkrankten Person – andernfalls nichtnamentlich – gemeldet werden.

LERNTIPP !

Ein IMPP-Beispiel zur Anzeigepflicht von Ärzten: Ein Maler und Lackierer klagt über Gedächtnis- und Konzentrationsstörungen, Stimmungsschwankungen, Schwindel und Kopfschmerzen. Im CT/MRT ist kein typischer Befund und auch keine Atrophie feststellbar. Dem Arzt ist bekannt, dass es bei Lackierern zu einer Enzephalopathie kommen kann. Daraus ergibt sich der Verdacht auf eine Berufskrankheit. Der Neurologe informiert den Patienten über seine Meldepflicht, doch der Patient befürchtet Unannehmlichkeiten und bittet den Arzt darum, seinen Verdacht nicht zu melden. Nach § 202 SGB VII ist jeder Arzt jedoch dazu verpflichtet, auch wenn der Patient dies nicht wünscht.

Arbeitsbedingte bzw. arbeitsbezogene Krankheit

DEFINITION Arbeitsbedingte Erkrankungen sind Krankheiten, deren Auftreten mit der Arbeitstätigkeit in Verbindung steht. Im Gegensatz zu Berufskrankheiten muss der Zusammenhang mit der Berufstätigkeit keine bestimmte rechtliche Qualität erreichen.

Dies umfasst Krankheiten, z. B. psychosoziale Gesundheitsprobleme, die im Verlaufe der Arbeitstätigkeit aus unterschiedlichen Ursachen entstehen. Arbeitsbezogene Krankheiten unterliegen zumeist einem längeren progredienten Verlauf. Beispiele dafür sind psychosoziale Probleme, die durch Mobbing oder Gratifikationskrisen entstehen, aber auch andauernde Exposition gegenüber schädlichen Noxen sowie muskuloskelettale Schäden und Degeneration durch körperlich schwere oder ungünstige Arbeiten.

17.1.2   Epidemiologie

Laut Bundesanstalt für Arbeitsschutz und Arbeitsmedizin (BAuA) wurden 2014 **knapp 17 000** Fälle von **Berufskrankheit** anerkannt, während **> 75 000 Verdachtsfälle** gemeldet wurden.

Zu den häufigsten Verdachtsanzeigen zählten die Hauterkrankungen (24 438 Verdachtsfälle). Insbesondere bei diesen kann die Ursache jedoch oft nicht hinreichend ermittelt werden, sodass von den vielen Verdachtsfällen weniger als 2,5 % anerkannt wurden.

Nach der Berufskrankheiten-Verdachtsstatistik folgen an zweiter Stelle die **Lärmschwerhörigkeit** (12.153) und an dritter Stelle die **Lendenwirbelsäulenerkrankungen** (5.410), die durch schweres Heben und Tragen verursacht wurden. Dahinter folgen durch Asbest verursachte **Lungenerkrankungen**, zu denen auch die Asbestose zählt. Hier ist die Ursache häufig leichter als bei den Hauterkrankungen zu klären.

Darüber hinaus wird der Begriff der Faserjahre bei der Beurteilung von asbestbedingten Berufskrankheit verwendet. 25 Faserjahre (Asbeststaub mit kritischer Abmessung bzw. Asbestfasern mit einem Durchmesser < 3 µm und einer Länge von mehr als 5 µm pro Kubikmeter Luft am Arbeitsplatz sind z. B. in Deutschland ein Kriterium für die Anerkennung eines asbestbedingten Bronchialkarzinoms als berufsbedingte Erkrankung.

17.2 Erkrankungen und BK-Nummern

„Berufskrankheiten sind Krankheiten, die die Bundesregierung durch Rechtsverordnung mit Zustimmung des Bundesrates als Berufskrankheiten bezeichnet und die Versicherte infolge einer den Versicherungsschutz nach § 2, 3 oder 6 begründenden Tätigkeit erleiden" (§ 9 SGB VII).

Der **Sachverständigenbeirat** verfasst zu jeder vorgeschlagenen neuen Berufskrankheit eine wissenschaftliche Begründung, die der Bundesregierung vorgelegt wird. Unter Berücksichtigung neuer Erkenntnisse der medizinischen Wissenschaft wurde zuletzt zum 1.8.2017 die Liste der Berufskrankheiten (Anlage 1 zur BKV) um die **BK-Nummern 1320**, **1321** und **2115** erweitert. Da-

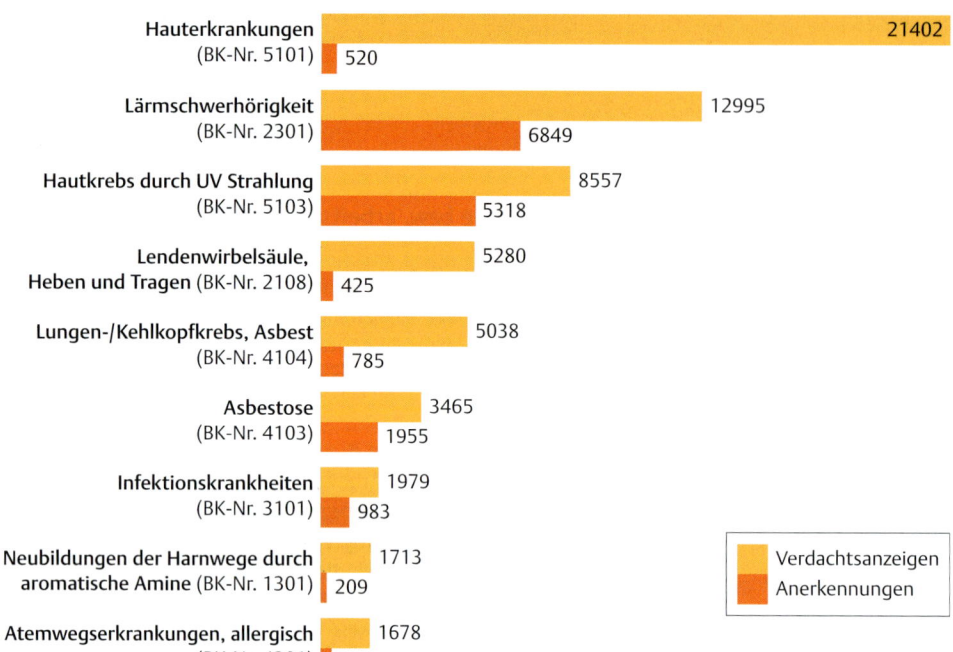

Abb. 17.1 Berufskrankheiten. Auflistung der im Jahr 2017 angezeigten und anerkannten Erkrankungen.

Hauterkrankungen (BK-Nr. 5101): 21402 / 520
Lärmschwerhörigkeit (BK-Nr. 2301): 12995 / 6849
Hautkrebs durch UV Strahlung (BK-Nr. 5103): 8557 / 5318
Lendenwirbelsäule, Heben und Tragen (BK-Nr. 2108): 5280 / 425
Lungen-/Kehlkopfkrebs, Asbest (BK-Nr. 4104): 5038 / 785
Asbestose (BK-Nr. 4103): 3465 / 1955
Infektionskrankheiten (BK-Nr. 3101): 1979 / 983
Neubildungen der Harnwege durch aromatische Amine (BK-Nr. 1301): 1713 / 209
Atemwegserkrankungen, allergisch (BK-Nr. 4301): 1678 / 375

Verdachtsanzeigen
Anerkennungen

rüber hinaus wurden bei den **BK-Nummern 4104** und **4113** weitere anerkennungsfähige Erkrankungen aufgenommen. Die aktuelle BK-Liste umfasst 80 anerkennungsfähige Berufskrankheiten.

Bei Anerkennung einer BK haben Betroffene Anspruch auf Heilbehandlung aus der gesetzlichen Unfallversicherung. Bei Arbeitsunfähigkeit oder dauerhafter Erwerbsminderung können auch Ansprüche auf Geldleistungen bestehen. Einige BKs aus der BK-Liste setzen die Unterlassung der Tätigkeit für die Anerkennung voraus (sog. **Unterlassungszwang**, wie z.B. **BK-Nummern 2108, 2109, 2110, 4301, 4302, 5101**). Der Unterlassungszwang wird derzeit (Sommer 2020) politisch debattiert und könnte nach dem aktuellen Referentenentwurf bereits ab dem 1. Januar 2021 entfallen. Die Entscheidung steht jedoch noch aus.

Details zu den hier nicht ausführlich besprochenen Erkrankungen finden sich in den jeweiligen Fachgebieten. Eine Zusammenfassung ist jedoch nachfolgendem Diagramm zu entnehmen (**Abb. 17.1**).

17.2.1 Durch chemische Entwicklungen verursachte Krankheiten

Metalle und Metalloide (BK-Gr. 11)

Siehe Umweltmedizin (S. 89).

Berufskrankheiten:
- BK-Nr. 1101: Erkrankungen durch Blei oder seine Verbindungen
- BK-Nr. 1102: Erkrankungen durch Quecksilber oder seine Verbindungen
- BK-Nr. 1103: Erkrankungen durch Chrom oder seine Verbindungen
- BK-Nr. 1104: Erkrankungen durch Cadmium oder seine Verbindungen
- BK-Nr. 1105: Erkrankungen durch Mangan oder seine Verbindungen
- BK-Nr. 1106: Erkrankungen durch Thallium oder seine Verbindungen

- BK-Nr. 1107: Erkrankungen durch Vanadium oder seine Verbindungen
- BK-Nr. 1108: Erkrankungen durch Arsen oder seine Verbindungen
- BK-Nr. 1109: Erkrankungen durch Phosphor oder seine anorganischen Verbindungen
- BK-Nr. 1110: Erkrankungen durch Beryllium oder seine Verbindungen.

Erstickungsgase (BK-Gr. 12)

Siehe Umweltmedizin (S. 72).

Berufskrankheiten:
- BK-Nr. 1201: Erkrankungen durch Kohlenmonoxid
- BK-Nr. 1202: Erkrankungen durch Schwefelwasserstoff.

Lösungsmittel, Pestizide und andere chemische Stoffe (BK-Gr. 13)

Siehe Umweltmedizin (S. 77).

Berufskrankheiten (Auswahl):
- BK-Nr. 1301: Schleimhautveränderung, Krebs oder andere Neubildungen der Harnwege durch aromatische Amine
- BK-Nr. 1302: Erkrankungen durch Halogenkohlenwasserstoffe
- BK-Nr. 1303: Erkrankungen durch Benzol, seine Homologe oder durch Styrol
- BK-Nr. 1304: Erkrankungen durch Nitro- oder Aminoverbindungen des Benzols oder seiner Homologe oder ihrer Abkömmlinge
- BK-Nr. 1305: Erkrankungen durch Schwefelkohlenstoff
- BK-Nr. 1306: Erkrankungen durch Methylalkohol (Methanol)
- BK-Nr. 1307: Erkrankungen durch organische Phosphorverbindungen
- BK-Nr. 1308: Erkrankungen durch Fluor oder seine Verbindungen
- BK-Nr. 1309: Erkrankungen durch Salpetersäureester

- BK-Nr. 1310: Erkrankungen durch halogenierte Alkyl-, Aryloder Alkylaryloxide
- BK-Nr. 1311: Erkrankungen durch halogenierte Alkyl-, Aryloder Alkylarylsulfide
- BK-Nr. 1312: Erkrankungen der Zähne durch Säuren
- BK-Nr. 1313: Hornhautschädigungen des Auges durch Benzochinon
- BK-Nr. 1314: Erkrankungen durch Paratertiär-Butylphenol
- BK-Nr. 1315: Erkrankungen durch Isocyanate, die zur Unterlassung aller Tätigkeiten gezwungen haben, die für die Entstehung, die Verschlimmerung oder das Wiederaufleben der Krankheit ursächlich waren oder sein können
- BK-Nr. 1316: Erkrankungen der Leber durch Dimethylformamid
- BK-Nr. 1317: Polyneuropathie oder Enzephalopathie durch organische Lösungsmittel oder deren Gemische
- BK-Nr. 1318: Erkrankungen des Blutes, des blutbildenden und des lymphatischen Systems durch Benzol
- BK-Nr. 1319: Larynxkarzinom durch intensive und mehrjährige Exposition gegenüber schwefelsäurehaltigen Aerosolen
- **neu** BK-Nr. 1320: Chronisch-myeloische oder chronisch-lymphatische Leukämie durch 1,3-Butadien bei Nachweis der Einwirkung einer kumulativen Dosis von mindestens 180 Butadien-Jahren (ppm · Jahre)
  Leukämie durch die Einwirkung von Butadien kommt insbesondere bei Beschäftigten in der Kunstkautschuk- und der Gummiindustrie vor.
- **neu** BK-Nr. 1321: Schleimhautveränderungen, Krebs oder andere Neubildungen der Harnwege durch polyzyklische aromatische Kohlenwasserstoffe bei Nachweis der Einwirkung einer kumulativen Dosis von mindestens 80 Benzo(a)pyren-Jahren [(µg/m^3) · Jahre]
  Kehlkopfkrebs und Harnblasenkrebs durch polyzyklische aromatische Kohlenwasserstoffe betrifft insbesondere Tätigkeiten, in denen steinkohlenteerpechhaltige Produkte verarbeitet oder verwendet werden wie z. B. in der Aluminium- und Gießereiindustrie, tritt aber auch in anderen Berufsgruppen wie z. B. bei Schornsteinfegern oder Hochofenarbeitern auf.

Auch nach Beendigung einer Tätigkeit mit **organischen Lösungsmitteln** kann es zur Persistenz oder Verschlechterung einer toxischen **Polyneuropathie** (oder Enzephalopathie) kommen. Tritt die Symptomatik aber erstmals **mehrere Jahre nach Beendigung der Tätigkeit** auf, ist eine andere Genese wahrscheinlicher.

17.2.2 Durch physikalische Einwirkungen verursachte Krankheiten

Mechanische Einwirkungen (BK-Gr. 21)

Siehe Umweltmedizin (S. 63).

Berufskrankheiten (Auswahl):
- BK-Nr. 2101: Erkrankungen der Sehnenscheiden oder des Sehnengleitgewebes sowie der Sehnen- oder Muskelansätze, die zur Unterlassung aller Tätigkeiten gezwungen haben, die für die Entstehung, die Verschlimmerung oder das Wiederaufleben der Krankheit ursächlich waren oder sein können
- BK-Nr. 2102: Meniskusschäden nach mehrjährigen andauernden oder häufig wiederkehrenden, die Kniegelenke überdurchschnittlich belastenden Tätigkeiten

- BK-Nr. 2103: Erkrankungen durch Erschütterung bei Arbeit mit Druckluftwerkzeugen oder gleichartig wirkenden Werkzeugen oder Maschinen
- BK-Nr. 2104: Vibrationsbedingte Durchblutungsstörungen an den Händen, die zur Unterlassung aller Tätigkeiten gezwungen haben, die für die Entstehung, Verschlimmerung oder das Wiederaufleben der Krankheit ursächlich waren oder sein können
- BK-Nr. 2105: Chronische Erkrankungen der Schleimbeutel durch ständigen Druck
- BK-Nr. 2106: Druckschädigung der Nerven
- BK-Nr. 2107: Abrissbrüche der Wirbelfortsätze
- BK-Nr. 2108: Bandscheibenbedingte Erkrankungen der Lendenwirbelsäule durch langjähriges Heben oder Tragen schwerer Lasten oder durch langjährige Tätigkeiten in extremer Rumpfbeugehaltung, die zur Unterlassung aller Tätigkeiten gezwungen haben, die für die Entstehung, die Verschlimmerung oder das Wiederaufleben der Krankheit ursächlich waren oder sein können
- BK-Nr. 2109: Bandscheibenbedingte Erkrankungen der Halswirbelsäule durch langjähriges Tragen schwerer Lasten auf der Schulter, die zur Unterlassung aller Tätigkeiten gezwungen haben, die für die Entstehung, die Verschlimmerung oder das Wiederaufleben der Krankheit ursächlich waren oder sein können
- BK-Nr. 2110: Bandscheibenbedingte Erkrankungen der Lendenwirbelsäule durch langjährige, vorwiegend vertikale Einwirkung von Ganzkörperschwingungen im Sitzen, die zur Unterlassung aller Tätigkeiten gezwungen haben, die für die Entstehung, die Verschlimmerung oder das Wiederaufleben der Krankheit ursächlich waren oder sein können
- BK-Nr. 2111: Erhöhte Zahnabrasionen durch mehrjährige quarzstaubbelastende Tätigkeit
- BK-Nr. 2112: Gonarthrose durch eine Tätigkeit im Knien oder vergleichbarer Kniebelastung mit einer kumulativen Einwirkungsdauer während des Arbeitslebens von mindestens 13 000 Stunden und einer Mindesteinwirkungsdauer von insgesamt einer Stunde pro Schicht
- BK-Nr. 2113: Druckschädigung des Nervus medianus im Karpaltunnel (Karpaltunnel-Syndrom) durch repetitive manuelle Tätigkeiten mit Beugung und Streckung der Handgelenke, durch erhöhten Kraftaufwand der Hände oder durch Hand-Arm-Schwingungen
- BK-Nr. 2114: Gefäßschädigung der Hand durch stoßartige Krafteinwirkung (Hypothenar-Hammer-Syndrom und Thenar-Hammer-Syndrom)
- **neu** BK-Nr. 2115: Fokale Dystonie als Erkrankung des zentralen Nervensystems bei Instrumentalmusikern durch feinmotorische Tätigkeit hoher Intensität. (Die fokale Dystonie bei Instrumentalmusikern betrifft ausschließlich professionell Musizierende wie z. B. Orchestermusiker oder Musiklehrer.)

Druckluft (BK-Gr. 22)

Siehe Umweltmedizin (S. 64).

Berufskrankheit:
- BK-Nr. 2201: Erkrankungen durch Arbeit in Druckluft.

Lärm (BK-Gr. 23)

Siehe Umweltmedizin (S. 65).

Berufskrankheit:
- BK-Nr. 2301: Lärmschwerhörigkeit.

Strahlung (BK-Gr. 24)

Siehe Umweltmedizin (S. 67).

Berufskrankheiten:
- BK-Nr. 2401: Grauer Star durch Wärmestrahlung
- BK-Nr. 2402: Erkrankungen durch ionisierende Strahlung.

Bei der Anerkennung als Berufskrankheit bei Strahlenbelastung durch Radon kann die Maßeinheit WLM benutzt werden. WLM (working level month) ist ein Maß für die Strahlenbelastung durch Radon und seine Zerfallsprodukte im Bergbau. Ein „Working Level" bezieht sich auf die kurzlebigen Radonfolgeprodukte, die zur Emission von 130 000 MeV/l Luft potenzieller α-Energie bei radioaktivem Zerfall führen. Ist ein Uranbergarbeiter dieser Belastung 1 Arbeitsmonat (entspricht 170 Stunden) lang ausgesetzt, entspricht die Belastung 1 WLM.

Grundsätzlich ist bei Umgang mit offenen radioaktiven Strahlern die Möglichkeit einer Kontamination oder Inkorporation (auch Inhalation) gegeben. Bei einem Strahlenunfall kann der Nachweis inkorporierter radioaktiver Stoffe im Körper und in den Körperausscheidungen in speziell hierfür eingerichteten Instituten erfolgen.

17.2.3   Durch Infektionserreger oder Parasiten verursachte Krankheiten sowie Tropenkrankheiten

Die Grundlagen der Hygiene und der allgemeinen Infektiologie finden Sie im Querschnittsfach Hygiene und im Kapitel Mikrobiologie.
- BK-Nr. 3101: Infektionskrankheiten, wenn der Versicherte im Gesundheitsdienst, in der Wohlfahrtspflege oder in einem La-

boratorium tätig oder durch eine andere Tätigkeit der Infektionsgefahr in ähnlichem Maße besonders ausgesetzt war
- BK-Nr. 3102: Von Tieren auf Menschen übertragbare Krankheiten
- BK-Nr. 3103: Wurmkrankheit der Bergleute, verursacht durch Ancylostoma duodenale oder Strongyloides stercoralis
- BK-Nr. 3104: Tropenkrankheiten, Fleckfieber.

Infektionsgefahren im Gesundheitsdienst

In der **Tab. 17.1** finden Sie Krankheiten, die als Berufskrankheit anerkannt sind, wenn sie in der Berufsausübung erworben wurden.

Bei einer nachgewiesenen COVID-19-Erkrankung einer im Gesundheitsdienst beschäftigten Person kann unter folgenden Umständen der begründete BK-Verdacht Nr. 3101 bestehen:
- Kontakt mit an COVID-19-erkrankten Personen und
- relevante Krankheitserscheinungen wie z. B. Fieber, Husten und
- positiver PCR-Test mit Virusnachweis (SARS-CoV-2) im Nasen-/Rachenabstrich.

> **PRAXIS** Das Ende 2019 neu in Erscheinung getretene Coronavirus **SARS-CoV-2** wurde auf Grundlage der vorhandenen epidemiologischen Daten aus präventiver Sicht vorläufig in die **Risikogruppe 3** (RG3) nach **Biostoffverordnung** eingestuft.
>
> Die BioStoffV gilt für alle Beschäftigten, die durch ihre berufliche Tätigkeit mit Infektionserregern in Kontakt kommen. Nach dieser müssen Patient und Behandler einen Mund-Nasen-Schutz tragen, wenn Tätigkeiten an Patienten ausgeübt werden, die an luftübertragbaren Krankheiten leiden. Wenn der Erreger der Risikogruppe 3 oder 4 zugeordnet ist, ist das Tragen eines Mund-Nasen-Schutzes jedoch nicht ausreichend. Im Falle von **SARS-CoV-2** (RG3) muss daher mindestens eine partikelfiltrierende Halbmaske **FFP2** oder **FFP3** bei Gefahr der Aerosolbildung getragen werden. Eine arbeitsmedizinische Vorsorgeberatung muss angeboten werden, falls die Tragedauer dieser Masken mehr als 30 Minuten pro Arbeitstag beträgt.

Tab. 17.1 Infektionskrankheiten und ihre Bedeutung in der Arbeitsmedizin (BK-Nr. 3101)

Erreger	Krankheit	Übertragungsweg
HA-Virus	Hepatitis A	fäkal-orale Schmierinfektion
HB-Virus	Hepatitis B	Geschlechtsverkehr, Bluttransfusionen, Nadelstichverletzungen
HC-Virus	Hepatitis C	i. v.-Drogenmissbrauch, Nadelstichverletzungen
HI-Virus	AIDS	Geschlechtsverkehr, Bluttransfusionen, Nadelstichverletzungen
Paramyxovirus	Masern	Tröpfcheninfektion
Rotavirus	Diarrhö	fäkal-oral, kontaminierte Lebensmittel
Rubivirus (Togaviren)	Röteln	Tröpfcheninfektion
Herpes-Virus Typ 3	Varizellen/Windpocken	Tröpfcheninfektion
Adenovirus 8 und 19	Keratoconjunctivitis epidemica	Schmierinfektion
Salmonella enteritidis, S. typhimurium	Salmonellose	kontaminierte Lebensmittel
Neisseria meningitidis	Meningitis	Tröpfcheninfektion
Mycobacterium tuberculosis	Tuberkulose	Tröpfcheninfektion
SARS-CoV-2	COVID-19	Tröpfcheninfektion (aerogene Infektion und Schmierinfektion spielen vermutlich eine geringere Rolle [Stand Juni 2020])

Von Tieren auf den Menschen übertragbare Krankheiten (Zoonosen)

Tab. 17.2 listet Krankheiten auf, die bei beruflich begründetem Umgang mit Tieren als Berufskrankheiten anerkannt sind.

Tab. 17.2 Tiervermittelte Infektionskrankheiten und ihre Bedeutung für die Arbeitsmedizin (BK-Nr. 3102)

Erreger	Krankheit	Übertragungsweg
Orthopoxvirus	Kuhpocken	Rinder
Orthopoxvirus	Melkerpocken	beim Melken des Euters
humane Papillomaviren (HPV Typ 7)	Metzgerwarzen	Schmierinfektion bei Kontakt mit Frischfleisch
Erysipelothrix rhusiopathiae	Schweinerotlauf	Tierkontakt (Schlachter, Landwirt, Veterinär)
Leptospira interrogans	Schweinehüter-krankheit (Leptospirose)	Kontakt mit Tierfäkalien (Urin)
Burkholderia mallei	Rotz	Pferdeausscheidungen
Coxiella burnetii	Q-Fieber	Inhalation von kontaminiertem Staub
Chlamydophila psittaci	Ornithose, Psittakose	Inhalation von kontaminiertem Vogelkot
Bacillus anthracis	Milzbrand	Verarbeitung von Tier-produkten; Tierkontakt
Francisella tularensis	Tularämie	blutsaugende Parasiten; kontaminiertes Wasser; kontaminierter Staub
Listeria	Listeriose	Tierkontakt; kontaminierte Lebensmittel (Milchprodukte, Obst, Gemüse, rohes Fleisch)
Brucella	Brucellose	unpasteurisierte Milch und unpasteurisierter Käse; Tierkot
Borrelia (Abb. 17.2)	Lyme-Borreliose	Vektor: meist Zecken (z. B. Gemeiner Holzbock) Reservoir: Rotwild, Vögel, Nager

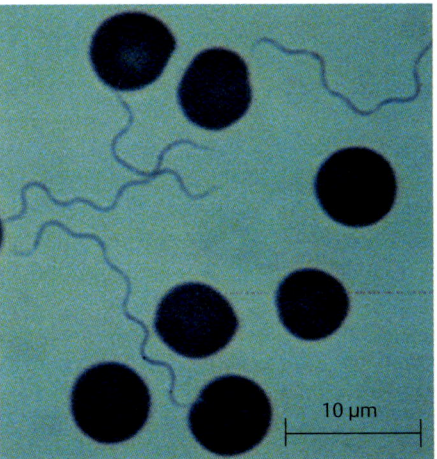

Abb. 17.2 Borrelia duttonii. Die zu den Spirochäten gehörenden Bakterien sind von schraubenförmiger Gestalt. [aus Kayser et. al., Taschenlehrbuch Medizinische Mikrobiologie, Thieme, 2014]

Wurmkrankheiten der Bergleute

Die in **Tab. 17.3** aufgelisteten Wurmkrankheiten werden als Berufskrankheiten anerkannt.

Tab. 17.3 Bedeutende Wurmerkrankungen in der Arbeitsmedizin (BK-Nr. 3103)

Erreger	Hauptsymptome
Ancylostoma duodenale	Anämie, Darmzottendestruktion, Schwäche, Herzversagen
Strongyloides stercoralis	Lungenentzündung, Afterjucken

Tropenkrankheiten

Die Krankheiten in **Tab. 17.4** werden als Berufskrankheiten anerkannt, sofern sie in der Ausübung des Berufs erworben wurden.

Tab. 17.4 Tropenkrankheiten und ihre Erreger in der Arbeitsmedizin (BK-Nr. 3104)

Erreger	Krankheit	Endemiegebiete
Arenaviren, Flaviviren, Filoviren, Togaviren	virusbedingtes hämor-rhagisches Fieber	v. a. Afrika, Südamerika, Südostasien
Rickettsia rickettsii	Fleckfieber (Rocky-Mountain-Spotted-Fever)	Nord- und Südamerika
Flaviviren	Japan-Enzephalitis	Südost- und Ostasien
Borrelia recurrentis	tropische Borreliose (Rückfallfieber)	Südamerika, Äquatorialafrika, Osteuropa, Naher Osten
Mycobacterium ulcerans	Buruli-Ulkus	Tropen
Mycobacterium leprae	Lepra	Tropen
Yersinia pestis	Pest	Einzelfälle weltweit
Chlamydia trachomatis	Trachom	Tropen
Plasmodium	Malaria (Abb. 17.3a)	Tropen
Entamoeba histolytica	Amöbiasis	Tropen und Subtropen
Leishmania tropica	Leishmaniose (Abb. 17.3b)	Tropen, Mittelmeerraum
Trypanosoma brucei (Tsetsefliege)	afrikanische Trypano-somiasis Schlafkrankheit	tropisches Afrika
Trypanosoma cruzi	amerikanische Trypano-somiasis (Chagas-Krank-heit) (Abb. 17.3c)	Mittel- und Südamerika
Bandwürmer, Saugwürmer, Fadenwürmer	Wurmerkrankungen	weltweit

LERNPAKET 3

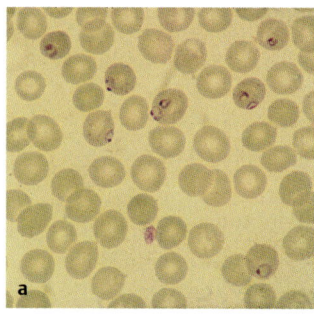 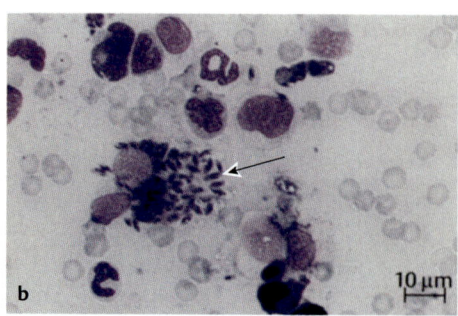 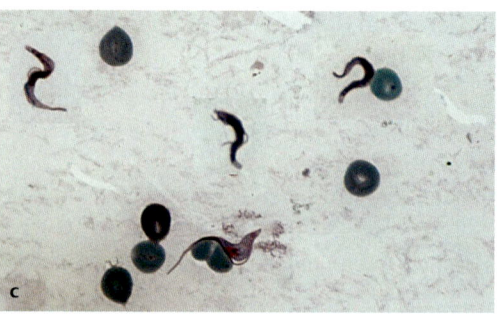

Abb. 17.3 Erreger der Tropenkrankheiten
a Plasmodium falciparum. Der Parasit befindet sich innerhalb der Erythrozyten. [Arastéh, Baenkler, Bieber et al., Duale Reihe Innere Medizin, Thieme, 2018]
b Leishmania. Nachweis in Makrophagen eines giemsagefärbten Knochenmarksausstrichs. [aus Hof, Duale Reihe Medizinische Mikrobiologie, Thieme, 2019]
c Trypanosoma spec. [aus Poeggel, Kurzlehrbuch Biologie, Thieme, 2013]

17.2.4 Erkrankungen der Atemwege und der Lungen, des Rippenfells und Bauchfells und der Eierstöcke

Erkrankungen durch anorganische Stäube (BK-Gr. 41)

Quarzstaub

> **DEFINITION** Quarzstaub sind alle Stäube, die kristallines Silicium-dioxid (SiO_2) enthalten. Das SiO_2 kann dabei in unterschiedlichen Kristallmodifikationen auftreten.

Eine Silikose entsteht, indem Quarzstaub eingeatmet wird und sich in den Lungenalveolen absetzt. Die eingeatmeten Partikel müssen eine Größe von etwa 0,5–5 µm haben, um nicht von den oberen Atemwegen abgefangen zu werden. Zudem hängt die Entstehung der Silikose von der Staubkonzentration ab. Eine Ursache für die unterschiedlichen Formen ist nicht bekannt. Die für den Gesundheitsschutz bedeutsamen Modifikationen sind insbesondere Quarz sowie die Hochtemperaturmodifikationen Cristobalit und Tridymit.

Gefährdete Berufe: Gefährdet sind Personen bei der Erz- und Steinkohlegewinnung im Bergbau, bei der Gewinnung sowie Be- und Verarbeitung von Quarz, Granit, Sandstein, Bimsstein, Schiefer in der Natursteinindustrie, Glasindustrie, bei der Herstellung von Emaille und Keramik, bei der Produktion von Spezialkristallen wie Silikat, Silikagel.

Vorsorgeuntersuchungen: Bei Exposition gegenüber Quarzstaub hat der Arbeitgeber eine arbeitsmedizinische Vorsorge anzubieten. Dabei können Anamnese, Auskultation, Röntgen sowie Thorax-CT Aufschluss über mögliche gesundheitliche Beeinträchtigungen geben.

Gesundheitsgefährdung: Quarzhaltiger Staub enthält kristalline Kieselsäure, die in der Lunge v. a. durch Lymphozyten ins Interstitium abtransportiert wird. Dadurch bilden sich kleine Knötchen, v. a. in den Mittel- und Oberfeldern, die später zu größeren Knoten und Schwielen konfluieren. Typische Symptome sind Husten, Dyspnoe und Neigung zu Atemwegsinfekten, die sich mit einer Latenz von etwa 15 Jahren nach Beginn der Exposition entwickeln und trotz Beendigung der Exposition weiter fortschreiten können. Die Silikose ist die häufigste Pneumokoniose (Staubinhalationserkrankung). Im Vordergrund steht anfangs eine restriktive Ventilationsstörung mit hochstehenden Lungengrenzen und aus-

kultatorisch trockenen Knistergeräuschen. Später treten obstruktive Veränderungen mit chronischer Bronchitis, Lungenemphysem und Cor pulmonale in den Vordergrund.

Die Kombination aus Silikose und chronischen Gelenksentzündungen (chronische Polyarthritis, rheumatoide Arthritis) stellt eine medizinische Besonderheit dar (Caplan-Syndrom). Auch dieses Krankheitsbild tritt vermehrt bei Steinkohlebergarbeitern auf.

Bei Silikose-Patienten ist das Tuberkuloserisiko etwa 30-fach erhöht. Eine bereits durchgemachte frühere Tbc-Infektion, kann durch die Quarzstaubpartikel zur Siliko-Tuberkulose reaktiviert werden.

Klinik:
- BK-Nr. 4101: Quarzstaublungenerkrankung (Silikose)
- BK-Nr. 4102: Quarzstaublungenerkrankung in Verbindung mit aktiver Lungentuberkulose (Siliko-Tuberkulose).

Diagnostik:
- Neben der Berufsanamnese (z. B. **Steinmetz, Steinbruch- und Porzellanarbeiter**) geben Röntgen-Thoraxaufnahmen Aufschluss. Bei der Silikose sind diffuse, noduläre oder streifige Verdichtungen in beiden Lungen sichtbar, sogenannte **Eierschalenhili**. Sie entstehen, wenn die Hiluslymphknoten silikotisches Material aufnehmen und sichelförmig verkalken.
- Darüber hinaus kann mithilfe einer Spirometrie unter Belastung (Spiroergometrie) bei gleichzeitiger Bestimmung der Blutgase die Einschränkung der pulmokardialen Funktionen (Restriktion) eingeschätzt werden.

Therapie: Bei einer manifestierten interstitiellen Lungenerkrankung ist keine kausale Behandlung mehr möglich. Die Diagnose muss deshalb möglichst früh erfolgen.

Prognose: Die Prognose einer Silikose hängt vor allem vom Beginn ihrer Symptome ab. Eine akute Silikose endet meist mit dem Tod. Selbst ein frühes Erkennen der Silikose hat wenig Einfluss auf die Lebenserwartung. Schuld ist die rasch voranschreitende Atemschwäche. Eine chronische Silikose hingegen bricht meist erst Jahrzehnte nach der Quarzstaubbelastung aus. Dadurch verkürzt die Lungenfibrose nur selten das Leben der Betroffenen. Allerdings verschlimmert sich eine Silikose in der Regel im Lauf der Zeit. Die Quarzstaublunge ist für Infektionen von außen besonders anfällig. Daher müssen diese schnellstmöglich behandelt werden, um zusätzliche Atembeschwerden zu vermeiden. Die Prognose von Bronchialkarzinomen und Pleuramesotheliomen ist sehr schlecht.

Asbest Asbest ist eine Sammelbezeichnung für verschiedene natürlich vorkommende **Silikatfasern**, denen hohe Festigkeit und Biegsamkeit gemein ist. Mit 90 % den größten Anteil an den weltweit geförderten und verarbeiteten Arbeitsstoffen hat das Schichtsilikat **Chrysotil** (Weißasbest). Asbeststaub besteht aus sehr feinen Fasern, die eine submikroskopische Größe erreichen können.

> **DEFINITION** Als **Fasern** gelten **Partikel** mit einer **Länge > 5 μm**, einem **Durchmesser < 3 μm** und einem **Länge-Durchmesser-Verhältnis > 3:1**.

Vorkommen und Verwendung: Aufgrund ihrer Nichtbrennbarkeit, Hitzebeständigkeit und Beständigkeit gegen Fäulnis und Korrosion wurden Asbestprodukte großzügig in Gebäuden und Geräten als **Brand- und Isolierschutz** eingesetzt. Auch in Brems- und Kupplungsbelägen kamen Asbestfasern zum Einsatz, ebenso in Elektroinstallationen und der Textilindustrie. Die Verwendung von Spritzasbest wurde 1979 und die Verwendung aller Asbestmaterialien 1989 verboten, wodurch eine Exposition heute nur noch bei Abbruch- und Sanierungsmaßnahmen besteht.

Die Hintergrundexposition beträgt in der Außenluft etwa 100 F/m³, in unmittelbarer Straßennähe etwa 1000 F/m³ und in der Raumluft i. d. R. < 100 F/m³, kann jedoch in sanierungsbedürftigen Gebäuden auch > 1000 F/m³ betragen.

Untersuchungen: Aufgrund der **stark kanzerogenen Wirkung** muss der Arbeitgeber dem Arbeitnehmer bei Exposition gegenüber Asbeststäuben eine arbeitsmedizinische Vorsorge anbieten. Dabei können Anamnese, Auskultation, Lungenfunktionsprüfung sowie Röntgen (und HRCT-Untersuchungen der Lunge im Rahmen eines erweiterten nachgehenden Asbestvorsorgeprogramms) über mögliche Veränderungen, insbesondere im Respirationstrakt, Auskunft geben.

Im Vergleich zu den bestehenden Störungen der Atmung und des Kreislaufs können die in der Bildgebung nachweisbaren Veränderungen der Lungenasbestose gering ausfallen.

Auch bei langjährigen Rauchern, die in ihrem Berufsleben längerfristig Asbest exponiert waren, kann bei Nachweis einer entsprechenden kumulativen Belastung z. B. ein Bronchialkarzinom als Berufskrankheit anerkannt werden.

Nachgehende Untersuchungen nach den berufsgenossenschaftlichen Grundsätzen G 1.2 (asbestfaserhaltiger Staub) und G 1.3 (künstlicher mineralischer Faserstaub der Kategorien 1 oder 2, Aluminiumsilikatwolle) erfordern besondere Fachkenntnisse und spezielle Ausrüstungen. Dies sind:

- besondere Kenntnisse in der Pneumokoniosediagnostik, nachgewiesen durch Teilnahme an einem anerkannten Einführungsseminar
- apparative Ausstattung für Röntgen- und Lungenfunktionsdiagnostik und Vorhandensein der ILO-Standardfilmsätze zum Vergleich.

Gesundheitsgefährdung: Die Gesundheitsgefährdung durch Asbest geht von dessen stark kanzerogenen Wirkung aus. Der Großteil des eingeatmeten Faserstaubes kann zwar wieder ausgeatmet oder durch die physiologischen Reinigungsmechanismen (Flimmerhärchen) der Atemwege und Lungen ausgeschieden werden. Allerdings kann ein Teil der in die Alveolen gelangten Fasern aufgrund der nadelförmigen Fasergestalt und der Fä-

higkeit, sich bis zu submikroskopischer Feinheit aufzuspalten, weiter bis in das Zwischengewebe der Lunge vordringen (Pleurodrift). Dort kann es sich anhäufen und bereits Bindegewebsneubildungen verursachen.

Da Makrophagen eingeatmete Fasern zwar phagozytieren können, aber nicht abbauen, werden Zytokine (IL-1 und Wachstumsfaktoren) ausgeschüttet. Dadurch werden Granulozyten und T-Helferzellen chemotaktisch angelockt und Fibrozyten zur Kollagenbildung stimuliert. Ob es zu einer Deposition in den peripheren Luftwegen oder den Alveolen kommt, hängt von Durchmesser, Länge und Form der Asbestfasern ab. Bevorzugt in den unteren bis mittleren Lungenfeldern manifestieren sich dann im weiteren Verlauf diffuse, bindegewebsbildende Prozesse mit starker Schrumpfungsneigung im Sinne der Asbestose. Daneben können sich umschriebene, plaqueförmige Veränderungen meist an der Pleura parietalis als bindegewebige (hyaline), später verkalkende Pleuraplaques des Rippenfells, Zwerchfells oder Herzbeutels manifestieren. Grund dafür ist, dass die Asbestfasern aufgrund ihrer Pleurotropie auch bis in den Pleuraspalt übertreten können.

Rezidivierende, meist einseitige Pleuraergüsse können zum Bild der nicht bösartigen, durch Asbeststaub verursachten Erkrankungen der Pleura gehören, die sich von dem malignen Pleuramesotheliom abgrenzen lassen.

Klinik:
- BK-Nr. 4103: Asbeststaublungenerkrankung (Asbestose) oder durch Asbeststaub verursachte Erkrankungen der Pleura
- **neu** BK-Nr. 4104: Lungenkrebs, Kehlkopfkrebs oder Eierstockkrebs
  - in Verbindung mit Asbeststaublungenerkrankung (Asbestose)
  - in Verbindung mit durch Asbeststaub verursachter Erkrankung der Pleura oder bei Nachweis der Einwirkung einer kumulativen Asbestfaserstaub-Dosis am Arbeitsplatz von mindestens 25 Faserjahren {25 · 10⁶ [(Fasern/m³) · Jahre]}

  Betroffen vom Eierstockkrebs können Frauen sein, die früher in asbestverarbeitenden Betrieben tätig waren. Dies war insbesondere in der Asbesttextilindustrie wie z. B. in Asbestspinnereien, Asbestwebereien oder anderen Betrieben der Fall, in denen asbesthaltige Garne, Schnüre, Gewebe, Tücher oder auch Hitzeschutzkleidung hergestellt wurden.
- BK-Nr. 4105: Durch Asbest verursachtes Mesotheliom des Rippenfells, des Bauchfells oder des Perikards.

Prävention: Beim Umgang mit Asbest müssen Schutzmaßnahmen wie das Tragen von Atemschutzgeräten und Schutzanzügen getroffen werden. Es ist auf ein staubarmes Arbeiten zu achten und asbesthaltige Abfälle sind ordnungsgemäß und fachgerecht zu entsorgen.

> **PRAXIS** Knapp **50 %** aller tödlich verlaufenden Berufskrankheiten sind auf eine Asbestexposition zurückzuführen! Bei entsprechenden Symptomen also **immer** eine mögliche Exposition abklären!

Weitere anorganische Stäube
- BK-Nr. 4106: Erkrankungen der tieferen Atemwege und der Lungen durch Aluminium oder seine Verbindungen
- BK-Nr. 4107: Erkrankungen an Lungenfibrose durch Metallstäube bei der Herstellung oder Verarbeitung von Hartmetallen
- BK-Nr. 4108: Erkrankungen der tieferen Atemwege und der Lungen durch Thomasmehl (Thomasphosphat)

LERNPAKET 3

Tab. 17.5 Weitere anorganische Stäube und ihre Krankheiten

Noxe	BK-Nr.	gefährdende Berufe	Krankheiten
Aluminium	4106	Schweißer, Schleifmittelherstellung	chronische Bronchitis, Lungenemphysem, Pneumothorax, interstitielle Lungenfibrose (Aluminose)
Metallstäube	4107	Metallarbeiter	Lungenfibrose
Thomasmehl	4108	Düngemittelherstellung, Düngemittelsaat	akute und chronische Bronchitis
Nickel	4109	Verarbeitung von Nickelerzen, Stahlarbeiter, Akkumulatorproduktion, Werkstoffherstellung	Bronchialkarzinom, Karzinome der inneren Nase und der Nasennebenhöhlen, Larynxkarzinom
Kokereirohgase	4110	Arbeiten an Kokerei-Ofenblöcken	Bronchial- und Larynxkarzinom
Feinstaub	4111	Steinkohlenbergbau unter Tage	chronisch-obstruktive Bronchitis, Lungenemphysem

- BK-Nr. 4109: Bösartige Neubildungen der Atemwege und der Lungen durch Nickel oder seine Verbindungen
- BK-Nr. 4110: Bösartige Neubildungen der Atemwege und der Lungen durch Kokereirohgase
- BK-Nr. 4111: Chronische obstruktive Bronchitis oder Emphysem von Bergleuten unter Tage im Steinkohlebergbau bei Nachweis der Einwirkung einer kumulativen Dosis von in der Regel 100 Feinstaubjahren [(mg/m³) · Jahre]
- BK-Nr. 4112: Lungenkrebs durch die Einwirkung von kristallinem Siliziumdioxid (SiO_2) bei nachgewiesener Quarzstaublungenerkrankung (Silikose oder Siliko-Tuberkulose)
- **neu** BK-Nr. 4113: Lungenkrebs oder Kehlkopfkrebs durch polyzyklische aromatische Kohlenwasserstoffe bei Nachweis der Einwirkung einer kumulativen Dosis von mindestens 100 Benzo[a]pyren-Jahren [(µg/m³) · Jahre]
- BK-Nr. 4114: Lungenkrebs durch das Zusammenwirken von Asbestfaserstaub und polyzyklischen aromatischen Kohlenwasserstoffen bei Nachweis der Einwirkung einer kumulativen Dosis, die einer Verursachungswahrscheinlichkeit von mindestens 50 Prozent nach der Anlage 2 entspricht
- BK-Nr. 4115: Lungenfibrose durch extreme und langjährige Einwirkung von Schweißrauchen und Schweißgasen (Siderofibrose).

Siehe **Tab. 17.5**.

LERNTIPP   !

Ähnlich der Asbestose ist die Aluminose durch Dyspnoe und Husten – zunächst unter Belastung, dann auch in Ruhe – gekennzeichnet. Das IMPP bietet zur Unterscheidung der Ursache der Pneumokoniosen meist einen Röntgen-Thorax (Aluminose: Fibrose der Mittel- und Oberfelder) und eine eindeutige Berufsart (Schleifer oder Schweißer) an.

Erkrankungen durch organische Stäube (BK-Gr. 42)

DEFINITION Organische Stäube sind Stäube, die organischen Ursprungs sind, z. B. Getreidestäube, Endotoxine, Schimmelpilze oder Bakterien oder deren Sporen etc.

Organische Stäube kommen u. a. an Arbeitsplätzen in der Prozessierung von Naturfasern (pflanzlichen und tierischen Ursprungs), in Getreidelagern, in der Landwirtschaft oder Zoobranche sowie bei der Müllverwertung, Kompostierung und Abwasserklärung vor.

Als **Berufskrankheiten** anerkannt sind:
- BK-Nr. 4201: exogenallergische Alveolitis
- BK-Nr. 4202: Erkrankungen der tieferen Atemwege und der Lungen durch Rohbaumwoll-, Rohflachs- oder Rohhanfstaub (Byssinose)
- BK-Nr. 4203: Adenokarzinome der Nasenhaupt- und Nasennebenhöhlen durch Stäube von Eichen- oder Buchenholz.

Exogen-allergische Alveolitis (BK-Nr. 4201)

Auslösende Stoffe: Aktinomyceten sowie andere **Pilz-** und **Bakteriensporen:**
- in Stäuben von verschimmelten Futtermitteln wie Heu und Stroh in der Landwirtschaft (Farmer-[Drescher-]Lunge)
- in Stäuben von Geflügelfedern bei der Geflügelzüchtung (Vogelhalterlunge)
- in feuchten Tintenstäuben in Druckereibetrieben (Luftbefeuchterlunge)
- bei der Waschmittelherstellung (Waschmittellunge)
- in Stäuben bei der Holzverarbeitung.

Gefährdete Berufe: Landwirte, Pferdewirte, Vogelzüchter, Drucker, Bierbrauer, Kaffeeröster, Holzarbeiter.

Klinik, Diagnostik, Therapie: Der klinische Verlauf wird in 3 Phasen unterteilt: Nach 4–12 h führt die akute exogen-allergische Alveolitis zu allgemeinem Krankheitsgefühl, Fieber, Husten, Brust- und Gliederschmerzen. Die subkutane oder chronische Form ist durch eine diffuse interstitielle Fibrose gekennzeichnet und resultiert aus der kontinuierlichen, meist geringen Antigenaufnahme. In der Spirometrie ist diese als restriktive Ventilationsstörung, in der Röntgendiagnostik als retikulonoduläre Verschattungen zu erkennen.

Die exogen-allergische Alveolitis oder Farmer-Lunge tritt gehäuft in regenreichen Gebieten auf. Bis zu 9 % aller Farmer in Schottland z. B. leiden darunter. Durch schimmliges Heu oder Stroh werden die Pilzsporen (z. B. Aspergillen oder Actinomyceten) eingeatmet. Gegen Winter ist die Inzidenz am höchsten oder im Frühjahr, wenn es bei der Heuernte stark geregnet hat.

Byssinose (BK-Nr. 4202)

Auslösende Stoffe: Rohbaumwoll-, Rohflachs- oder Rohhanfstaub.

Gefährdete Berufe: Verarbeitung von Rohbaumwolle, Rohflachs und Rohhanfstaub bei der Textilproduktion.

Klinik: Charakteristisches Symptom ist die sog. **Montagssymptomatik**. Am ersten Arbeitstag nach einer mehrtägigen Arbeitspause (z. B. Wochenende) kommt es nach mehrstündiger Exposition zu Brustschmerzen, Atemnot und allgemeiner Schwäche. In den reversiblen Stadien I und II hören die Symptome am Ende des Arbeitstages bzw. nach 2–3 Werktagen auf. Das chronische Stadium III findet sich nach jahrzehntelangem Kontakt mit den Stäuben im klinischen Bild einer **chronisch-obstruktiven Bronchitis**, die mit **fibrotischen Umbauprozessen** in der Lunge und einer Rechtsherzhypertrophie (**Cor pulmonale**) einhergehen kann.

Diagnostik: Es gibt keine spezifischen Befunde für die Byssinose, weshalb einer exakten Arbeitsanamnese mit detektierter Montagssymptomatik eine entscheidende Bedeutung zukommt. Differenzialdiagnostisch sind allergisches Asthma bronchiale und exogen-allergische Alveolitis abzuklären.

Therapie:
- **Stadien I und II:** strikte Expositionskarenz; führt meist zu einer vollständigen Reversibilität.
- **Stadien III:** Medikamente wie inhalative Glukokortikoide, Sympathomimetika oder Theophyllin.

Prognose:
- **Stadien I und II:** bei Expositionskarenz mit guter Prognose.
- **Stadium III:** Hier besteht die Gefahr von Spätkomplikationen wie rezidivierender Bronchitis, Lungenemphysem und Cor pulmonale.

Adenokarzinom der inneren Nase und der Nasennebenhöhlen (BK-Nr. 4203)
Auslösende Stoffe: Stäube von Eichen- und Buchenholz.

Gefährdete Berufe: Forst- und Holzarbeiter, Schreiner, Parkettleger.

Klinik: Adenokarzinom der inneren Nase und der Nasennebenhöhlen häufig zu Beginn mit leicht behinderter Nasenatmung und chronischer Rhinitis mit Blutbeimengung. Später tumorbedingte Doppelbilder und Kopfschmerzen. Langsam infiltrierendes Wachstum und nur selten Fernmetastasen. Hohe Rezidivneigung.

Obstruktive Atemwegserkrankungen (BK-Gr. 43)

Erkrankungen durch allergisierende Stoffe BK-Nr. 4301: Durch allergisierende Stoffe verursachte obstruktive Atemwegserkrankungen (einschließlich Rhinopathie), die zur Unterlassung aller Tätigkeiten gezwungen haben, die für die Entstehung, die Verschlimmerung oder das Wiederaufleben der Krankheit ursächlich waren oder sein können.

> **DEFINITION** Berufliche Allergene sind Arbeitsstoffe mit allergisierender Potenz. Sie kommen an den verschiedensten Arbeitsplätzen vor. Meist handelt es sich um einatembare Stoffe pflanzlicher oder tierischer Herkunft.

Vorkommen: Beispiele für **pflanzliche Allergene**:
- Staub von Mehl und Kleie aus Getreide
- Stäube verschiedener Holzarten
- Rizinusbohnenstaub, Rohkaffeebohnenstaub, Kakaobohnenstaub, Lykopodiumstaub

- algenhaltige Aerosole, z. B. aus Luftbefeuchtungsgeräten
- Schalenstaub und Saft der Zwiebeln von Narzissen und Tulpen
- Futtermittelstaub wie von Luzerne, Staub von Jute, Kapok.

Beispiele für **tierische Allergene**:
- Insektenstaub
- Federnstaub, Haarstaub
- Rohseidenstaub
- Perlmuttstaub.

Beispiele für **sonstige Allergene**:
- Arzneimittel wie Antibiotika, Sulfonamide, Salvarsan
- Proteasen
- p-Phenylendiamin (Ursol)
- Kosmetika und Duftstoffe.

Gefährdete Berufe: Bäcker, Berufe in der Holzverarbeitung, Floristen, Gärtner, Maler und Lackierer, Mediziner, Krankenschwestern, Pharmazeuten.

Klinik:
- allergische Rhinopathie: trockenes Vorstadium mit gestörtem Allgemeinbefinden (Abgeschlagenheit, Fieber, Kopfschmerzen) und Symptomen im Nasen-Rachen-Bereich (Brennen, Wundgefühl), gefolgt von einem katarrhalischen Stadium mit gesteigerter wässrig-seröser Sekretion und Behinderung der Nasenatmung. Exogen-allergisches Asthma als Sekundärkomplikation bei anhaltender Allergenexposition. Bronchiale Hyperreagibilität mit deutlichen obstruktiven Komponenten und Beschwerden auch bei Inhalation unspezifischer Noxen wie Tabakrauch, Kaltluft, Nebel. Positiver Methacholintest.
- Bei Immunschwäche mit erhöhter Anfälligkeit für virale und bakterielle Bronchitiden mit schlechter Heilungstendenz und Chronifizierung kann sich nachfolgend auf Basis des dauerhaft geschädigten Lungengewebes auch eine **COPD** mit chronischem Husten, Auswurf und Dyspnoe ausbilden.

Erkrankungen durch chemisch-irritative und toxische Stoffe BK-Nr. 4302: Durch chemisch-irritativ oder toxisch wirkende Stoffe verursachte obstruktive Atemwegserkrankungen, die zur Unterlassung aller Tätigkeiten gezwungen haben, die für die Entstehung, die Verschlimmerung oder das Wiederaufleben der Krankheit ursächlich waren oder sein können.

Auslösende Stoffe: Chemisch-irritative und toxische Stoffe können in Form von Gasen, Dämpfen, Stäuben oder Rauchen vorkommen. Sie lassen sich einteilen in:
- leicht flüchtige organische Arbeitsstoffe: z. B. Acrolein, Äthylenimin, Chlorameisensäureäthylester, Formaldehyd, Phosgen
- schwer flüchtige organische Arbeitsstoffe: z. B. einige Härter für Epoxidharze, bestimmte Isocyanate, Maleinsäureanhydrid, Naphthochinon, Phthalsäureanhydrid, p-Phenylendiamin leicht flüchtige anorganische Arbeitsstoffe: z. B. Nitrosegase, einige Phosphorchloride, Schwefeldioxid
- schwer flüchtige anorganische Arbeitsstoffe: z. B. Persulfat, Zinkchlorid, Beryllium und seine Verbindungen, Cadmiumoxid, Vanadiumpentoxid; vgl. hierzu BK-Gr. 11, Umweltmedizin (S. 89).

Gefährdete Berufe: insbesondere Laboranten, Chemikanten und Chemiker.

LERNPAKET 3

Klinik:

- **akute Bronchitis** bei akuter Exposition symptomatisch mit Husten, Brustschmerzen, Auswurf und Anfällen von Atemnot. Obstruktive Störung mit Atemgeräuschen bei der Auskultation und Lungenüberblähung, Hypersekretion und Störungen der mukoziliären Clearance. Reversible und irreversible Formen.
- **chronische Bronchitis**: bei chronischer Allergenexposition langsam progredienter Verlauf. Meist vollständig reversibel bei Expositionskarenz. Als Folgeerkrankungen sind **Pneumonien** und chronisches **Cor pulmonale** möglich.

17.2.5   Hautkrankheiten (BK-Gr. 51)

Schwere oder wiederholt rückfällige Hauterkrankungen

BK-Nr. 5101: Schwere oder wiederholt rückfällige Hauterkrankungen, die zur Unterlassung aller Tätigkeiten gezwungen haben, die für die Entstehung, die Verschlimmerung oder das Wiederaufleben der Krankheit ursächlich waren oder sein können.

Auslösende Faktoren:
- Arbeiten in feuchtem Milieu
- Arbeiten, bei denen feuchtigkeitsdichte Handschuhe getragen werden
- Hautkontakt mit Substanzen, die chemisch irritatives oder allergisierendes Potenzial haben
- physikalische Faktoren wie UV-Strahlung, Hitze oder Kälte
- hautpathogene Keime.

Gefährdete Berufe: Friseure, Bäcker, Galvaniseure, Gärtner, Metallarbeiter, Zahntechniker, Mediziner, Maler und Lackierer, Chemielaboranten, Kunststoffarbeiter.

Klinik:

Allergisches Kontaktekzem: Pathogenetisch folgt auf eine Sensibilisierungsphase von Monaten bis Jahrzehnten eine Allergie vom **Typ IV** (Spättyp), selten Typ I. Das Krankheitsbild zeigt sich bei erstem Wiederkontakt akut durch Rötungen, Schwellungen, Blasenbildung, Wundnässen, Krustenbildung, Schuppung und schließlich Abheilung. Bei einer chronischen Antigenexposition können verschiedene Krankheitsstadien parallel vorkommen. Die **Therapie** erfolgt durch Befreiung von der Antigenexposition und pharmakologisch mit entzündungshemmenden Medikamenten.

Der Arbeitgeber ist zur Bereitstellung möglichst allergenarmer Arbeitsmittel verpflichtet (z. B. puderfreie, proteinarme Schutzhandschuhe bei Latexallergie).

Subtoxisch-kumulatives Kontaktekzem (Abnutzungsdermatose): Bei wiederholter mechanischer oder chemischer Belastung der Haut, z. B. durch Reibung oder alkoholische Desinfektionsmittel, kann ein solches Ekzem entstehen. Der natürliche Säureschutzmantel der Haut wird angegriffen, durchlässig und infektionsanfällig. Symptomatisch werden Patienten u. a. mit nässenden Hautstellen, Verkrustungen, Bläschenbildung oder Rhagaden. **Therapeutisch** relativ schwer in den Griff zu bekommen und meistens langwierig. Große Konsequenz bei der Expositionskarenz ist nötig!

Chlorakne: Bei Vergiftungen mit chlorierten Kohlenwasserstoffen (z. B. Chlorphenol, Dibenzofuran) entstehen v. a. an den Hautstellen mit direktem Kontakt eine follikuläre Hyperkeratose und in der Folge oft auch Komedonen, Knoten und Abszesse, die je nach Dimension narbige Veränderungen zurücklassen können.

Die Chlorakne ähnelt in Symptomatik und Therapie im Wesentlichen der normalen Akne und wird je nach Schweregrad mit Peelings, antiphlogistisch oder mit Vitamin-A-Säure (Retinoiden) behandelt.

Mykosen: Dermatomykosen werden vorwiegend durch fakultativ oder obligat pathogene Pilze der Gattung **Candida** oder **Trichophyton** ausgelöst. Begünstigt werden sie durch ein feuchtwarmes Klima, wie es in Molkereien, unter Tage oder auch in Badeeinrichtungen herrscht. Leicht gerötete, schuppende Hautareale und ein teils ausgeprägter Juckreiz bestimmen die Symptomatik. Sehr häufig finden sich Dermatomykosen an den Füßen, insbesondere bei hoher Schweißabsonderung der Füße. Die Prognose ist gut bei Behandlung mit topischen Antimykotika (Clotrimazol) und intaktem Immunsystem.

Hautkrebs

BK-Nr. 5102: Hautkrebs oder zur Krebsbildung neigende Hautveränderungen durch Ruß, Rohparaffin, Teer, Anthrazen, Pech oder ähnliche Stoffe
Auslösende Stoffe und Gefährdung: Gefahr besteht bei Exposition gegenüber
- Rußbestandteilen bei der Herstellung von Tuschen und Farben
- Rohparaffin bei der Produktion von Zündhölzern und Papier
- Teer in Dachpappen und im Straßenbau
- **Anthrazen** bei der Farbherstellung und beim Imprägnieren von Hölzern.

Klinik und Verlauf:
- **toxisches Ekzem:** durch die akute Einwirkung in der Folge mit Dermatitis und Juckreiz.
- **Melanose:** zunehmende bräunlich fleckige Pigmentierung der betroffenen Hautareale bei kontinuierlicher Exposition.
- **Pech-/Teerwarzen:** einzelne oder multiple Warzen unterschiedlicher Größe, v. a. im Gesicht und am Handrücken, mit Neigung zu karzinomatöser Entartung nach einer Latenz von 3–4 Jahren.
- **Hautkrebs:** nach einer Expositionsdauer von vielen Jahren oder Jahrzehnten Entstehung eines malignen Melanoms (schwarzer Hautkrebs).

BK-Nr. 5103: Plattenepithelkarzinome oder multiple aktinische Keratosen der Haut durch natürliche UV-Strahlung Ultraviolette Strahlung (UV-Strahlung) wird in der Haut absorbiert und wirkt auf unterschiedliche Weise. Am problematischsten ist die direkte Einwirkung auf die DNA des Zellkerns, die zu bleibenden Veränderungen (Mutationen) führen kann. Damit steigt das Risiko von Hautkrebs, das bei gleichzeitiger Einwirkung von UV-Strahlung und Benzpyrenen (z. B. in Zigarettenrauch) weiter verstärkt wird.

Die wesentlichen durch UV-Strahlung beeinflussten Hautkrebsarten sind **Plattenepithelkarzinome**, **Basalzellkarzinome** (auch Basaliome genannt) und **maligne Melanome**. Krebsfrühstadien (Carcinoma in situ), wie aktinische Keratosen, können ebenfalls durch UV-Strahlung induziert werden. Da aktinische Keratosen inzwischen als Plattenepithelkarzinom in situ anerkannt wurden, sind sie auch Gegenstand dieser Berufskrankheit.

Künstliche UV-Strahlung ist nicht Gegenstand der BK-Nr. 5103.

17.2.6   Krankheiten sonstiger Ursache

Bk-Nr. 6101: Augenzittern der Bergleute.

17.2.7 Neue Berufskrankheiten/Erweiterung bestehender Berufskrankheiten

Ausblick: Der Ärztliche Sachverständigenbeirat Berufskrankheiten beim Bundesministerium für Arbeit und Soziales (BMAS) hat eine wissenschaftliche Empfehlung für die neue Berufskrankheit „Lungenkrebs nach langjähriger und intensiver Passivrauchexposition am Arbeitsplatz bei Versicherten, die selbst nie oder maximal bis zu 400 Zigarettenäquivalente aktiv geraucht haben" abgegeben. Diese wurde am 11. Juli 2019 im gemeinsamen Ministerialblatt veröffentlicht. Der Aufnahme in die Berufskrankheitenliste steht derzeit noch die fehlende Zustimmung der Bundesregierung entgegen.

Bei Vorliegen entsprechender Voraussetzungen kann diese Berufskrankheit bereits als Quasi-BK anerkannt werden.

> **PRÜFUNGSHIGHLIGHTS**
>
> – ! Gestaltung des Arbeitsplatzes (Arbeit mit Computern)
> – !!! Verdacht auf eine Berufskrankheit
> – !! mechanische Einwirkungen
> – !! Tropenkrankheiten
> – !!! anorganische Stäube
> – !! organische Stäube (exogen-allergische Alveolitis)
> – ! obstruktive Atemwegserkrankungen – Erkrankungen durch allergisierende Stoffe
> – ! Hautkrankheiten – schwere oder wiederholt rückfällige Hauterkrankungen.

18 Arbeitsunfälle

18.1 Allgemeines

> **DEFINITION** Ein **Unfallereignis** im Sinne eines Arbeitsunfalles ist ein bei der Ausübung einer versicherten Tätigkeit zeitlich begrenztes, von außen auf den Körper unfreiwillig einwirkendes Ereignis, das zu einem Gesundheitsschaden führt.
> – Bei einem **Arbeitsunfall** sind nicht nur Arbeitnehmer bei der Ausübung Ihrer versicherten Tätigkeiten durch die gesetzliche Unfallversicherung (DGUV) versichert, sondern auch Schüler und Schülerinnen während ihres Schulbesuchs, Kinder in einer Kindertagesstätte oder Menschen, die nach einem Verkehrsunfall erste Hilfe geleistet haben.
> – **Kein Versicherungsschutz** durch die DGUV besteht, wenn Verletzungen oder Gesundheitsschäden ohne Einwirkung von außen zufällig (quasi aus innerer Ursache) während der versicherten Tätigkeit auftreten (z. B. ein Herzinfarkt).

In Deutschland fallen Versicherungsleistungen aus einem Arbeitsunfall unter die **gesetzliche Unfallversicherung**. Auch potenziell beschädigte Hilfsmittel wie Prothesen oder Sehhilfen fallen bei bestimmungsgemäßem Einsatz zum Unfallzeitpunkt unter den Versicherungsschutz.

Je mehr Arbeitsunfälle in einem Betrieb passieren, umso höher steigt der Versicherungsbeitrag des Arbeitgebers zur Gesetzlichen Unfallversicherung.

> **LERNTIPP** !
>
> Merken Sie sich zum Arbeitsunfall, dass dieser durch die versicherte Tätigkeit hervorgerufen werden muss (darf nicht absichtlich herbeigeführt werden) und zeitlich begrenzt ist. Es ist z. B. kein Arbeitsunfall, wenn ein Fremdenführer infolge der langen Fußmärsche im Rahmen von Städtebesichtigungen zunehmende Fußschmerzen entwickelt, auch wenn diese auf einen Ermüdungsbruch zurückzuführen sind.

Wegeunfall: Der Wegeunfall fällt als Teil des Arbeitsunfalls ebenfalls unter die gesetzliche Unfallversicherung. Dabei gilt der Versicherungsschutz im Grundsatz nur für den **direkten Weg ohne Umweg** vom Wohnort zur Arbeitsstätte. Allerdings sind kleine Umwege (z. B. zum Kindergarten) möglich, und insbesondere wenn innerhalb von 2 h der direkte Weg wiederaufgenommen wird, kann auch der Versicherungsschutz reaktiviert werden.

Nach DGUV Information 204-022 gilt: Unfallverletzte sind nach einem Arbeitsunfall bzw. Wegeunfall einem **Durchgangsarzt** vorzustellen, wenn

- die Unfallverletzung über den Unfalltag hinaus zur Arbeitsunfähigkeit führt
- die notwendige ärztliche Behandlung voraussichtlich über eine Woche andauert
- Heil- und Hilfsmittel zu verordnen sind
- es sich um eine Wiedererkrankung aufgrund von Unfallfolgen handelt.

Der Durchgangsarzt entscheidet, ob eine „allgemeine Heilbehandlung" beim Hausarzt durchgeführt wird oder wegen Art oder Schwere der Verletzung eine „besondere Heilbehandlung" erforderlich ist, die er dann regelmäßig selbst durchführt. In Fällen der „allgemeinen Behandlung" kann der Hausarzt den Heilungsverlauf überwachen.

Bei Unfällen, die Erste-Hilfe-Maßnahmen erfordern, jedoch nicht die oben genannten Bedingungen zur D-Arzt-Vorstellung erfüllen, ist eine **betriebliche Dokumentation** der Geschehnisse erforderlich, die 5 Jahre lang aufbewahrt werden muss. Es wird auch dringend empfohlen, Bagatellverletzungen zu dokumentieren, damit bei einer Verschlimmerung zweifelsfrei ein Unfall nachgewiesen werden kann. Alternativ kann, sofern bei kleineren Unfällen die Arbeitsunfähigkeit nicht über den Unfalltag hinaus besteht und die Behandlung nicht länger als eine Woche dauert, die Behandlung durch den Hausarzt (auf Kosten der BG) ohne Überweisung an einen D-Arzt erfolgen.

Tab. 18.1 Verletzungsarten und Erste-Hilfe-Maßnahmen bei Arbeitsunfällen

Unfall	gefährdete Berufsgruppen	Erste-Hilfe-Maßnahmen
Verbrennungen	Arbeiter an Hochöfen und in Kokereien, Maschinisten, Köche und Küchenpersonal, Pyrotechniker, Feuerwehrleute, Schweißer	sofortige Kühlung zur Analgesie, ideal mit Leitungswasser (keimarm), Erfrierungsgefahr bei Eis!, Abdecken der Brandwunde mit steriler Wundbedeckung, bei Verbrennungen > 20 % KO Infusion mit Ringer-Lactat
Kälteschaden	Bergsteiger, Skifahrer, Motorschlittenfahrer, Einsatz von Trockeneis in Industrie (Kühlmittel, Reinigung) und Medizin, flüssiger Stickstoff in Werkstofftechnik oder Medizin	warmen Ort aufsuchen, in Decken einwickeln, warme und gezuckerte Getränke, Wärmebäder, ASS 100
Verletzungen durch Säuren und Laugen	Laboranten, Chemiker, Werkstoffproduktion	Spülen mit fließendem Wasser
akute Schäden durch ionisierende Strahlung	medizinisches Personal bei Arbeiten mit Röntgenstrahlung und radioaktiven Stoffen, Wissenschaftler, Arbeiter in kerntechnischen Anlagen	Anamnese, Kontaktaufnahme zu regionalem Strahlenschutzzentrum, allgemeine Erste-Hilfe-Maßnahmen, bestrahlte Körperpartien umgehend steril abdecken, Schocktherapie bei Übelkeit und Erbrechen
Elektrounfall	Elektriker, Elektrotechniker, Arbeiten an Überlandleitungen und Hochspannungsleitungen, Elektroindustrie, Blitzschlag	Abschalten der Spannungsquelle. Eigenschutz! Allgemeinmaßnahmen, ggf. Reanimation, Defibrillation, bei Verbrennungen Infusion
mechanische Verletzungen (Brüche, Prellungen, Quetschungen, Stauchungen oder Risse in Bursen, Menisken, Bändern)	Handwerker, Bodenleger, Bauarbeiter, Konstrukteure, Metzger, Forstarbeiter	Allgemeinmaßnahmen je nach Verletzung, Wundreinigung, Infusion, Reposition bei Brüchen
Verblitzung (Blitzverletzung) bzw. eine Keratoconjunctivitis photoelectrica durch UV-Strahlen	Schweißer, Arbeit an Höhensonne	Schmerzmittel, kühlende Auflagen, Augenverband bzw. -maske.

18.2 Verletzungsarten und Erste-Hilfe-Maßnahmen

Verletzungsarten-Verfahren (VAV) Die stationären Heilverfahren in der gesetzlichen Unfallversicherung sind dreistufig gegliedert:

- stationäres Durchgangsarztverfahren (DAV)
- Verletzungsartenverfahren (VAV)
- Schwerstverletzungsartenverfahren (SAV).

Das Verletzungsartenverzeichnis wurde zum 01.17.2018 neu gefasst und regelt, welche Fälle dem VAV und SAV zuzuordnen sind.

Alle Kosten werden zulasten der gesetzlichen Unfallversicherung abgerechnet.

Zur Übersicht der **Verletzungsarten** und **Erste-Hilfe-Maßnahmen** bei Arbeitsunfällen, siehe Tab. 18.1.

18.3 Arbeitsunfälle und chronische Erkrankungen

Exazerbation chronischer Erkrankungen durch Arbeitsunfälle: Beispiele hierfür sind:

- Schlaganfall nach starkem Blutdruckanstieg durch psychischen oder physischen Stress bei bestehender Hypertonie und ggf. unzureichender medikamentöser Therapie, insbesondere bei gleichzeitiger Antikoagulation
- Hypoglykämie bei Diabetes mellitus durch stressbedingt erhöhten Glukoseverbrauch und daran nicht angepasste Nahrungsaufnahme bzw. Diabetesmedikation.

Chronische Erkrankungen als Risikofaktor für Arbeitsunfälle: Beispiele hierfür sind:

- bei epileptischen Anfällen, Hypoglykämie, Myokardinfarkt oder Schlaganfall: Gefahr des Kontrollverlustes beim Bedienen von Maschinen und Fahrzeugen oder Unfallgefahr durch Stürze in gefährlicher Umgebung
- bei Alkohol- und Drogenmissbrauch: Risiko der Fehlbedienung von Maschinen und Fahrzeugen sowie unkontrollierte Stürze und gefährlicher Umgang mit Werkzeugen
- bei chronischer Bronchitis mit ständigen Hustenanfällen: Auslösen von Stressreaktionen bei Arbeitskollegen sowie Ablenkung beim Steuern von Maschinen oder Fahrzeugen.

19 Begutachtungskunde

19.1 Arbeitsunfähigkeit, Berufsunfähigkeit, Erwerbsminderung und Erwerbsunfähigkeit

19.1.1 Arbeitsunfähigkeit

DEFINITION Nach der Arbeitsunfähigkeits-Richtlinie liegt Arbeitsunfähigkeit dann vor, wenn der Beschäftigte aufgrund von Krankheit seine zuletzt ausgeübte Tätigkeit nicht mehr oder nur unter der Gefahr der Verschlimmerung der Erkrankung ausführen kann. Im Gegensatz dazu beschreibt die Arbeitsfähigkeit die psychische und körperliche Fähigkeit eines Arbeitnehmers, die ihm zugewiesenen Arbeitsaufgaben erfolgreich zu bewältigen.

Arbeitsunfähigkeit bei **Arbeitnehmern** liegt dann vor, wenn die **zuletzt ausgeübten Tätigkeit** nicht mehr oder nur unter der Gefahr der Verschlimmerung der Erkrankung ausgeführt werden kann. Im Gegensatz dazu besteht bei **Arbeitslosen** dann Arbeitsunfähigkeit, wenn sie **keine leichten Tätigkeiten** mehr im Vermittlungsumfang ausführen können. **Arbeitslosengeld-II-Empfänger** sind als arbeitsunfähig zu betrachten, wenn sie **weniger als 3 Stunden täglich leichte Arbeiten** ausführen können.

Eine Arbeitsunfähigkeit ist dem Arbeitgeber unverzüglich zu melden und bei einer Dauer länger als 3 Tage mit einer ärztlich ausgestellten **Arbeitsunfähigkeitsbescheinigung** (**AU**) zu belegen. Sie wird vom Hausarzt nach dem Erfragen der aktuellen beruflichen Belastungen und nach persönlicher Untersuchung ausgestellt und dient in erster Linie dazu, den Versicherten vor gesundheitlichen Schäden zu bewahren, die durch die Fortführung seiner Arbeitstätigkeit bedingt sein können.

Seit Inkrafttreten der neuen **Arbeitsunfähigkeits-Richtlinie** zum 1.1.2017 sind zwei wesentliche Neuerungen zu beachten: Eine Rückdatierung der Arbeitsunfähigkeit ist bis zu drei Tagen zulässig (früher: zwei Tage). Die maximale Dauer einer einzelnen AU-Bescheinigung beträgt aktuell einen Monat. Somit sind längere AU-Intervalle ausdrücklich ausgeschlossen.

Die Bescheinigung besteht aus 3 Durchschlägen, jeweils 1 für die Krankenkasse, für den Arzt und den Arbeitgeber. Die wesentlichen Bestandteile sind die über die ICD-10 verschlüsselten Diagnosen, die voraussichtliche Dauer der Arbeitsunfähigkeit und die Unterschrift des Arztes. Im Durchschlag, den der Arbeitgeber erhält, ist aus Datenschutzgründen die Diagnose nicht aufgeführt, während der Durchschlag für die Krankenkasse und den Arzt alle oben genannten Bestandteile enthält. Der Arbeitgeber darf ab dem 1. Tag eine solche AU einfordern.

Bei Arbeitsunfähigkeit besteht in den ersten **6 Wochen** Anspruch auf **Lohnfortzahlung** durch den Arbeitgeber, danach zahlt die Krankenkasse das Krankengeld (70 % des Einkommens) längstens für einen Zeitraum von 78 Wochen innerhalb von 3 Jahren.

Besteht Arbeitsunfähigkeit aufgrund eines **Arbeits- oder Wegeunfalls**, zahlt die gesetzliche Unfallversicherung ein **Verletztengeld**. Ein **Krankentagegeld** zahlt eine **private Krankentageversicherung**, sofern ein privater Versicherungsschutz besteht.

Häufige krankheitsbedingte Fehlzeiten (AU-Fälle) und bereits eine einzelne längerfristige krankheitsbedingte Arbeitsunfähigkeit (AU-Tage) eines Arbeitnehmers – während deren er seine arbeitsvertraglich geschuldete Arbeitsleistung nicht mehr erbringen kann – können unter Umständen Gründe für eine **krankheitsbedingte Kündigung** sein.

Grundsätzlich ist die Wirksamkeit einer krankheitsbedingten Kündigung an strenge Voraussetzungen geknüpft. Grund dafür ist u. a. die besondere Schutzwürdigkeit des erkrankten Arbeitnehmers. Die Wirksamkeit einer wegen Krankheit ausgesprochenen Kündigung wird unter folgenden drei Aspekten geprüft:

- negative Gesundheitsprognose
- erhebliche Beeinträchtigung der betrieblichen Interessen
- Interessenabwägung.

Vor Aussprechen einer krankheitsbedingten Kündigung ist der Arbeitgeber arbeitsrechtlich gut beraten, wenn er dem Arbeitnehmer nach längerer krankheitsbedingter Arbeitsunfähigkeit den Wiedereintritt in das Arbeitsleben im Rahmen einer **stufenweisen Wiedereingliederung** ermöglicht. Diese kann sowohl von Arbeitern und Angestellten als auch von Beamten in Anspruch genommen werden und wird im Hausgebrauch häufig **Hamburger Modell** genannt. Die Maßnahme ist von beiden Seiten zustimmungspflichtig.

Stufenweise Wiedereingliederung

Während der Wiedereingliederungsmaßnahme ist der Arbeitnehmer durchgängig krankgeschrieben. Damit kann in dieser Zeit auch kein Urlaub in Anspruch genommen werden. Je nach gelagertem Fall erhält der **Arbeitnehmer** daher entweder Krankengeld von seiner Krankenkasse bzw. Übergangsgeld von der Rentenversicherung oder Verletztengeld von der gesetzlichen Unfallversicherung. In der Regel besteht kein Anspruch auf Zahlungen einer privaten Krankentagegeldversicherung. **Beamte** erhalten ihre Dienstbezüge im Gegensatz zu Arbeitnehmern meist in voller Höhe.

19.1.2 Berufsunfähigkeit (BU)

DEFINITION Die Berufsunfähigkeit (BU) war bis zum 31.12.2000 nach dem Recht der deutschen Rentenversicherung definiert als eine ärztlich bestätigte und durch eine Krankheit, einen Unfall oder Invalidität hervorgerufene, kontinuierliche Beeinträchtigung der Berufsausübung.

Rentenleistungen bei Berufsunfähigkeit

Durch das Gesetz zur Reform der Renten wegen verminderter Erwerbsfähigkeit ist für alle Versicherten die **Berufsunfähigkeitsrente** im Recht der deutschen gesetzlichen Rentenversicherung **weggefallen**, die am 31. Dezember 2000 noch keinen Anspruch auf eine Rente wegen Berufsunfähigkeit hatten. Berufsunfähig nach altem Recht war, wer (vor dem 2.1.1961 geboren) aufgrund einer Erkrankung, eines Unfalls oder einer Behinderung weniger als 6 Stunden pro Tag erwerbsfähig ist. Berufsunfähigkeit liegt also nicht vor, wenn unter Berücksichtigung der jeweiligen Arbeitsmarktlage eine zumutbare Tätigkeit vollschichtig ausgeübt werden kann.

Nach neuem Recht erhalten Versicherte, die vor dem 2. Januar 1961 geboren wurden und in ihrem bisherigen Beruf oder einer zumutbaren Verweisungstätigkeit nicht mehr sechs Stunden täglich arbeiten können, aus Vertrauensschutzgründen noch eine halbe Erwerbsminderungsrente.

Für jüngere Versicherte gibt es diesen Berufsunfähigkeitsschutz des Staates nicht mehr. Hier kann allenfalls eine staatliche **Erwerbsminderungsrente** infrage kommen (S. 136). Versicherte, die dem allgemeinen Arbeitsmarkt noch für mindestens drei Stunden zur Verfügung stehen, gelten dann als teilweise erwerbsgemindert. Voraussetzung für die Anerkennung ist unter anderem die Erfüllung der gesetzlich vorgeschriebenen allgemeine Wartezeit von fünf Jahren vor dem Eintritt Ihrer Erwerbsminderung. Innerhalb dieser Zeit müssen drei Jahre Pflichtversicherungszeiten zurückgelegt worden sein.

> **PRAXIS** Seit 1. Januar 2001 gibt es keine staatliche „Berufsunfähigkeitsrente" mehr, für eine Berufsunfähigkeit ist privat vorzusorgen. Ab 50 % Berufsunfähigkeit kann man mit Leistungen seitens der Versicherer rechnen.
> Der Begriff „Rente wegen Erwerbsunfähigkeit" wurde ebenfalls abgeschafft und durch eine **zweistufige Erwerbsminderungsrente** (teilweise Erwerbsminderung bzw. volle Erwerbsminderung) ersetzt.

Die Absicherung in Form einer **privaten Berufsunfähigkeitsversicherung** kann man auf verschiedene Weise vornehmen:
- als selbständige Versicherung
- als Risikoversicherung mit Einschluss einer Berufsunfähigkeitszusatzversicherung (BUZ)
- als Kapital- oder Rentenversicherung mit Einschluss einer Basisrente und einer BU
- in Kombination mit einem Aktien- oder Rentenfonds
- als Einschluss in eine betriebliche Altersversorgung.

19.1.3   Minderung der Erwerbsfähigkeit (MdE), Erwerbsunfähigkeit (EU) und Schwerbehinderung (GdB)

> **DEFINITION** Das Leistungsvermögen aufgrund von Erkrankung, Unfall oder Behinderung wird in der gesetzlichen Rentenversicherung in 3 Stufen eingeteilt:
> - keine Erwerbsminderung: mehr als 6 Stunden/Tag
> - **teilweise Erwerbsminderung**: 3–6 Stunden/Tag
> - **volle Erwerbsminderung (EU)**: weniger als 3 Stunden/Tag, der Patient ist aufgrund einer Krankheit oder Behinderung auf nicht absehbare Zeit außerstande, eine Erwerbstätigkeit jeglicher Art auszuüben.
> Im Gegensatz zur gesetzlichen Unfallversicherung spielt es für die Beurteilung der EU keine Rolle, ob die Schädigungen im Zusammenhang mit der bisherigen Berufstätigkeit entstanden sind. Rentenleistungen erfolgen über die deutsche Rentenversicherung (DRV).

Eine **Minderung der Erwerbsfähigkeit** (MdE) ist ein Begriff aus der **gesetzlichen Unfallversicherung** und kann als Folge aus einem Arbeitsunfall oder einer Berufskrankheit vorliegen und führt zur Zahlung einer Verletztenrente. Der Anspruch entsteht, wenn die Erwerbsfähigkeit über mehr als 26 Wochen um mindestens 20 % gegenüber dem allgemeinen Arbeitsmarkt gemindert ist.

Eine MdE unter 20 % ist nicht rentenwirksam und wird daher nicht ausbezahlt. Eine Rente ist jedoch auszubezahlen, wenn infolge anderer Versicherungsfälle eine weitere MdE von mindestens 10 % eingetreten ist und in der Summe mindestens 20 % erreicht werden (Stützrente).

Ob die gesetzliche Rentenversicherung oder die gesetzliche Unfallversicherung für die Feststellung einer Erwerbsminderung bzw. der Minderung der Erwerbsfähigkeit zuständig ist, erschließt sich nicht immer auf Anhieb. Die Rentenversicherungsträger und die Berufsgenossenschaften sind verpflichtet, zu beraten, an den jeweils zuständigen Träger zu verweisen oder falsch adressierte Anträge an den zuständigen Träger weiterzuleiten. Rechtsnachteile entstehen den Antragsstellern daraus nicht.

> **LERNTIPP**   **!**
> Beispiel für MdE: Ein Industriearbeiter verliert vier Finger der linken Hand (ohne Daumen). Es wird ihm eine Minderung der Erwerbsfähigkeit von 45 % anerkannt. Wonach bemisst sich in der gesetzlichen Unfallversicherung die MdE? Laut Sozialgesetzbuch VII, § 56 richtet sich der Grad der MdE „nach dem Umfang der [...] verminderten Arbeitsmöglichkeiten auf dem gesamten Gebiet des Erwerbslebens. [...] Bei der Bemessung der Minderung der Erwerbsfähigkeit werden Nachteile berücksichtigt, die die Versicherten dadurch erleiden, dass sie bestimmte, von ihnen erworbene besondere berufliche Kenntnisse und Erfahrungen infolge des Versicherungsfalls nicht mehr oder nur noch in vermindertem Umfang nutzen können, soweit solche Nachteile nicht durch sonstige Fähigkeiten, deren Nutzung ihnen zugemutet werden kann, ausgeglichen werden".

Seit 1986 bezeichnet der **Grad der Behinderung (GdB)** im Sozialrecht die Auswirkungen der Einschränkungen der Teilhabe am Leben in der Gesellschaft. Der Begriff wurde eingeführt, um ausdrücklich klarzustellen, dass nicht eine Leistungsbeeinträchtigung im Erwerbsleben, sondern eine Beeinträchtigung in allen Lebensbereichen bewertet wird. Festgelegt wird der Wert in Zehnerschritten zwischen 20 und 100. Dabei handelt es sich nicht um Prozentangaben, wie oft irrtümlich angenommen. Es gilt: Je höher der Wert, desto umfangreicher sind die Beeinträchtigungen.

> **DEFINITION** Eine **Schwerbehinderung** liegt bei Personen mit einem GdB von mindestens 50 vor. Diese wird vom Versorgungsamt oder dem Amt für Soziale Angelegenheiten festgestellt. Eine Gleichstellung kann ab einem GdB von mindestens 30 (aber weniger als 50) durch die Agentur für Arbeit erfolgen und Betroffene erhalten damit den gleichen rechtlichen Status wie Menschen mit Schwerbehinderung, z. B. hinsichtlich des Kündigungsschutzes.

Die Anerkennung einer Schwerbehinderung kann für Arbeitnehmer insbesondere zur Wahrung eines besonderen Kündigungsschutzes sinnvoll sein, wenn eine krankheitsbedingte Kündigung droht.

Im **Schwerbehindertenausweis** werden neben dem Grad der Behinderung zusätzlich Merkzeichen (S. 106) eingetragen, wenn die jeweiligen Voraussetzungen vorliegen, mit denen besondere Beeinträchtigungen wie u. a. eine Beeinträchtigung der Bewegungsfähigkeit (G), eine außergewöhnliche Gehbehinderung (aG) oder Blindheit (Bl) nachgewiesen werden können.

19.2 Arbeitsbezogene Krankheit, adverse Effekte

Zu dem Begriff „arbeitsbezogene Krankheit" (S. 123).

19.2.1 Adverse Effekte

Gemäß der WHO-Definition aus dem Jahr 1994 sind „adverse Effekte" Veränderungen in Morphologie, Physiologie, Wachstum, Entwicklung oder Lebenserwartung eines Organismus, die zu einer Beeinträchtigung der Funktionsfähigkeit oder zu einer Beeinträchtigung der Fähigkeit zur Kompensation zusätzlicher Belastungen führen oder die Empfindlichkeit gegen schädliche Wirkungen anderer Umwelteinflüsse erhöhen.

Hierzu gehören beispielsweise starke Körpergewichtsverminderung, enzymatische Veränderungen, Verhaltensänderungen und neurophysiologisch ermittelbare Abweichungen.

19.3 Pflegebedürftigkeit

> **DEFINITION Pflegebedürftig** ist, wer aufgrund einer körperlichen, geistigen oder seelischen Krankheit oder Behinderungen bei Tätigkeiten im Ablauf des täglichen Lebens auf Dauer (mindestens aber für 6 Monate) in erheblichem Maß auf Hilfe angewiesen ist.
>
> **Schwerpflegebedürftigkeit:** Eine Person, die auf Dauer ohne fremde Hilfe in nahezu allen Bereichen des täglichen Lebens hilflos ist, gilt als schwer pflegebedürftig.

Seit dem 01.01.2017 werden fünf Pflegegrade definiert. Die alten (drei) Pflegestufen werden in die neuen übergeleitet. Dabei soll bei der Begutachtung nicht mehr zwischen physischen und psychischen Beeinträchtigungen unterschieden werden. Es soll allein der individuelle Hilfebedarf (nicht nur der Zeitaufwand) gemessen werden. Insbesondere soll hierbei der Aufwand für Alzheimer- und Demenzpatienten besser berücksichtigt werden.

- Pflegegrad 1: geringe Beeinträchtigung der Selbständigkeit
- Pflegegrad 2: erhebliche Beeinträchtigung der Selbständigkeit
- Pflegegrad 3: schwere Beeinträchtigung der Selbständigkeit
- Pflegegrad 4: schwerste Beeinträchtigung der Selbständigkeit
- Pflegegrad 5: schwerste Beeinträchtigung der Selbständigkeit mit besonderen Anforderungen an die pflegerische Versorgung

Bei der Beurteilung werden die Selbständigkeit und Fähigkeiten in sechs Lebensbereichen betrachtet und durch Punktevergabe bewertet:
- Bereich 1: Mobilität
- Bereich 2: kognitive und kommunikative Fähigkeiten
- Bereich 3: Verhaltensweisen und psychische Problemlagen
- Bereich 4: Selbstversorgung
- Bereich 5: Bewältigung von und selbständiger Umgang mit krankheits- oder therapiebedingten Anforderungen und Belastungen
- Bereich 6: Gestaltung des Alltagslebens und sozialer Kontakte

Die Feststellung der Pflegebedürftigkeit erfolgt auf **Antrag** des Pflegebedürftigen (ggf. repräsentiert durch Angehörige oder Bevollmächtigte) bei der **zuständigen Pflegekasse** und wird durch den **Medizinischen Dienst der Krankenversicherung** (MDK) ausgeführt. Zur Einstufung begutachtet eine Pflegekraft oder ein Arzt den betroffenen Patienten und schätzt das Ausmaß an Hilfe ab, die der Patient bei der Grundpflege und der hauswirtschaftlichen Versorgung benötigt. Die Schwerpflegebedürftigkeit muss vom Hausarzt vor der Antragstellung überprüft werden. Die Einschätzung betrifft den Bereich der Mobilität und Motorik (Aufstehen, Gehen, Stehen, Treppensteigen), den Bereich der Ernährung (Nahrungszubereitung und Nahrungsaufnahme), die hygienischen Maßnahmen (Körperpflege und Reinigung der Wohnung), die Kommunikation (Sprechen, Sehen, Hören) und die Orientierungseigenschaften des Patienten (zeitlich, örtlich, Psyche, Antrieb).

Je nach Einstufung hat der Patient Anspruch auf unterschiedlich hohe Zuschüsse durch die Pflegeversicherung. Weitere Leistungen umfassen die (teilweise) Kostenübernahme z. B. für Kurzzeitpflege, vollstationäre Pflege, Pflegehilfsmittel, Seniorenheime oder betreutes Wohnen.

> **PRÜFUNGSHIGHLIGHTS**
>
> - **!** Arbeitsunfähigkeit liegt vor, wenn der Beschäftigte aufgrund von Krankheit seine zuletzt ausgeübte Tätigkeit nicht mehr oder nur unter der Gefahr der Verschlimmerung der Erkrankung ausführen kann.
> - **!** Nach Arbeits- oder Wegeunfällen ist in der Regel ein Durchgangsarzt (D-Arzt) aufzusuchen.
> - **!!!** Arbeitsunfall
> - **!!** Verletzungsarten und Erste-Hilfe-Maßnahmen bei Arbeitsunfällen
> - **!** Arbeitsunfähigkeit
> - **!** Die **Arbeitsunfähigkeitsbescheinigung** kann nach persönlicher Untersuchung vom **behandelnden Arzt** ausgestellt werden.
> - **!** Die Meldung einer **Arbeitsunfähigkeit** enthält die Diagnose und die voraussichtliche Dauer der Arbeitsunfähigkeit.
> - **!!** Berufsunfähigkeit
> - **!!** Minderung der Erwerbsfähigkeit und Erwerbsunfähigkeit entspricht dem Unterschied der Erwerbsfähigkeit auf dem allgemeinen Arbeitsmarkt vor und nach einem Wege- oder Arbeitsunfall.

20   Soziale Umwelt und Krankheit

20.1   Sozialdemografische Variablen und sozialer Wandel

20.1.1   Einfluss sozialdemografischer Faktoren

Die Einflüsse sozialdemografischer Faktoren auf die Gesundheit des Menschen sind komplex und multifaktoriell. Zahlreiche Studien haben ergeben, dass Gesundheit und ein hohes Bildungs- sowie Einkommensniveau miteinander korrelieren. Je höher der Berufsabschluss, desto größer ist i.d.R. das Einkommen bei höher Lebenserwartung und abnehmender Mortalität. Menschen aus mittleren und höheren sozialen Schichten haben zudem oft größere und gut funktionierende **soziale Kreise**, ein bedeutender positiver Prädiktor für Gesundheit und **Langlebigkeit**. Zudem ist der schädliche Konsum großer Mengen Alkohol und Nikotin sowie von Zucker und Fett in gehobenen Schichten geringer. Auch die geografische Situation spielt eine Rolle in Bezug auf die Gesundheit und Krankheit. Folgende Unterschiede zwischen **Stadt- und Landbevölkerung** sind auffallend:

- Bei Kindern- und Jugendlichen zeigt sich in Großstädten eine größere Prävalenz von Krankheiten wie Neurodermitis, Heuschnupfen und Asthma.
- Die medizinische Versorgung in Städten ist besser und flächendeckender als auf dem Land.
- Menschen in Großstädten treiben mehr Sport.
- In größeren Städten ist das Einkommen höher als in ländlichen Regionen.
- In Städten gibt es deutlich mehr 1-Personen-Haushalte als auf dem Land.
- Die Lebenserwartung in Städten ist geringfügig höher als auf dem Land.

20.1.2   Einfluss des sozialen Wandels

Die medizinische Versorgung der Bevölkerung hat sich in den letzten 2 Jahrzehnten stark entwickelt. Die **geringen Geburtenraten** und die **steigende Lebenserwartung** durch immer bessere diagnostische und therapeutische Möglichkeiten führen zu einem immer höheren Anteil älterer Menschen in unserer Gesellschaft. Dies führt zu Problemen insbesondere bei der **Finanzierung** der medizinischen Versorgung. Folgende **Veränderungen** kann man feststellen und in Zukunft verstärkt erwarten:

- mehr ältere, nicht mehr erwerbstätige Menschen
- vermehrtes Auftreten von altersassoziierten, degenerativen Erkrankungen
- größerer Bedarf an geriatrischen und Rehabilitationseinrichtungen
- Abnahme des Bedarfs an Kinder- und Jugendärzten
- zunehmende Kosten für die Behandlung und Therapie von altersassoziierten Krankheiten
- zunehmend alternativmedizinische Angebote im Bereich Gesundheitserhaltung und Anti-Aging.
- Zunahme von Krankheitsbildern von Menschen, die früher in Rente waren, durch späteres Renteneintrittsalter

- Auswirkungen auf das Wiedereingliederungsmanagement durch ambulante Chemotherapie und verbesserte Palliativmedizin
- Integration von Mitarbeitern, die eine Organtransplantation erhalten haben.

20.2   Sozialmedizinische Bedeutung der Arbeitswelt

Die **Zufriedenheit am Arbeitsplatz** hat einen maßgeblichen Anteil an der persönlichen Lebenszufriedenheit und an der Gesundheit des Einzelnen und wird durch zahlreiche Faktoren beeinflusst:

- Das **Modell der beruflichen Gratifikationskrisen** (Johannes Siegrist) beschreibt eine Zunahme der Mortalität bei Arbeitern mit geringer Selbstkontrolle (S. 120).
- Der sog. **Healthy-Worker-Effekt** besagt, dass Beschäftigte durchweg eine geringere Morbidität und Mortalität aufweisen als nicht Beschäftigte. Hier liegt allerdings eine Verzerrung (Bias) vor, da Beschäftigte immer einen gewissen Gesundheitsstatus aufweisen müssen, um arbeiten zu können, während aus Krankheitsgründen nicht arbeitsfähige Personen auch zur Gesamtbevölkerung zählen.
- Auch das Mobbing (S. 119) spielt in der Arbeitswelt eine entscheidende Rolle für die Gesundheit.

> **PRÜFUNGSHIGHLIGHTS**
>
> – **!** Der **Healthy-Worker-Effekt** kann relevant werden, wenn eine Gruppe Beschäftigter mit einer Bevölkerungsstichprobe verglichen wird.

20.3   Sozialanamnese

Zu einer vollständigen Patientenanamnese gehört neben der klinischen Befragung auch die **Erhebung sozialer Informationen**. In klinischen-internistischen Disziplinen erfolgt sie zumeist am Schluss, wohingegen ihr in der Psychiatrie und Psychosomatik naturgemäß eine größere Bedeutung beigemessen wird. Erfragt werden folgende Punkte:

- Familiensituation und Partnerschaft
- berufliche Position und Arbeitsbelastung
- Freundeskreis und soziales Engagement
- besondere belastende Umstände/Situationen aktuell oder zurückliegend.

Oftmals ist ein **gezieltes Nachfragen** nötig, um Patienten dazu zu bewegen, kritische und belastende Lebenszustände nicht zu verschweigen, sondern offen anzugeben. Hier sind **Empathie** und Kommunikationsfähigkeit seitens des Arztes gefordert.

20.4 Sozialmedizinische Aspekte einiger epidemiologisch wichtiger Krankheiten

20.4.1 Arterielle Hypertonie

In Deutschland leiden knapp **50 %** der Bevölkerung an arteriellem Bluthochdruck, einem Risikofaktor für tödliche Herz-Kreislauf-Erkrankungen. Männer sind etwas stärker betroffen als Frauen. Häufig ist die arterielle Hypertonie vergesellschaftet mit anderen Erkrankungen wie Diabetes mellitus oder Hypercholesterinämie. Allerdings ist die Hypertonie häufig zunächst symptomlos, was durch den fehlenden Leidensdruck oft zu einer schlechten Compliance der Patienten führt.

Volkswirtschaftlich kommt der arteriellen Hypertonie eine große Bedeutung zu (z. B. Frühberentung bei Folgeerkrankungen wie Schlaganfall oder Herzinfarkt). Die direkten Kosten für die stationäre und ambulante Versorgung von Patienten mit arterieller Hypertonie beliefen sich 1998 auf 8,6 Mrd. Euro. Im Jahr 2008 waren 37 Mrd. Euro von ca. 254 Mrd. Euro der gesamten Krankheitskosten deutschlandweit auf Herz-Kreislauf-Leiden zurückzuführen.

Versorgungseffizienz: Um die Versorgungseffizienz der arteriellen Hypertonie zu bewerten, sind Erhebungen über **Bekanntheits-, Behandlungs-,** sowie **Kontrollgrad** notwendig. Der Behandlungsgrad bezeichnet den Anteil der Patienten, deren Hypertonie medikamentös behandelt wird, der Kontrollgrad jenen Anteil, bei dem die Wirksamkeit der Therapie regelmäßig überprüft wird.

Von schätzungsweise 50 % Männern und 44 % Frauen mit Hypertonie sind nur etwa 21,6 % bzw. 24,4 % als bekannt dokumentiert. Es gibt also eine erhebliche Diskrepanz zwischen den bekannten Fällen und der **Dunkelziffer** in Höhe von rund **25 % der Gesamtbevölkerung** mit nicht dokumentierter Hypertonie. Bei den behandelten Hypertonikern ergibt sich insgesamt ein **Kontrollgrad von unter 25 %** (Abb. 20.1). Es wird also bei weniger als 25 % der Hochdruckpatienten überprüft, ob die Therapie ausreichend ist oder besser modifiziert werden sollte.

Ansätze zur Verbesserung: In einer alternden Gesellschaft wird sich der Anteil der Hypertoniker weiter erhöhen. Ansatzpunkte dafür, diese Volkskrankheit besser in den Griff zu bekommen, sind z. B.:

- **Vermeidung von Übergewicht** und mehr körperliche Bewegung (insbesondere bereits im Kindes- und Jugendalter)
- **modifizierte Diät** bei übergewichtigen Hypertonikern (viel Obst und Gemüse, wenig Fett, verringerte Kochsalzzufuhr auf < 6 g/d); allein durch die Ernährungsumstellung kann der systolische Druck um bis zu **15 mmHg** gesenkt werden
- optimal angepasste und **kontrollierte medikamentöse Therapie**.

Die Ärzte sind gefordert, das Thema Bluthochdruck sensitiver zu betrachten, Patienten bei Verdacht zu untersuchen sowie engmaschig Therapieverläufe zu kontrollieren. Patienten und Behörden sind in der Verantwortung, sich aktiv mit dem Thema auseinanderzusetzen und darauf aufmerksam zu machen.

20.4.2 Hypercholesterinämie

Mehr als die Hälfte der über 40-Jährigen in Deutschland weist erhöhte Cholesterinwerte auf. Eine zu hohe Cholesterinkonzentration im Plasma ist eine wesentliche Ursache für **atherosklerotische Plaques**. Insbesondere deutlich zu hohe LDL-Cholesterinwerte (> 300 mg/dl) bei zu niedrigen Werten des arteriosklerose-protektiven HDL (< 35 mg/dl) gehen mit einem erhöhten Risiko einer **KHK** und damit **ischämischer Myokardläsionen** einher. Sehr häufig sind Patienten mit Hypercholesterinämie **adipös** und leiden zusätzlich unter arterieller Hypertonie und Diabetes mellitus.

Auffallend häufig finden sich erhöhte Cholesterinwerte bei Berufsgruppen, die überwiegend oder ausschließlich **sitzenden Tätigkeiten** nachkommen. Häufig korreliert die ungesunde Lebensführung auch mit schwachem Einkommen und **niedrigem Bildungsniveau**.

Versorgungseffizienz: Bei einer bundesweiten Erhebung 1998 der 30–40-Jährigen hatten über 25 % der Männer und über 15 % der Frauen eine bekannte Hypercholesterinämie mit einem Gesamtcholesterinspiegel > 250 mg/dl. Mit **zunehmendem Alter** steigt die Prävalenz deutlich an. Bei den Männern zeigte sich eine deutliche Zunahme der Prävalenz auf **41 %** zwischen dem 40. und 49. Lebensjahr, die sich in höheren Lebensjahren nicht mehr wesentlich erhöht. Bei Frauen findet sich ein Maximum zwischen 60 und 70 Jahren, wo über **64 %** eine Hypercholesterinämie aufwiesen.

Dramatisch ist der extrem **geringe Behandlungsgrad**. Nur 2 % aller Männer zwischen 40 und 49 Jahren und 7 % aller Frauen zwischen 60 und 69 Jahren werden mit cholesterinsenkenden Medikamenten behandelt. Umgekehrt bedeutet dies, dass ein hoher Prozentsatz der betroffenen Männer und Frauen nicht adäquat therapiert wird.

Ansätze zur Verbesserung: Da die Ursachen für Hypercholesterinämie neben der genetischen Disposition v. a. im Lebensstil liegen (Bewegungsmangel, übermäßiger Nikotin- und Alkoholkonsum, falsche Ernährung mit einem ungünstigen Fettsäureprofil und hohem Zuckergehalt), ist an diesen Faktoren anzusetzen.

LERNPAKET 3

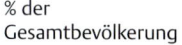

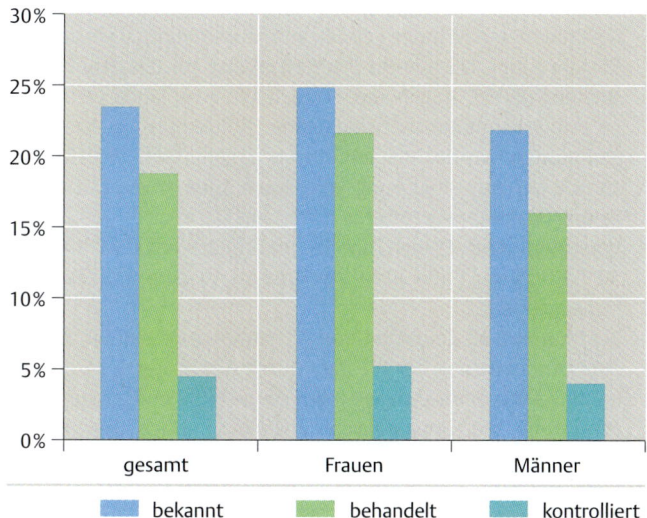

Abb. 20.1 Bekanntheits-, Behandlungs- und Kontrollgrad arterieller Hypertonie. Gesundheitsberichterstattung des Bundes 1998.

20.4.3   Diabetes mellitus

Gegenwärtig leiden in Deutschland etwa **9 %** der Bevölkerung (ca. 7 Mio. Menschen) an einem Diabetes Typ 1 oder 2 (davon 90 % an Diabetes Typ 2). Wie bei anderen metabolischen Erkrankungen ist auch beim Typ-2-Diabetes ein **sozialer Gradient** feststellbar: Einkommens- und bildungsschwache Personen erkranken häufiger als solche aus sozioökonomisch höheren Schichten. Aufgrund der zunehmenden Häufigkeit von Adipositaserkrankungen bei Kindern und Jugendlichen manifestiert sich ein Diabetes Typ 2 vermehrt auch in jüngeren Jahren.

20.4.4   Rheumatologische Erkrankungen

Rheumatologische Erkrankungen sind vielgestaltige und teils schwerwiegende Systemerkrankungen, die sozialmedizinisch insbesondere wegen ihrer sozialen und beruflichen Folgen für den Patienten bedeutsam sind. Nicht selten sind sie aufgrund ihrer raschen Progression mit einer **Frühberentung** verbunden.

Psychosoziale Einflüsse: Durch die Einschränkungen bei alltäglichen Aufgaben sind die Patienten in vielen Situationen auf fremde Hilfe angewiesen und verlieren zunehmend an Eigenständigkeit. Dies kann zu psychischen Problemen, Konflikten oder zu sozialem Rückzug und Vereinsamung führen, was die Prognose wiederum deutlich verschlechtert.

Rehabilitation: Neben physikalischen, physiotherapeutischen und anderen medizinischen Maßnahmen sind auch sozialpädagogische und psychotherapeutische Maßnahmen wichtig. Durch den Austausch z. B. in **Selbsthilfegruppen** fühlen sich die Betroffenen oft nicht so allein, lernen, mit der Erkrankung umzugehen sowie Problemsituationen besser zu meistern. Dies verlangsamt häufig die Progression und verbessert die Prognose. Auch eine psychotherapeutische Beratung für Angehörige kann sich positiv auswirken.

20.4.5   Bösartige Neubildungen

Die **Mortalität** durch bösartige Krebserkrankungen ist in den letzten Jahren in Deutschland sowohl für Männer als auch für Frauen **rückläufig**. Bei Letzteren ist bereits seit den 1950er-Jahren ein Rückgang zu verzeichnen, wohingegen dieser bei den Männern erst zu Beginn der 1990er-Jahre einsetzte. Allerdings haben die Inzidenzen beim Lungenkarzinom bei beiden Geschlechtern zugenommen.

Bei **Frauen** ist neben einem leichten Anstieg beim Pankreaskarzinom seit den 1970er-Jahren ein sehr starker **Anstieg des Lungenkarzinoms** zu verzeichnen, was mit der Zunahme des Nikotinkonsums in Zusammenhang gebracht werden kann. Sehr stark abgenommen hat in beiden Gruppen die Prävalenz von Magenkrebs. Vermutete Gründe hierfür sind u. a. ein stark rückläufiger Salzkonsum seit den 1950er-Jahren durch eine verringerte Aufnahme von gepökeltem Fleisch und neue, nicht als kanzerogen eingestufte Räucherverfahren. Ferner ist die mikrobiologische Belastung (Aflatoxine aus Schimmelpilzen) durch optimierte Kühlketten stark zurückgegangen. Auch das Erkennen und Beseitigen von Helicobacter pylori als Risikofaktor für Magenkrebs hat dazu beigetragen.

Krebsinzidenz beim Mann

1. Prostatakrebs (Abnahme im Vergleich zu den Vorjahren)
2. Darmkrebs (Abnahme im Vergleich zu den Vorjahren)
3. Lungenkrebs (Zunahme im Vergleich zu den Vorjahren).

Die häufigsten Krebstodesursachen beim Mann:

1. Lunge
2. Darm
3. Prostata
4. Bauchspeicheldrüse
5. Magen.

Krebsinzidenz bei der Frau

1. Brustkrebs (Zunahme im Vergleich zu den Vorjahren)
2. Darmkrebs (Abnahme im Vergleich zu den Vorjahren)
3. Lungenkrebs (Zunahme im Vergleich zu den Vorjahren).

Die häufigsten Krebstodesursachen bei der Frau:

1. Brust
2. Lunge
3. Darm
4. Bauchspeicheldrüse
5. Eierstöcke.

> **PRAXIS** Die Prävalenz von **Lungenkarzinomen bei Frauen** hat sich seit 1990 von etwa 7000 Krankheitsfällen auf über 18 800 Krankheitsfälle im Jahr 2013 mehr als **verdoppelt**!

Die **Krebsfrüherkennung** ermöglicht es, von der gesetzlichen Krankenversicherung bezahlte Vorsorgeuntersuchungen für bestimmte Krebsformen in Anspruch zu nehmen. Hierzu zählen beispielsweise:

- bei Frauen ab dem Alter von 20 Jahren einmal jährlich Gebärmutterhalskrebsvorsorge (Pap-Test). Frauen ab 35 wird ab 2020 eine Kombinationsuntersuchung aus Pap-Test und HPV-Test angeboten, Frauen bis 25 Jahre jährlich ein Chlamydien-Screening.
- bei Frauen ab dem Alter von 30 Jahren einmal jährlich Brustkrebsvorsorge (Tastuntersuchung), ab dem Alter von 50 Jahren bis zum Ende des 70. Lebensjahres alle 2 Jahre eine Mammografie bzw. Ultraschalluntersuchung bei Frauen mit besonders dichtem Brustgewebe
- bei Frauen und Männern ab dem Alter von 35 Jahren alle 2 Jahre Hautkrebsvorsorge
- Bei Frauen und Männern ab 50 Jahren wird einmal jährlich bis 55 Jahre eine Darmkrebs-Früherkennung mittels Stuhluntersuchung (iFOBT) angeboten. Danach alle zwei Jahre, wenn keine Früherkennungsdarmspiegelung (Koloskopie) in Anspruch genommen wurde. Bei auffälligen Ergebnissen besteht Anspruch auf eine Abklärungskoloskopie. Eine große Darmspiegelung (Koloskopie) zum Nachweis von Darmkrebs und dessen Vorstufen wird Frauen ab 55 und neuerdings Männer ab 50 Jahren (seit 1. Juli 2019) zweimal im Abstand von zehn Jahren angeboten.
- Bei Männern ab dem Alter von 45 Jahren wird einmal jährlich eine Untersuchung der Prostata durch Abtastung der Genitalien und der Leisten-Lymphknoten sowie ein PSA-Test zur Früherkennung von Prostatakrebs angeboten. Nach dem Krebs-

informationsdienst gelten für den PSA-Wert derzeit die folgenden Kontrollintervalle (**Tab. 20.1**):

Tab. 20.1 Kontrollintervalle in Abhängigkeit vom PSA-Wert

PSA-Wert (ng/ml)	Kontrollintervall
< 1	alle 4 Jahre bei Männern < 70 Jahren keine Kontrolle bei Männern > 70 Jahren keine Kontrolle bei Lebenserwartung < 10 Jahre
1–2	alle 2 Jahre
> 2	jährlich
> 4 oder Dynamik	Prostatabiopsie in Erwägung ziehen

21 Gesundheitsrelevante Verhaltensweisen

21.1 Rauchen

21.1.1 Epidemiologie

In Deutschland sterben jährlich 110 000 bis 140 000 Menschen an den Folgen des Tabakkonsums und ca. 3300 Nichtraucher an den Folgen des Passivrauchens. Damit werden mehr Todesfälle durch Rauchen ausgelöst als durch AIDS, Alkohol und Verkehrsunfälle zusammen.

Rauchen und die Gesellschaft: Die Bedeutung des Rauchens hat sich gesellschaftlich in den letzten Jahrzehnten einem **starken Wandel** unterzogen. Durch Aufklärungskampagnen und gezielte Maßnahmen gegen das Rauchen wurde v. a. in bildungsnahen Schichten mit ausgeprägtem Gesundheitsbewusstsein das Rauchen zu einem negativ behafteten Makel: Es passt nicht zum Gesunderhaltungs- und Fitnesstrend der heutigen Zeit. Auffällig sind allerdings **Korrelationen zum Bildungsgrad**: Je höher die Berufsausbildung und das Einkommen, desto geringer ist der Anteil aktiver Raucher.

21.1.2 Rauchen und Gesundheit

Rauchen ist vom **Bundesverfassungsgericht** gesetzlich seit 1997 als **gesundheitsschädliches** und **Krebs-** sowie **Herz-Kreislauf-Erkrankungen** unmittelbar förderndes Genussmittel eingestuft. Rauchen führt in erster Linie beim Konsumenten, aber auch bei Menschen, die regelmäßigem Passivrauchen ausgesetzt sind, zu schwerwiegenden Folgeerkrankungen.

Die **hohe Kanzerogenität** des Tabakrauches ist bedingt durch die Vielzahl von Zusatzstoffen: Im Tabakrauch finden sich etwa **2000** chemische Verbindungen, von denen über 100 als kanzerogen gelten. Neben Teer, Kohlenmonoxid, Benzol oder Blausäure finden sich Stoffe wie Menthol, die das Anfluten ins Blut erleichtern, Kakao- sowie Zucker- und Aromastoffe, welche die Zigaretten genießbarer machen.

Weitere, durch Tabakrauch ausgelöste Krankheiten:
- Tumoren der Mundhöhle und Speiseröhre
- Parodontitis
- Asthma und COPD
- erektile Dysfunktion
- KHK
- PAVK
- gastrointestinale Ulzerationen
- Schlaganfall
- verzögerte Wundheilung
- Immunschwäche
- erhöhtes Risiko einer Alzheimer-Demenz.

PRAXIS Etwa **90 %** der von einem **Bronchialkarzinom** betroffenen Männer und über **95 %** der unter 40-jährigen **Infarktpatienten** sind Raucher!

Passivrauchen

Auch die passive Inhalation von Zigarettenrauch stellt ein **erhebliches gesundheitliches Risiko** dar. Passivraucher haben ein erhöhtes Risiko von Bronchialkarzinomen, Herz-Kreislauf-Erkrankungen und asthmatischen Erkrankungen. Bereits eine kurzzeitige Belastung mit Zigarettenqualm kann das Immunsystem schwächen, zu Kopfschmerzen und Schwindel führen und die Atemwege beeinträchtigen.

Rauchen in der Schwangerschaft

Während der Schwangerschaft rauchende Mütter setzen ihr ungeborenes Kind einem extrem hohen **gesundheitlichen Risiko** aus. Neben Kohlenmonoxid, das zu schweren Sauerstoffdefiziten beim Embryo bzw. Fetus führt, können auch stark mutagene Substanzen wie Nitrosamine oder polyzyklische aromatische Kohlenwasserstoffe ungehindert die Plazentaschranke überwinden und das Erbgut des Embryos bzw. Fetus massiv schädigen. **Gesundheitliche Folgen für das Kind** sind u. a.:
- Wachstumsstörungen und Entwicklungsretardierung
- Frühgeburten
- Fehl- und Missbildungen
- plötzlicher Kindstod
- erhöhtes Allergierisiko
- verminderte Spermienqualität bei Jungen
- signifikant mehr Verhaltensauffälligkeiten.

21.1.3 Rauchen als Suchtform

Die **Nikotinsucht** ist ein zwanghaftes Verlangen, dem Körper die psychoaktive Substanz Nikotin zuzuführen. Dies erfolgt in den meisten Fällen durch das Rauchen von Tabak (Zigaretten, Pfeife), aber auch durch Kau- oder Schnupftabak. Bei Ausbleiben der Zufuhr stellen sich beim Abhängigen unterschiedlich stark ausgeprägte physische und psychische Entzugssymptome ein.

21.1.4 Prävention und Raucherentwöhnung

Prävention: Zur Prävention des Nikotinabusus werden sowohl auf Bundes- als auch auf Länderebene Programme und Kampagnen zum Nichtrauchen bzw. zur Raucherentwöhnung angeboten. Ein Beispiel ist die Kampagne „rauch-frei" der Bundeszentrale für gesundheitliche Aufklärung, die darauf ausgerichtet ist, den Einstieg in das **Rauchen** zu **verhindern**, vor **Passivrauch** zu schützen sowie Raucher beim **Aufhören** zu unterstützen.

Weitere Ansatzpunkte sind z. B. die Einschränkung von Werbekampagnen, Erhöhung der Tabaksteuer, Nichtraucherschutz in Gaststätten und öffentlichen Gebäuden, rauchfreie Schulen, Krankenhäuser, Arbeitsplätze etc. Dabei ist ein Zusammenwirken von verhaltens- und verhältnispräventiven Maßnahmen sinnvoll.

Ärzte spielen dabei sowohl in der individuellen Beratung und Betreuung als auch in der Vermittlung an (übergeordneten) Programmen und als Multiplikatoren von Informationen und Kampagnen eine entscheidende Rolle. In der Praxis sollten insbesondere Eltern motiviert werden, bei ihren Kindern die Anfänge des Rauchens zu unterbinden. Entwöhnungswillige müssen immer wieder ermutigt werden: Auch ein Rückfall ist eine guter Ausgangspunkt für einen neuen Versuch!

Maßnahmen zur Entwöhnung: Die Raucherentwöhnung verspricht am meisten Erfolg, wenn sie kombiniert aus **Verhaltenstherapie** und **medikamentöser Unterstützung** erfolgt. Zu weitere möglichen Entwöhnungsverfahren zählen Akupunktur, Akupressur, Hypnose, autogenes Training, progressive Muskelentspannung (nach Jacobson), Sport. Ganz allein schaffen es nur wenige Raucher, auch nach einem Jahr noch rauchfrei zu sein.

Nikotinsubstitution oder Psychotherapie allein sind nicht so erfolgreich wie eine Kombination aus psychotherapeutischer Hilfe und Nikotinersatztherapie (Pflaster, Sprays, Kaugummis), bei der bis zu einem Drittel auch nach einem Jahr rauchfrei bleiben können. Bewährt hat sich ein Ansatz gemäß der verhaltensorientierten **5A-Strategie**. Sie umfasst 5 Aspekte, die nacheinander berücksichtigt werden: 1. Bestandsaufnahme der Ist-Situation, 2. individuelle Beratung, 3. gemeinsame Definition konkreter Ziele, 4. Anbieten von Hilfestellungen, 5. Treffen von Folgevereinbarungen. Für weitere Methoden (z. B. Hypnose, Lasertherapie, Akupunktur, Seminare, Onlinekurse) liegen keine gesicherten wissenschaftlichen Erkenntnisse zur Wirksamkeit vor.

Wenn bereits mehrfach Entwöhnungsversuche gescheitert sind, kann über eine **medikamentöse Unterstützung** mittels **Bupropion** (nikotinfreies Antidepressivum) oder mittels **Vareniclin** (Partialagonist an nikotinischen Acetylcholinrezeptoren) nachgedacht werden. Die Therapie dauert i. d. R. 7–9 (Bupropion) bzw. 12 (Vareniclin) Wochen und sollte psychotherapeutisch begleitet werden. Die **Erfolgsaussichten** liegen bei knapp **30 %** (Bupropion) und 44 % (Vareniclin). Wie bei anderen Entwöhnungsprogrammen auch sind der Wille und die Motivation, wirklich aufzuhören, ebenfalls von entscheidender Bedeutung für einen positiven Verlauf.

21.2 Alkohol und Alkoholmissbrauch

21.2.1 Epidemiologie

Alkoholkonsum im Kindes- und Jugendalter: Im Durchschnitt trinken Jugendliche im Alter von 14 Jahren das erste Mal alkoholhaltige Getränke. Von den 16–19-Jährigen haben bereits 97 % mindestens einmal alkoholhaltige Getränke zu sich genommen. Bei den Jugendlichen rasant zugenommen hat in den letzten Jahren das exzessive **Rauschtrinken** (auch Binge-Drinking). Dabei werden in kürzester Zeit sehr große Mengen hochprozentiger Alkoholika getrunken, um schnell ein ausgeprägtes Rauscherleben oder gar Koma zu erreichen.

Das Rauschtrinken hat etwa in dem Zeitraum an Popularität gewonnen, in dem die **Alkopopsteuer** eingeführt wurde und damit der Umsatz von alkoholischen Spirituosenmixgetränken stark zurückging. Der Alkoholkonsum war zwar unmittelbar nach Einführung der Alkopop-Steuer in den Jahren 2004 bis 2005 leicht rückläufig, erreichte jedoch danach schnell ein ähnliches Niveau wie vor der Steuer. Haben Jugendliche vor Einführung dieser Steuer auf ein breites Angebot an süßen Alkohol-Mischgetränken zurückgegriffen, so trinken sie heute viel häufiger als zuvor reine, hochprozentige Spirituosen oder mischen diese selbst mit anderen Getränken. Dies zeigt die begrenzten Möglichkeiten ökonomischer Ansätze, ähnlich wie auch beim Nikotinkonsum.

Gründe für das ausgeprägte Rauschtrinken bei Jugendlichen sind:
- familiäre Konflikte
- häusliche Gewalt
- Missbrauch
- schulische Probleme
- Perspektivlosigkeit
- Gruppenzwang.

Alkoholkonsum bei Erwachsenen: Das Trinkverhalten Erwachsener hängt von der **sozialen Stellung** ab. Insbesondere Männer aus sozial schlechter gestellten Verhältnissen neigen zum exzessiven Trinken. Generell weisen ärmere Personen ein größeres Risiko auf, Alkohol in missbräuchlichen Mengen zu konsumieren und eine Alkoholabhängigkeit zu entwickeln. Zugleich sind die zu erwartenden gesundheitlichen Schäden einer äquivalenten Alkoholmenge bei ärmeren Menschen höher als bei Reichen, was u. a. an der ungünstigen Ernährung und einem schlechteren sozialen Umfeld liegt.

Auch die **berufliche Tätigkeit** und Beanspruchung spielen eine Rolle. Personen, die alkoholischen Getränken in unmittelbarer Reichweite zu ihrem Arbeitsplatz ausgesetzt sind (z. B. Gastronomie, Weingut, Schnapsbrennerei) bzw. unter hoher Arbeitsbelastung stehen (z. B. Schichtarbeiter, Berufsgruppen mit hohen psychischen Belastungen), weisen ein höheres Risiko eines kritischen Alkoholkonsums auf.

Alkoholkonsum am Arbeitsplatz: Jeden Tag trinken in Deutschland etwa **4,3 Mio.** Menschen an ihrem Arbeitsplatz alkoholische Getränke. Alkoholabhängige Mitarbeiter bringen durchschnittlich etwa **25 %** weniger Arbeitsleistung als ihre gesunden Kollegen und haben rund **16-mal** mehr Fehlzeiten. **Arbeitsunfälle** er-

Tab. 21.1 Möglichkeiten zur Reduktion des Alkoholkonsums

Instrumente	Maßnahmen
Preiserhöhung	Erhöhung der Steuerlast auf alkoholische Getränke
zielgruppenspezifische Ansätze	Informationsangebote in sozial benachteiligten Gemeinden
Verbraucherinformation	gesetzlich vorgeschriebene Warnhinweise auf Flaschen mit alkoholischem Inhalt
Information und Prävention	Information und Prävention in Kitas und Schulen
Reduktion der Verfügbarkeit	strenge Alterskontrollen, kein Verkauf an Tankstellen und bei Großveranstaltungen, kein Verkauf an Automaten, Konsumverbot auf öffentlichen Plätzen

nach: DHS Aktionsplan Alkohol 2008

eignen sich bei Alkoholkranken im Vergleich zu Gesunden ca. 3-mal so häufig.

Ökonomische Einflüsse auf das Trinkverhalten: Eine Preiserhöhung bei alkoholischen Getränken scheint nur eine begrenzte Wirkung auf den Alkoholkonsum der risikobehafteten Gruppe zu haben. Steigen die Preise z. B. durch Erhöhung der steuerlichen Last auf Alkoholika, sinkt auch deren Verbrauch insbesondere in sozial schwachen Kreisen. Allerdings nur kurzfristig. Bei leichten bis mäßigen Preiserhöhungen findet schnell eine Anpassung statt und der Konsum erreicht nach kurzer Zeit wieder die Werte vor der Preissteigerung. Instrumente und Maßnahmen, um den Alkoholkonsum zu reduzieren, sind in **Tab. 21.1** dargestellt.

21.2.2 Alkohol und Gesundheit

Gegenwärtig werden in Deutschland pro Jahr und Person etwa 10 l reiner Alkohol getrunken. Die als risikoarm anzusehende Grenze liegt bei einer täglichen Trinkmenge von 20–30 g Alkohol beim Mann bzw. 12–20 g bei der Frau. Bei gesunden erwachsenen Frauen entspricht diese Trinkmenge ungefähr einem Standardglas (Bier 300 ml, Wein 125 ml) Alkohol am Tag, für gesunde erwachsene Männer gilt jeweils die doppelte Menge. Zusätzlich wird empfohlen an mindestens zwei Tagen in der Woche komplett auf Alkohol zu verzichten.

Insgesamt gibt es in Deutschland ca. 4,3 Mio. Alkoholabhängige (ab 18 Jahre), wobei Männer mit einem Anteil von 70 % der Abhängigen deutlich häufiger betroffen sind. Pro Jahr sterben deutschlandweit etwa 70 000 Menschen an den Folgen des Alkoholmissbrauchs, wovon das akute Leberversagen den größten Anteil ausmacht. Männer sterben 3-mal so häufig am Alkohol wie Frauen.

Risikoreicher Alkoholkonsum oder gar Missbrauch über Jahre führt zu schwerwiegenden gesundheitlichen Schäden. Verschiedene Krankheiten sind mittelbare oder unmittelbare Folge von chronischem Alkoholmissbrauch. Dazu gehören u. a.:

- erosive Gastritis
- Fettleber und Fettleberhepatitis
- Pankreatitis
- beinbetonte Polyneuropathie
- arterielle Hypertonie
- Ösophagus- und hepatozelluläres Karzinom.

21.2.3 Einrichtungen zur Behandlung der Alkoholkrankheit

Hausarzt: Der Hausarzt stellt eine wichtige Schlüsselposition bei der Erkennung und Behandlung von schädigendem Alkoholkonsum dar. Oftmals mangelt es aber in der allgemeinärztlichen Praxis an Routine, Wissen und Fachkenntnis im Umgang mit Alkoholmissbrauch, sodass Diagnose und adäquate Behandlung häufig viel zu spät erfolgen oder gar ganz ausbleiben. Etwa **75 %** der Alkoholabhängigen werden in allgemeinärztlichen Praxen betreut und behandelt.

Suchtberatungsstellen sind spezialisierte Zentren, die sich mit verschiedenen Formen von Substanzmissbrauch und -abhängigkeit befassen und gezielte Hilfe für Betroffene und Angehörige anbieten können. Dazu gehören Beratungs- und Aufklärungsgespräche, Infobroschüren, Kontakte zu Suchtspezialisten und Suchtkliniken, Gesprächskreise und Selbsthilfegruppen. In Deutschland existieren gegenwärtig etwa 7500 suchtspezifische Selbsthilfegruppen, darunter die Anonymen Alkoholiker (weltweit 1,8 Mio. Mitgliedern).

Betriebliche Suchtkrankenhilfe. Manche Betriebe bieten eine interne Suchtkrankenhilfe an. Dazu gehören in der Prävention Informationsveranstaltungen für alle Mitarbeiter, Schulungen von Vorgesetzten zum Thema Drogen und Suchterkrankung, zu rechtlichen Fragen und zur Gesprächsführung. Im Einzelfall wird bei der Einleitung von Therapien oder bei der Wiedereingliederung in den Betrieb Hilfestellung geleistet. Mancherorts gibt es innerbetriebliche Selbsthilfegruppen oder auch einen Sozialdienst, der ebenfalls in diesen Fragen berät.

Fachkliniken und Fachabteilungen von psychiatrischen Kliniken befassen sich gezielt mit der Behandlung von Suchtkranken. Entzug und Entgiftung können hier unter fachmedizinischer Betreuung stattfinden und medikamentös unterstützt werden. Ferner werden **professionelle Rehabilitationsmaßnahmen** durchgeführt. Zudem bieten die meisten Kliniken auch eine umfassende sozialpsychologische und -psychiatrische Versorgung an, um das Alkoholproblem nicht nur physisch, sondern auch psychisch zu behandeln und Rückfällen aktiv vorzubeugen.

Allgemeinkrankenhäuser bieten nach der Entgiftung keine oder kaum eine Spezialisierung auf die Sucht- und Entzugsproblematik. Betreuung und Therapiemöglichkeiten sind i. d. R. weniger intensiv, insbesondere in der Rehabilitation und psychologisch-/psychiatrischen Betreuung.

21.2.4 Gesundheitsökonomische Aspekte

Der **volkswirtschaftliche Schaden** durch den Alkoholkonsum und die daraus resultierenden Folgen ist immens. Durch seine Legalität und ständige Verfügbarkeit stellt Alkohol neben Tabak den größten Anteil der durch missbräuchlichen Substanzgebrauch verursachten Krankheitskosten dar.

PRAXIS Trunkenheit im Straßenverkehr ist strafbar. Absolute Verkehrsuntüchtigkeit liegt bei motorisierten Verkehrsteilnehmern bei einer Blutalkoholkonzentration von mindestens 1,1 Promille vor. Bei Fahrradfahrern liegt dieser Zustand im rechtlichen Sinne bei mindestens 1,6 Promille. Beiden Verkehrsteilnehmern drohen 3

Punkte, Führerscheinentzug und eine Medizinisch-Psychologische Untersuchung (MPU). Für Fußgänger sieht der Bußgeldkatalog keine konkrete Promillegrenze vor.

21.2.5   Prävention des Alkoholmissbrauchs

Zur Prävention des Alkoholmissbrauchs bedarf es sowohl verhaltens- als auch verhältnispräventiver Maßnahmen wie z. B. Aufklärungskampagnen („Kenn-Dein-Limit" oder „Na TOLL" der Bundeszentrale für gesundheitliche Aufklärung), gesetzlicher Bestimmungen (z. B. Alkoholverbot für Fahranfänger), individueller Unterstützung beim Entzug und der Motivation zum Abstinenzverhalten. Dabei liegt ein Fokus auf besonders gefährdeten Zielgruppen (Kinder und Jugendliche, Schwangere) und Situationen, in denen eine zusätzliche Gefahr vom Alkoholmissbrauch ausgeht (Straßenverkehr, Arbeitsplatz, gleichzeitige Einnahme von Medikamenten etc.).

21.3 Ernährung

Die Ernährung hat einen erheblichen Anteil an **Lebensqualität** und Gesundheit.

Allgemein **gesundheitsgefährdend** ist eine Ernährungsform dann, wenn sie auf längere Sicht durch Einseitigkeit zu einem **Mangel** an bestimmten lebensnotwendigen Substanzen führt oder durch **übermäßige Zufuhr** verschiedene Erkrankungen in ihrer Entstehung fördert.

Bemerkenswert ist, dass eine **vollwertige Mischkost** ebenso wie eine **vegetarische** oder **LOGI**-Ernährungsform sich positiv auf den menschlichen Organismus auswirken, ihn länger leistungsfähig halten und Krankheiten vorbeugen kann.

Daher kommt der Ernährung auch im beruflichen Alltag eine hohe Bedeutung zu: Betriebe und Unternehmen, die in **Kantinen** auf eine hochwertige Versorgung der Mitarbeiter mit vielen frischen und gesunden Lebensmitteln setzen und Salz- sowie Fettgehalt vermindern, fördern nicht nur die momentane Leistungsfähigkeit, sie tragen auch zu deren Erhaltung bis ins höhere Alter bei und beugen vermehrten Fehlzeiten durch Krankheiten vor. Analog lässt sich dies auch auf **Schulen** und Hochschulen oder andere soziale Einrichtungen übertragen: Kinder, die frische Lebensmittel essen, sind aufmerksamer, ruhiger und bringen bessere schulische Leistungen.

21.3.1   Soziale Faktoren

Die Ernährung wird von der sozialen Position stark beeinflusst. Gravierende Unterschiede finden sich sowohl zwischen den verschiedenen Generationen als auch zwischen bildungsnahen und -fernen Schichten und einkommensstarken und -schwachen Familien. Selbst innerhalb dieser Gruppen lässt sich aufgrund des großen Angebots an Nahrungsmitteln eine große **Heterogenität** feststellen.

Ernährung und soziale Schicht: Sowohl das Wissen über Lebensmittel als auch dessen Umsetzung in den alltäglichen Speiseplan korrelieren stark mit dem Bildungs- und Einkommensniveau. Je höher der **sozioökonomische Status**, desto mehr Wert wird auf frische, naturbelassene Lebensmittel oder Bioprodukte gelegt, gleichermaßen steigt die Bereitschaft, sich mit dem eigenen Körper und den Einflüssen der Ernährung auseinanderzuset-

zen. Außerdem stehen mehr finanzielle Mittel zur Verfügung, die für Nahrungsmittel und Gesundheitsprodukte aufgewendet werden können.

In **einkommensschwächeren Schichten** werden größtenteils mehr Kalorien, mehr Zucker, mehr gesättigte Fette sowie mehr Salz und Geschmacksverstärker konsumiert, gleichzeitig mangelt es an Vitaminen und Mineralstoffen. Als **Konsequenz** – häufig besteht auch gleichzeitig ein höherer Nikotin- und Alkoholkonsum – sind die Raten von Adipositas, Diabetes mellitus, arterieller Hypertonie und KHK höher als in sozial besser gestellten Schichten und die **Mortalitätsrate** ist ebenfalls höher.

Ernährung verschiedener Generationen: Ernährung ist nicht nur von der sozioökonomischen Stellung abhängig, sondern auch vom Alter. Junge Leute haben ein anderes Essverhalten als Menschen mittleren Alters und als Rentner und Pensionäre. Bei vielen älteren Menschen spielen über jahrzehntelange Traditionen eine größere Rolle als bei Jüngeren und sie sind weniger experimentierfreudig beim Thema Essen.

21.4 Körperliche Aktivität

21.4.1   Einflüsse auf die körperliche Aktivität

- Je höher das Bildungs- und Einkommensniveau, desto mehr körperliche Aktivität (in der Freizeit).
- Männer sind körperlich aktiver als Frauen, und das mit einer größeren Intensität.
- Es gibt ein europäisches Nord-Süd-Gefälle: Menschen im nördlichen Europa sind allgemein körperlich aktiver als Menschen in Südeuropa.
- Pensionäre und Rentner mit einer Rente um oder unter der Armutsgrenze sind deutlich weniger aktiv als solche mit höheren Bezügen.

21.4.2   Körperliche Aktivität und Gesundheit

Körperliche Aktivität hat zahlreiche positive Effekte auf die Gesundheit und beugt vielen Krankheiten durch ausreichende Bewegung vor. Sie kann die Mortalität sowie die Morbidität senken, wohingegen Sport auf Leistungsebene die positiven Effekte oftmals wieder aufzuheben scheint. Folgende Effekte von körperlicher Aktivität auf die Gesundheit sind u. a. zu erwarten:

- Senkung negativer Blutfettparameter wie des LDL- und Erhöhung des positiven HDL-Cholesterins
- Senkung des diastolischen und systolischen Blutdrucks
- Verbesserung des kardialen Stoffwechsels
- Erhöhung des Kalorienumsatzes und Reduktion von Übergewicht
- Senkung der kardialen Mortalität um 7–21 %
- Verbesserung von Koordination und Kraft
- Vorbeugung gegen Haltungsschäden des Skelettsystems.

Generell erweisen sich moderater Ausdauersport (Joggen, Schwimmen, Radfahren) sowie mäßiges Kraft- und Koordinationstraining als besonders günstig zur Prävention von Krankheiten.

In der psychotherapeutischen Behandlung haben sich insbesondere **Ausdauersportarten** an der freien Natur wie Joggen, Nordic Walking, aber auch Aqua-Gymnastik als sehr effektiv bei der Behandlung von **Depressionen** gezeigt. Die Effektivität entspricht dabei ähnlichen Werten, wie sie auch bei einer Behandlung durch Psychopharmaka erzielt werden können.

22 Sozialmedizinische Aspekte von Unfällen

22.1 Unfallarten

Jährlich ereignen sich in Deutschland etwa 8 Mio. Unfälle, davon etwa 18 500 mit Todesfolge.

Arbeits- und Wegeunfälle: Näheres siehe Kap. Arbeitsunfälle (S 133).

Häusliche Unfälle sind mit 34 % die häufigste Unfallart und zugleich die häufigste unfallbedingte Todesursache. Frauen haben ein größeres Risiko, an einem häuslichen Unfall zu sterben, als Männer.

Verkehrsunfälle machen rund 20 % aller Unfälle und 27 % aller Unfälle mit Todesfolge aus. Jährlich ereignen sich in Deutschland rund 700 000 Verkehrsunfälle. Die Zahl der tödlich verlaufenden Verkehrsunfälle hat sich innerhalb der letzten 20 Jahre von über 7000 auf knapp über 3000 halbiert. Dass der prozentuale Anteil der Unfälle mit Todesfolge größer ist, liegt am Schweregrad der Verkehrsunfälle, die häufig gravierender sind als andere Unfallarten.

Sportunfälle: Sport- und Freizeitunfälle machen ebenfalls etwa 20 % aller Unfälle aus, davon sind 0,8 % tödlich.

Kinder- und Jugendunfälle: Jedes Jahr verletzen sich rund 1,7 Mio. Kinder durch Unfälle. Damit stellen Unfälle für Kinder das größte gesundheitliche Risiko dar. Dabei entfällt der größte Anteil der Unfälle auf das häusliche Umfeld. Etwa 200 000 Kinder müssen jährlich wegen der Folgen eines Unfalls stationär behandelt werden. Es sterben mehr Kinder an tödlichen Unfallfolgen als an Infektionskrankheiten und Krebs zusammen. Todesursache Nummer 1 sind bei Kindern ab 1 Jahr Verkehrsunfälle vor Unfällen zu Hause und in der Freizeit.

22.2 Risikofaktoren

Alkohol: Bedeutender Risikofaktor für Unfälle im Straßenverkehr ist Alkoholkonsum. Laut deutschem Verkehrssicherheitsrat (DVR) war Alkoholeinfluss im Jahr 2017 bei 4,4 % aller Unfälle mit Personenschaden eine der Unfallursachen. 7,3 % aller tödlich verletzten Verkehrsteilnehmer starben infolge eines Alkoholunfalls.

Überhöhte Geschwindigkeit: Zu schnelles Fahren und nachfolgend Kontrollverlust mit Abkommen von der Fahrbahn und Kollision ist der Hauptgrund für Verkehrsunfälle. Innerorts ereignen sich etwa 25 %, außerorts sogar 40 % aller Verkehrsunfälle infolge überhöhter Geschwindigkeit.

Junges Alter: Jüngere Menschen haben ein größeres Risiko, Unfälle im Straßenverkehr zu erleiden. Kinder werden häufig als Beifahrer Opfer von Verkehrsunfällen oder sie werden zu Fuß oder mit dem Fahrrad angefahren. Junge Erwachsene überschätzen sich oft, fahren daher häufig riskanter und öfter unter Alkoholeinfluss. Jüngere Menschen betreiben auch öfter risikoreiche Sportarten und haben damit auch ein größeres Unfallrisiko.

LERNPAKET 3

Sachverzeichnis